医院管理与医学研究的EXCEL数据建模

U0961236

顾　　问　胡燕生　黄　锋

主　　编　简伟研　张乐辉　徐向英　李伟荣

副 主 编　李　阳　王　娟　杜　琨　黄　茜

胡　路　刘　冰　张英琪　王　淼

编　　委（按姓名汉语拼音排序）

陈　辉（佳木斯大学附属第一医院）
陈　宇（北京清华长庚医院）
丁子哲（曹县人民医院）
杜　琨（北京中医医院内蒙古医院）
樊文辉［昌都医药（上海）有限公司］
古瑞娟（新疆医科大学第一附属医院）
郭林铨（成都三博东篱医院）
郝江天（通用技术国中康健中铁十二局医院）
郝丽华（华润健康集团有限公司）
何少玲（南方医科大学中西医结合医院）
贺　锋（晋城市人民医院）
贺娅莎（山西医科大学第一医院）
胡　路（首都医科大学三博脑科医院）
胡燕生（《中国病案》杂志社）
黄　锋（北京大学人民医院）
黄　茜［湖南省人民医院（湖南师范大学附属第一医院）］
贾佼男（内蒙古医科大学第二附属医院）
简伟研（北京大学公共卫生学院）
李伟荣（首都医科大学附属北京友谊医院）
李　阳（首都医科大学附属北京友谊医院）
李　叶（通用技术集团医疗健康控股有限公司）
刘　冰（火箭军特色医学中心）
刘皓冉（济南市疾病预防控制中心）
刘　陆（香港大学深圳医院）
刘　涛（重庆市重钢总医院）
刘婉如（北京大学国际医院）
刘雅娟（北大医疗管理有限责任公司）
盛春蕊（北京中医药大学东方医院）
石　超（上海今创信息技术有限公司）
苏杰男（西安交通大学第一附属医院）
孙力伟（深圳市第三人民医院）
王　宾（首都医科大学附属北京友谊医院）
王洪林（华润健康集团有限公司）
王　娟（国药同煤总医院）
王　淼（中国融通医疗健康集团泰安八十八医院）
王　彦（山西医科大学第一医院）
王艳梅（北京怀柔医院）
魏　巍（首都医科大学附属北京友谊医院）
吴　昊（通用技术集团医疗健康控股有限公司）
徐向英（首都医科大学三博脑科医院）
燕　语（北京大学公共卫生学院）
叶根深（上海崇明智研健康科学研究所）
袁隽明（中国融通医疗健康集团淮安八十二医院）
张乐辉（北京市 DRG 项目组）
张英琪（北京智汇数聚管理咨询有限公司）
郑京晶（北京老年医院）
周　涛［海关总署（北京）国际旅行卫生保健中心］

北京大学医学出版社

YIYUAN GUANLI YU YIXUE YANJIU DE EXCEL SHUJU JIANMO

图书在版编目（CIP）数据

医院管理与医学研究的EXCEL数据建模 / 简伟研，张乐辉，徐向英，李伟荣主编. -- 北京 : 北京大学医学出版社，2025. 6. -- ISBN 978-7-5659-3302-8

Ⅰ. R197.32-39

中国国家版本馆CIP数据核字第2025VB7919号

医院管理与医学研究的 EXCEL 数据建模

主　　编：简伟研　张乐辉　徐向英　李伟荣

出版发行：北京大学医学出版社

地　　址：(100191) 北京市海淀区学院路 38 号　北京大学医学部院内

电　　话：发行部 010-82802230；图书邮购 010-82802495

网　　址：http：//www.pumpress.com.cn

E-mail：booksale@bjmu.edu.cn

印　　刷：北京瑞达方舟印务有限公司

经　　销：新华书店

责任编辑：刘云涛　　**责任校对**：靳新强　　**责任印制**：李　啸

开　　本：850 mm × 1168 mm　1/16　　**印张**：14.75　　**字数**：420 千字

版　　次：2025 年 6 月第 1 版　2025 年 6 月第 1 次印刷

书　　号：ISBN 978-7-5659-3302-8

定　　价：68.00 元

序　言

科学决策是管理者的追求，也是管理绩效评价最关键的指标。科学决策有两个基本要素，一是相对充分的信息，二是较强的信息处理能力。从某种意义上讲，捕捉信息和处理信息是管理者岗位胜任力的核心。故此，帮助管理者准确找到决策所需的信息，掌握分析处理这些信息的方法并迅速形成对决策有用的知识，系统管理这些知识进而形成能够为决策层持续提供支持的知识库，一直是我们努力的方向。

医院是典型的多目标、高技术壁垒性主体，也是利益关系复杂的主体，这让医院的管理变得复杂。当代中国许多医院规模之大是空前的，与医院密切相关的政策之密集也是空前的，这无疑给医院管理者带来了不少的挑战。

医院是信息的聚集地，而且由于医学和医疗工作的特点，医院内的数据标准化程度比较高，这为医院管理者在复杂的环境中拨开迷雾、形成科学决策提供了重要条件。医院管理者应该充分利用好这一条件，提高决策效率，降低决策成本，提升决策的科学性。我们发现，那些对医院信息数据了如指掌的管理者，在分析问题、解决问题时自然而然地显示出自信和淡定，他们的管理智慧也会在简单明了的数据图表中自然流露。在这种认知的推动下，我们组织编写了本书，希望从合理利用医院的数据资料入手，找到提升医院管理绩效的途径。

近 20 年来，数据处理的方法和技术不断涌现，酷炫的模型和实用的软件不胜枚举。然而在长期的管理实践和培训工作中，我发现了不少生搬硬套复杂工具方法却产生解释偏误的情形。这提示我们，便捷实用才是管理者最需要的。实践也证明，只要数据质量有保障，绝大多数的管理工作所需的数据支持，通过简单统计便能满足。正因为如此，本书选择了以几乎每一位管理者都会接触到的 Excel 软件作为起点和复杂分析的延伸链接点，进行数据处理方法的介绍。

总体而言，这本书的侧重点在“管理”而不是“技术”，帮助读者理清数据捕捉的路径，掌握信息处理的方法，其目的是为管理决策提供支撑。因此，书中涉及数学原理的解释时，我们尽量做到简明扼要；在操作方法的介绍时，我们尽量详细；在应用场景选择上，我们尽量还原医院的真实场景。本书多个章节的呈现方式均是“带着管理问题寻找数据、根据数据形态选择方法、立足分析结果总结证据”的过程。希望这样的方式，能够帮助广大的医院管理同仁正确理解并恰当使用数据分析方法，让科学管理融入医院管理的实务当中。

限于我们的经验和水平，书中难免有纰漏和不足，恳请读者斧正。

简伟研

前　言

学习数据建模类似于学习语言，在交流场景中，恰当地遣词造句（对应联合应用数据模型）和系统地分段落表达（对应实践案例），是我们希望达到的目标。但是单词、语法，甚至拼音、偏旁部首，始终是语言的基础。所以，我们精选十余年的医院管理数据建模的实践案例，将其细致地、系统地梳理成有法可循的基础操作，希望更多的医院管理同仁能够熟悉与掌握。我们也邀请了从事基础医学研究、临床医学与护理研究的专家参与，将他们在医学文献报道中略写的“材料与方法”部分详细地展开讲解，希望帮助到在处理医学研究的数据时遇到困难的同道。

本书第一章概述了医疗机构数据建模概念，介绍了以 Excel 为代表的电子表格软件在数据驱动医院管理和真实世界医学研究的数据建模中的应用。

第二章分为 3 节 18 个单元，详细介绍了在医院管理与医学研究中，应用 Excel 数据建模的 3 个步骤，即汇集数据、数据透视与汇总计算、逻辑分析与可视化。这些内容系统地阐述了数据建模的基础技能。

第三章分为 3 节 12 个单元，重点介绍了在微软办公组件范围内，增强 Excel 数据模型功能与自动化的三类方法，即办公组件相互配合、VBA 开发、第三方插件。这些内容具体地展示了数据建模的增强工具。

第四章分为 3 节 6 个单元，简要介绍了使用经典的数据分析软件，配合 Excel 数据模型与外部衔接的三类应用，即 Power BI、Python、R。这些内容表现了数据建模的生态环境。

第五章分为 2 节，从业务梳理、管理需求、数据建模、信息技术、卫生统计和操作技能 6 个方面，介绍了 2 个医院管理应用场景的数据模型，分别运用了第二、三、四章的知识点，让医院管理同仁能有循序渐进的学习体验。

第六章分为 2 节 4 个单元，从研究背景与目的、材料与方法、研究结果、研究讨论和研究结论 5 个方面，介绍了 2 个医学研究应用场景的数据模型，也分别运用了第二、三、四章的知识点，让医学研究同道能有切实的学习收获。

本书适合作为医院管理者、从事医学研究的医务人员、医药产业医学部和市场部从业者、从事医疗卫生行业研究人员的工具书，以及医学生的课外读物。

本书在编写过程中，得到了北京大学公共卫生学院卫生政策与管理系、首都医科大学医学信息管理系、山东大学的学术支持，得到了首都医科大学附属北京友谊医院、北京清华长庚医院、北京中医药大学东方医院、国药同煤总医院等医疗机构实践者的积极参与，在此一并表示感谢。

张乐辉

目 录

第一章

概　述

第一节　医疗机构真实世界的数据建模

一、数据模型

数据模型（data model）是真实世界数据特征的抽象，或者说是真实世界的数据模拟。它从静态特征、动态行为和约束条件方面抽象描述了系统构成要素与要素之间的关系。

（一）数据模型的内涵描述包括数据结构、数据操作和数据约束三个方面

数据结构是对系统静态特征的描述，主要描述数据的类型、内容、性质以及数据间的联系等。数据结构是数据模型的基础，数据操作和数据约束都建立在数据结构上。不同的数据结构具有不同的数据操作和数据约束。

数据操作是对系统动态行为的描述，主要描述在相应的数据结构上的操作类型和操作方式，操作类型主要包括检索和更新（插入、删除、修改）两类，操作方式包括确切含义、操作符号、操作规则（如优先级）以及实现操作的语言等。

数据约束是对系统构成要素之间约束条件的描述，主要描述数据间的语法、词义联系、它们之间的制约和依存关系，以及数据动态变化的规则，以保证数据的正确、有效和相容。

（二）数据模型的构建过程包括概念模型、逻辑模型和物理模型三个阶段

概念模型阶段主要按照用户的观点对数据和信息进行定义。

逻辑模型阶段主要选择层次模型、网状模型、关系模型、半结构化模型和面向对象数据模型。

物理模型阶段主要确定数据在磁盘上的存取和表示方式。

（三）数据模型的评价标准包括完整性和可重用性、稳定性和灵活性、可读性三类属性

数据模型的完整性并非是指数据模型要覆盖整个系统的全部数据，而是指要支撑一个业务场景的完整数据。同时应尽量避免当前需求带来的局限性，这样可使数据模型具有可重用性。

数据模型的稳定性并非是指数据模型完全不发生任何变化，而是指数据模型能够在不发生数据结构变动的情况下，满足基于业务场景的细微需求变化。数据模型的灵活性是指数据模型支持数据结构做小的变动，满足基于业务场景的需求变化。

数据模型的可读性是指数据模型成为业务人员、财务人员、管理人员、信息技术人员、模型设计师等各种利益相关者进行沟通的媒介，也是企业内部与外部进行交流的纽带。

二、医疗机构的数据模型

医疗机构是个超级复杂的系统，随着医院信息化管理的发展，众多的医疗机构具备了用数据模拟真实世界医疗机构的构成要素与要素之间关系的技术基础。医疗机构中的住院医疗服务是人类服务业的巅峰，多岗位、多班次、多人员、多物料、多设施、多流程协同运转，在解决大量患者临床问题的同时，也深入开展医学研究工作，对应的医院信息系统也非常复杂，形成了大量的数据。

我们可以利用这些数据编制三类数据模型，即业务数据模型、管理数据模型和医学数据模型。

（一）业务数据模型，模拟住院医疗服务的运行情况

例如，医院基于医嘱开具到执行完毕的业务场景，梳理各岗位基于医嘱的各类行为（数据结构），以及它们之间的相互关系（数据约束），如实地记录它们并被检索（数据操作），这就形成了医院住院医疗服务医嘱业务数据模型，帮助执行者把事情做正确。

（二）管理数据模型，模拟住院医疗服务的管理效果

例如，医院应用电子病历系统生成的病案首页数据（数据结构），运用疾病诊断相关分组（diagnosis-related groups，DRG）工具（数据约束）构建了医院住院医疗服务 DRG 绩效管理数据模型，预测各种医院管理措施对医院住院医疗服务产出的管理效果（数据操作），帮助决策者选择正确的事，合理配置资源。

（三）医学数据模型，模拟不同患者、不同疾病、不同诊断治疗方法的转归

例如，医院电子病历系统记录了患者的生理特征、疾病进展、诊断结果与治疗方法等数据（数据结构），根据现有的疾病诊疗指南（数据约束），可以预测患者的转归（数据操作）。也可以基于患者的转归，探索医学未知的规律。

三、电子表格在医疗机构数据建模中的应用

Excel 是最常用的电子表格，可以方便地搭建数据结构，进行数据的记录与检索（数据操作），并且有丰富的函数与菜单功能，在数据与数据之间构建关系（数据约束），所以它具备数据建模的功能基础。Excel 又是所见即所得的操作设计，通常是随计算机 Windows 操作系统赠送，所以可及性很好，容易推广。

当数据模型成熟稳定后，由于数据模型对应的医疗机构真实世界的业务、管理和医学研究工作频率高，数据多，参与单位、岗位或人员众多，这时需要借助数据库软件来搭建数据结构和存储数据，应用计算机语言开发软件来控制数据操作和数据约束，最终形成信息系统，通过可视化程度高的用户界面进行交互。

实践中，编者通常按照上述的流程，即在数据建模过程中采用电子表格，当数据模型成熟稳定且符合一定条件后，开发成信息系统应用。两种方法各有优势，比较详见表 1-1-1。

表 1-1-1　电子表格与信息系统的比较

	电子表格	信息系统
可及性	免费，学习难度低，可自助	需要预算，专业人员开发
稳定性	部分自动化，灵活部署	自动化程度高，需专业部署
可读性	所见即所得	用户界面
数据结构	创建工作簿 - 工作表 - 行列标题	数据库软件
数据操作	单元格操作和使用菜单功能	计算机语言开发软件
数据约束	函数或使用菜单功能	数据库与计算机语言开发软件

实践中，读者习惯用电子表格“制表”，只要按照数据模型评价标准，即在完整性与可重用性、稳定性与灵活性，以及可读性方面多做一些工作，就可以将“制表”升级为数据建模，这并不复杂。

将“制表”的数据，与原始数据进行链接。确定原始数据的数据结构时，不仅要考虑本次

工作的需求，而且要考虑数据能完整地模拟真实世界医疗机构的业务、管理或医学研究场景。设定数据记录条数的限制，要预留 1 ~ 3 年的空间。数据结构具备完整性和可重用性，这是数据建模的基础。

应将“制表”过程以函数、数据透视表、数据字典、数据参数列表等形式实现数据操作和数据间约束的自动化，减少手动过程，数据模型的稳定性和灵活性会得到很大提升，这是数据建模的重点工作。

将“制表”以图表的形式实现分类展示和指标凝练，达到深入浅出的效果，数据模型的可读性才可保障，这是数据建模的难点。

第二节 医院管理的数据驱动

一、流程驱动管理和数据驱动管理

随着医院业务系统信息化建设完善，产生了大量业务数据，我们可以用业务数据模拟真实世界的业务系统，形成业务数据模型。在此基础上，管理者基于业务流程，即某人（who）在某地点（where）、在某时间（when）做某事（what），依据人的经验和直觉，不断优化业务系统的规则体系，提高业务绩效，称为流程驱动管理。管理者基于业务数据，构建管理数据模型，展示不同的业务选择（why）和不同的开展业务方法（know how），产生不同的业务绩效，帮助管理者提高决策效率，我们称之为数据驱动管理。

流程驱动管理和数据驱动管理各有特点，管理中在不同的场景下应各有侧重。如果业务变化比较慢，业务规则比较清晰，业务数据不够充分，基于流程的规则体系的管理效率更高。如果业务变化比较快，而且业务数据质量好，维度丰富，数字化程度较高，基于数据的决策体系的管理效率更高。流程驱动管理和数据驱动管理的区别如表 1-2-1 所示。

表 1-2-1 流程驱动管理和数据驱动管理的区别

	流程驱动管理	数据驱动管理
输入	人的经验和直觉	数据
过程	流程分析、软件系统	数据分析、软件机器人
可视化	可视、不可视	可视、不可视
迭代	慢	快
输出	规则体系	决策体系

随着医院信息化建设逐步完善，医院管理也逐步由流程驱动进入数据驱动的时代。经过十余年的医院信息化建设，医院 HIS（Hospital Information System）系统支撑医院的医疗服务流程，医院 HRP（Hospital Resource Planning）系统支撑医院的行政管理流程和后勤保障流程，这些系统产生了大量的电子记录。经过规范化和标准化的数据治理工作，将电子记录转化为业务数据资源，我们可以构建数字孪生模型，模拟真实世界医疗机构的业务系统。一方面，我们基于流程，可以完善信息化建设来实现流程驱动医院管理；另一方面，可以构建管理数据模型，模拟真实世界医疗机构中不同的业务选择、不同的业务开展方法，产生不同的业务绩效的智慧管理效果，帮助医院实现数据驱动管理。

二、数据驱动医院管理的挑战与误区

（一）数据驱动医院管理的三个挑战

医院信息化建设解决了大量的流程驱动医院管理的问题，也对医院管理提出了更高的要求与挑战，需要应用数据驱动医院管理的方法来应对。

1．及时响应 面对医院管理的政策要求与信息系统响应的差距，医院领导往往会束手无策。例如：2011 年北京市 6 家医院开始 DRG（diagnosis-related groups，DRG）付费试点，医院领导希望得到各科室和各 DRG 病组动态的盈亏报表，但是当时并没有信息系统的支持，通过数据建模，仅用 2 周就快速实现了报表反馈，并且快速迭代完善，稳定运行后，由信息部门纳入信息化建设计划。

2．持续完善 面对医院管理中效率提升与精细化管理之间的矛盾，数据治理与数据分析挖掘的时间紧、任务重，医院管理人员往往会顾此失彼。例如：DRG 付费的基础信息来自出院病例的病案首页数据，汇集其他数据后，形成医保结算清单上传至当地医疗保障局，很多区域要求出院当日或次日上传信息，这是既要保证高效率又要保证高质量的工作。这就需要信息化建设来固化流程保证高效率，通过数据建模持续快速地完成数据分析挖掘，发现数据质量问题需要治理，再通过信息化建设优化流程。

3．实现闭环 面对医院管理的手段与目标、过程与结果的混淆，数据驱动合力不足，医院业务部门往往会裹足不前。例如：在项目付费时代，大部分医院通过信息化建设搭建了临床路径管理框架，但是基本都在做过程管理，关注入径率、完成率、变异率、科室平均住院日、科室例均费用等指标，仅解决“做了”的问题。在 DRG 付费时代，通过数据建模，关注医院优势 DRG 病组的临床路径结构管理与结果管理，可将临床路径管理系统沉淀的数据转换成业务岗位能理解的信息，例如：哪些医嘱属于主要变异，发生在什么场景，得到控制会产生多大影响等等。

（二）数据驱动医院管理的三个误区

在数据驱动医院管理的实践中，我们会遇到三类形式上的数据驱动医院管理。

1．数据满天飞 医院管理者在大量地“用数据说话”，但忽视了数据治理的工作，各职能部门会应用不同质量、不同内涵、不同统计口径的数据，面向决策层和业务层，以及在管理层之间“用数据说话”，结果是可想而知的。另外，数据之间其实是有逻辑关系和层级关系的，如果不加筛选，一股脑地“用数据说话”，结果也是可想而知的。

如同众多医技科室为患者提供了大量的辅助检查结果数据，但没有医生结合患者个体临床情况给出诊断与治疗方案一样，患者会非常疑惑和焦虑。

2．甩锅信息化 医院管理者仍习惯使用信息系统，所以会不自觉地将管理的落后归因于医院信息系统的落后。现阶段的数据驱动医院管理还没有成熟的信息系统可以使用，即便装备了最先进的信息系统，在高质量发展的医改时代，根据摩尔定律，不足两年也会落后。

所以，我们看待医院信息系统的态度，应该如同我们看待医学专业书籍，它可能是经典，但一定不是最新进展，因为最新进展大多在国内外学术交流中呈现。

3．依赖绩效薪酬 医院管理者都希望自己管理的指标能列入医院绩效薪酬体系，并且权重越大越好。实际上既不可能，也不必要。实践中，我们发现 80% 的管理问题，都可以依靠数据驱动的方法，而不是与绩效薪酬挂钩的方法来解决。

三、数据驱动医院管理的水平

根据数据管理能力成熟度的国家标准以及数据驱动医院管理的实践，医院管理的数据驱动能力可分为三个水平，具体如下。

（一）初级应用水平

现阶段，大部分的医院在忙于及时、准确、全面地获取需要向上级报告的数据，为取得好成绩开始重视数据治理。医院数据管理能力成熟度属于“受管理级”，数据价值更多体现在数据流通。此水平的医院建议采取以下的提升措施。

医院决策层需要将数据治理纳入医院的数字化转型战略，需要医院组织架构保障数据治理工作。目前大部分医院对数据治理直接关联的统计部门不够重视，大多列入病案科或信息中心管理，仅考虑业务属性或技术属性，忽略了管理属性，标志着医院并未开始数字化转型。

有条件的医院可将统计部门升格，并设置首席数据官（CDO，chief data officer），执行数据驱动医院管理的职责，促进临床业务和科研教学的发展，推动医院运营和质控管理的数字化转型，如图 1-2-1 所示。

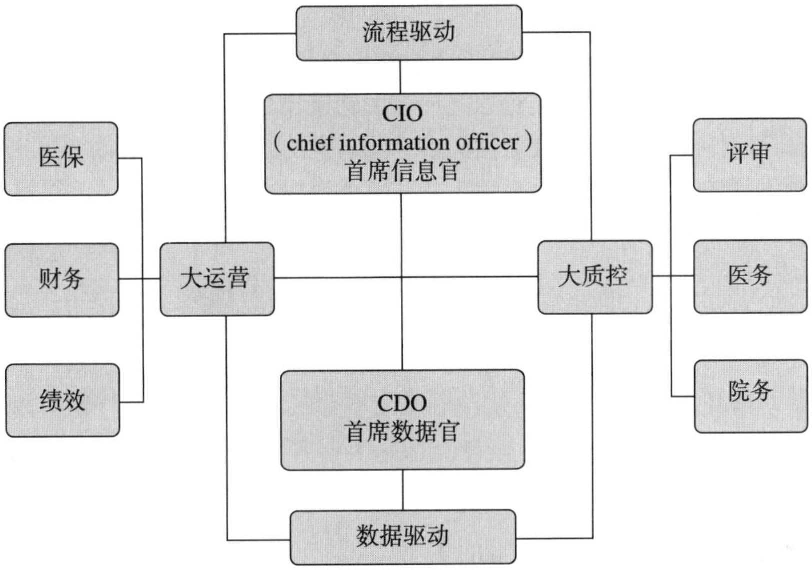

图 1-2-1 医院首席数据官与数据驱动

数据治理的基础是数据标准，即从业务、技术和管理三方面明确定义数据。

（1）业务定义：主要是明确标准所属的业务主题以及标准的业务概念，包括业务使用上的规则以及标准的相关来源等。对于代码类标准，还会进一步明确编码规则以及相关的代码内容，以达到定义统一、口径统一、名称统一、参照统一以及来源统一的目的，进而形成一套一致、规范、开放和共享的业务标准数据。

（2）技术定义：主要是指描述数据类型、数据格式、数据长度以及来源系统等技术属性，从而能够对信息系统的建设和使用提供指导和约束。

（3）管理定义：是指明确标准的所有者、管理人员、使用部门等内容，从而使数据标准的管理和维护工作有明确的责任主体，以保障数据标准能够进行持续的更新和改进。

数据治理的动力是数据建模。数据越用越准，数据建模的过程就是完善管理思路的过程，也是验证数据治理成果的方法。

（二）中级应用水平

中级应用水平的医院开始构建医院内部数据驱动的质控与运营体系，换句话讲，已经超越“应试思维”，开始投身“素质修养”。医院数据管理能力成熟度属于“稳健级”，数据价值更多体现在数据服务。此水平的医院建议采取以下的提升措施。

1．医院对科室的管理 有别于国家或区域监管部门对医院的管理，仅是将考核指标分解到各个科室进行考核的做法是不够完善的。

2．从考核指标视角 完善医院对科室的管理时，应结合医院的实际情况，设计好管理的内涵与外延。例如，面对低风险死亡率的考核，内涵方面不能仅局限在DRG低风险病组或者ICD（international classification of diseases）低风险病种，而是要引入DRG病组或ICD病种的风险等级的概念，对不同等级、不同科室、不同疾病采取不同的管理措施；外延方面不能仅局限在死亡事件，还应将并发症、不良事件、非计划再返、非计划再手术等事件串联在一起，按照“奶酪理论”进行数据分析。

3．构建数据内控体系 围绕需要数据驱动解决的管理问题构建管理数据模型的最好方法是数据建模，可以复制、积累，逐步融合，最终形成体系。数据是有生命周期的，及时获取数据，导入管理数据模型，将数据转化为信息，第一时间反馈到相关岗位，才能实现数据的价值。

（三）高级应用水平

该水平的医院推动数据驱动和流程驱动相辅相成的良性循环，即利用流程驱动产生的数据，应用数据驱动明确需要改善的流程，开展新一轮流程驱动。医院数据管理能力成熟度属于“量化管理级”，数据价值更多体现在数据洞察。此水平的医院建议采取以下提升措施。

1．高质量发展的重要手段 国家《三级医院评审标准（2020年版）》将第二部分（数据评审）的得分占比定为不低于60%，旨在推动医院管理由流程驱动为主发展为数据驱动和流程驱动相辅相成的良性循环。

2．数据驱动与流程驱动同样重要 医院应根据管理实际情况和具体业务领域，找到管理的侧重点，即建章立制、信息化建设、流程驱动、数据治理、数据内控、数据驱动等。

3．逐步做到以终为始 即在制定规章制度之时，就应考虑未来流程驱动和数据驱动医院管理的需求。结合医院评审标准细则的具体条款，C级水平指向建章立制和信息化建设，B级水平指向流程驱动和数据治理，A级水平指向数据内控和数据驱动。

四、构建医院管理数据模型的三个阶段

医院管理数据模型构建是实现数据驱动医院管理的重要环节，其过程通常包括概念模型、逻辑模型和物理模型3个阶段6个方面工作。下面以临床路径管理的数据模型为例进行阐述。

（一）概念模型阶段

此阶段需要对业务场景做深度梳理，并明确管理需求。

1．业务梳理 业务梳理部分的主要任务是将需要管理的业务场景描述清晰，包括且不限于业务的内涵与外延，在临床业务或管理业务中基础和关键的业务实体、业务实体之间的关系、业务术语和命名规范、存在问题和最佳实践，流程驱动管理该业务的形式、效果和问题。

临床路径管理的数据模型中，业务梳理部分包括以下内容：临床路径的定义，临床路径与诊疗指南的关系，临床路径在临床业务中存在的状态，临床路径在病历记载中存在的形式和临床路径信息系统进行流程驱动管理。

2．管理需求 管理需求部分的主要任务是将实务的管理需求点描述清晰，包括且不限于需要管理的实务问题、现实的管理目标、理想的管理愿景、外部的管理要求、流程驱动管理的难点，提出数据驱动管理的措施。

临床路径管理的数据模型中，管理需求部分包括以下内容：明确临床路径是手段而不是目标，DRG付费明确了控费是临床路径的现实目标，临床路径是多边协议而不能仅制约临床科室，官方颁布的临床路径需要本土化，流程驱动管理的信息系统需要简化，构建面向医院重点DRG病组的医嘱变异反馈指引控费措施。

（二）逻辑模型阶段

此阶段需要对概念模型确定好的边界做进一步的细化，以明确数据建模的关键逻辑为核心，配套梳理涉及的信息技术与卫生统计知识。

1．数据建模 数据建模部分的主要任务是明确用数据描述业务场景时的几个关键逻辑，换句话讲，通过业务梳理将对业务的文字描述转换成数学语言描述，将对业务的管理需求转换成数据模型的变量参数，将对业务的管理目标和管理愿景转换成数据模型中的绩效指标，导入绩效指标的标杆值，可以评价业务的现状与最佳实践的差距。通过调整变量参数，模拟管理措施，推算绩效指标改善的程度，提升管理效率，监测管理效果。

临床路径管理的数据模型中，数据建模部分包括以下内容：将医院重点 DRG 病组的支付标准作为标杆值，达标病例的医嘱集合为临床路径，超标病例的医嘱变异指引控费措施，结合 DRG 病组的费用消耗指数变异系数表述管理愿景。

2．信息技术 信息技术部分主要任务是阐明数据模型，将数据转换成信息过程中需要的信息技术，包括且不限于原始数据采集可操作性、数据治理的难点、建模关键逻辑对应的算法、面向沟通交流场景的信息可视化重点。

临床路径管理的数据模型中，信息技术部分包括以下内容：数据源与医嘱数据的治理，达标与超标病例的比对，数据透视表与附带计算汇集数据，费用消耗指数变异系数的算法，再透视将数据转变为管理线索信息，将线索信息分类排序方便与临床交流确定管理措施。

3．卫生统计 卫生统计部分的主要任务是解读数据模型涉及的卫生统计学知识，包括且不限于卫生统计学指标、卫生统计学方法和科学研究思路。

临床路径管理的数据模型中，卫生统计部分解读了费用消耗指数和变异系数两个卫生统计学指标。

（三）物理模型阶段

此阶段需要根据逻辑模型，使用 Excel 和（或）Access 操作技能生成数据模型。

操作技能部分的主要任务是讲解数据模型涉及的 Excel 或 Access 的实际操作，包括数据规范、传递与计算，数据透视与汇总统计，以及数据可视化与逻辑判断等内容，这也是本书的阐述重点内容之一。

临床路径管理的数据模型中，操作技能部分着重介绍了数据透视表的再透视与普通数据透视表的差异，属于建模实战经验。

第三节 医学研究的数据证据

一、科学试验研究与真实世界研究

现代医学研究的主要形式是科学试验研究，即医学专家根据既往的实验研究或临床经验，提出基础医学或临床医学的科学问题，同时提出科学假设，然后做好科学研究设计，确定样本量以及入排标准，选择样本，采集实验数据，应用卫生统计学进行假设验证，用样本的结论推导整体的医学规律。

近十年，随着大数据、人工智能等科技的进步，研究工具快速迭代，随着研究场景由基础医学研究延伸到临床医学研究，由医药器械上市前研究扩展到上市后卫生技术评估研究，临床医生也越来越多地开展科技成果转化研究和数字疗法研究。真实世界研究成为新兴的医学研究形式。

传统临床试验对干预措施、实施环境及研究人群的严格限定限制了结论的外推性与实用性，且大规模临床试验花费大、耗时长，使得从研究结果到转化应用有时会存在一定滞后性。相比较下，真实世界研究（real world studies/real world research，RWS/RWR）强调在现实医疗环境与生活条件下开展，因此研究结果更加贴近现实。其通过综合运用临床 / 药物流行病学、生物统计学、循证医学、药物经济学等多学科方法，整合多种数据资源而开展研究，评估现实状况下的疾病特征及诊疗特点、不同人群的效果差异及社会经济因素影响等实际问题，为医疗决策提供更多、更及时有效的支持，两种研究的区别见表 1-3-1。

表 1-3-1 科学试验研究与真实世界研究区别

	科学试验研究	真实世界研究
研究目的	验证主观科学假设	发现客观数据规律
研究人群	理想世界人群，严格的入排标准	真实世界人群，较为宽泛的入排标准
研究场景	理想世界：高度标准化的环境	真实世界：医疗机构、社区、家庭
研究方法	前瞻性为主，随机对照试验	前瞻或回顾性，干预或观察
样本量	符合统计学公式	符合真实世界环境
数据	标准化，收集过程较严格规范	来源多样，异质性高
研究结果	内部有效性高	外部可推性强

在真实世界条件下开展干预性研究的常见方式是对临床已使用的不同干预措施进行随机分组，在尽量贴近临床实际情况下对患者进行干预和随访，并针对患者、临床医生或医疗卫生决策者有重要价值的结局进行评价，常被称为实用性随机对照试验。

在真实世界条件下收集相关数据（如患者登记、医院电子病历数据、医保数据和流行病学调查等），建立数据库，并针对具体研究问题，运用观察性设计，开展数据分析，是观察性真实世界研究的自然过程。

真实世界研究具备多种优势：① 真实世界研究对研究对象常采用相对较少的排除条件，使纳入人群有较好代表性，研究结果外部真实性相对更好。② 真实世界研究样本量通常较大，利于解决罕见疾病和事件所带来的问题，也可更好地处理治疗效应在不同人群之间的差异。③ 真实世界研究采集的数据可利用快速数据设计技术实现多个研究目标，效率较高。④ 真实世界研究相对传统临床随机对照试验，尽量减少人为干预、容易被研究对象接受，较容易通过伦理审查，成本 - 效益更优。⑤ 最重要的是真实世界研究提供了传统随机对照试验无法提供的证据，包括真实环境下干预措施的疗效、长期用药的安全性、依从性、疾病负担等证据，是对传统临床研究模式的重要补充。

真实世界研究自身也存在一定局限性，这些局限性来自于数据本身和相关设计。针对治疗结局的评价，除实效性随机对照试验外，观察性真实世界研究由于没有采用随机设计方案，组间的基线、预后差异总是或多或少地存在，可能导致结果偏倚；即便使用复杂的统计学方法尽量消除可能的混杂，其在最大程度上也仅能处理已知的混杂因素（无法处理未知的混杂）。此外，数据的准确性、完整性是真实世界研究可能存在的另一主要问题，这在基于回顾性数据库开展研究时问题尤其突出。样本量增大和使用复杂的统计学处理并不能消除数据质量本身缺陷可能导致的偏倚。最后，基于回顾性数据的真实世界研究还面临事后分析、数据挖掘是否满足因果准则的问题。

真实世界研究与传统临床试验研究并不冲突，两者可以相互配合，在不同阶段发挥不同的证据作用。将 RCT（randomized controlled trial，随机对照试验）与队列研究混合设计，可解决传统 RCT 患者招募难、比较多种干预难的问题，同时减少伦理问题及患者偏好问题；也可以联合分析研究数据，提供更多及时、全面的信息。

二、真实世界数据与证据

真实世界研究关注的重点在于评估临床治疗在经济社会等因素影响下的实际效果，并评估治疗措施在不同人群中的适用程度及如何将临床治疗措施加快转化为医疗决策，详见表 1-3-2。这对研究证据的真实性（现实性）、适用性和时效性提出了更高要求。

表 1-3-2 真实世界研究主要解决的科学问题

科学问题	研究目的
评估患者健康状况、疾病及诊疗过程	描述特定疾病负担 描述疾病流行病学特征与分布 调查特定疾病的治疗模式 了解现有诊疗措施的治疗依从性及相关因素 探索在目前诊疗中未被较好满足的需求
评估防治结局	评价干预措施（如药物）在真实世界环境中的实际疗效 评价干预措施的安全性 比较多种干预措施的疗效、安全性 比较不同人群（亚组）的疗效差异
评估患者预后与预测	评估患者预后和相关预后因素 建立患者治疗结局和疾病风险预测
支持医疗政策制定	评估医疗质量 药品定价 医保赔付 制定基本药品目录 制定临床指南

真实世界数据是指来源于日常所收集的各种与患者健康状况和（或）诊疗及保健有关的数据。只有满足适用性的真实世界数据通过严格数据收集、系统处理、正确统计分析以及多维度的结果解读，才能产生真实世界证据。

真实世界数据的来源按功能类型主要可分为医院信息系统数据、医保支付数据、登记研究数据、药品安全性主动监测数据、自然人群队列数据等。各种真实世界数据来源之间相对独立和封闭、数据管理系统种类繁多、数据存储分散且数据标准不一致、数据横向整合和交换存在困难，造成数据碎片化和信息孤岛现象突出。所以，回顾性收集的数据通常需要进行数据治理，前瞻性收集的数据则需要进行数据管理。

真实世界数据的适用性评价可分为两个阶段，第一阶段是从可及性、伦理、合规、代表性、关键变量完整性、样本量和源数据活动状态等维度，对源数据进行初步评价和选择，判断其是否满足研究方案的基本分析要求；第二阶段包括数据的相关性、可靠性，以及采用的或拟采用的数据治理机制（数据标准和通用数据模型）的评价分析。

相关性，即评估真实世界数据是否与所关注的临床问题密切相关，其重要因素包括但不限于：①是否包含与临床结局相关的重要变量和信息，如药物暴露、患者人口学和临床特征、协变量、随访时间、结局变量等；②临床结局定义是否准确，相应的临床意义是否明确；③真实世界数据中的患者对于研究的目标人群是否具有代表性；④是否有足够的样本量以及随访时间以证明疗效并获取充分的潜在安全性事件。

可靠性，即对真实世界数据的完整性、准确性、透明性和质量保证方面进行评价。

（1）完整性：真实世界数据无法避免数据缺失问题，包括变量的缺失和变量值的缺失。当数据缺失比例超过一定限度时，尤其涉及研究的关键变量时，例如影响研究结局的诸多重要预后协变量缺失或变量值缺失，会加大研究结论的不确定性，此时，需要慎重考虑该数据能否支持产生真实世界证据。

（2）准确性：数据的准确性极为重要，通常需要参照较权威的数据来源进行识别或验证。数据元素和转化数据的算法均应保证其正确性。数据的准确性还反映在数据的一致性和合理性上，一致性包括数据库内部的相关数据标准、格式和计算方法等必须一致；合理性包括变量数值的唯一性、合理的区间和分布、相关变量的预期依从关系以及时变型变量是否按预期改变等。

（3）透明性：数据的来源、收集与治理的全过程应透明、清晰，并具有可溯源性，尤其是关键的暴露、协变量以及结局变量等应能追溯到源数据。数据的透明性还包括数据的可及性、数据库之间的信息共享和对患者隐私的保护方法的透明。

（4）质量保证：真实世界数据的可靠性需考虑数据质量。质量保证的措施包括但不限于：数据收集是否有明确流程和合格人员；是否使用了共同定义框架，即数据字典；是否遵守采集关键数据点的共同时间框架；是否建立与收集真实世界数据有关的研究计划、协议和分析计划的时间安排；用于数据元素采集的技术方法是否充分，包括各种来源数据的集成、药物使用和实验室检查数据的记录、随访记录、与保险数据的链接以及数据安全等。

真实世界数据经过适用性评价后，还需要经过以下严格的处理过程：

①个人信息保护和数据安全性处理，对个人敏感信息应进行去标识化处理，确保根据数据无法进行个人敏感信息匹配还原，通过技术和管理方面的措施，防止个人信息的泄露、损毁、丢失、篡改。②数据提取应确保提取到的原始数据与源数据的一致性，应对提取到的原始数据与源数据进行时间戳管理。③数据清洗是指对提取的原始数据进行重复或冗余数据的去除、变量值逻辑核查和异常值的处理，以及数据缺失的处理。④数据转化是将经过数据清洗后原始数据的数据格式标准、医学术语、编码标准、衍生变量计算，按照分析数据库中对应标准进行统一转化为适用于真实世界数据的过程。⑤真实世界数据的传输和存储应当基于可信的网络安全环境，在数据收集、处理、分析至销毁的全生命周期予以控制。⑥数据质量控制是确保研究数据完整性、准确性和透明性的关键。

通用数据模型是多学科合作模式下对多源异构数据进行快速集中和标准化处理的数据模型，其主要功能是将不同标准的源数据转换为统一的结构、格式和用语，以便跨数据库 / 数据集进行数据整合。

三、真实世界研究的数据工具

传统临床试验在数据管理方面有成熟的经验，例如使用病例报告表（case report form，CRF）、应用电子数据采集（electronic data capture，EDC）系统，执行双录入机制保障数据录入质量等。由于数据质量好，数据统计分析可以按照前期科研设计，按部就班地完成，也有比较成熟的软件系统支持，例如 SAS、SPSS、R-studio 等。这样的医学研究时间成本、人力成本和费用成本较高，通常会由研究基金支持。

随着人工智能（artificial intelligence，AI）技术的发展，AI 已成为数据分析中的宝贵补充工具，但从统计学角度看，AI 仍然很脆弱，尚无法满足医学领域研究的严格要求。AI 最出众的方面是从数据中自动搜索和提取任意、复杂、以任务为导向的数据特征的能力，即特征表征学习。AI 算法在很大程度上不再需要分析师预先指定预测特征或手动变量转换。问题是，这些特征可能难以解读，面对不断变化的数据时也很脆弱，而且在使用背景知识和定性检查方面缺乏常识，而统计师在决定模型中使用的特征集时，会利用这些背景知识和定性检查。AI

模型通常无法追溯从数据到特征的证据线，这就给可审核性和验证带来了挑战。因此，AI 很难替代统计学在医学研究中的地位，但在科学发现的效率方面，可以作为有效的补充。所以，AI 不是真实世界研究的常规工具。

随着真实世界研究的研究场景拓展到医药产品上市后的卫生技术评估、卫生科技成果转化和数字疗法研发等领域，越来越多的临床工作者加入医学研究之列。由于真实世界数据具有多样性，而且需要去隐私、提取、清洗、转化、传输与存储操作，最后使用通用数据模型将多源异构数据进行快速集中和标准化处理，需要一个可及性好、通用性强、易操作的数据软件。实践中，我们选择了 Excel，其操作可见，并且兼容多样的数据源。在研究过程中，可以方便地完善数据结构，也可以发布固定模板，邀请他人参与研究。最终建立通用数据模型合并数据，导入专业的卫生统计软件，进行建模分析。

（张乐辉 简伟研）

第二章

EXCEL 统计建模的初级应用

第二章　视频讲解

第二章　数据文件

第一节　数据规范与传递

第一单元　数据的类型与转换

一、基础知识

数据建模的基础是先提取基础数据，基础数据是我们建模的最原始的资料，所以在建模之前，首先我们要认识数据的常见类型以及如何使用函数进行不同数据类型之间的转换，便于我们进行数据的清洗与整理。

Excel 中的主要数据类型有文本、数值、错误值和逻辑值，如表 2-1-1-1 所示，默认情况下，在单元格中输入数值和日期时，自动使用右对齐方式显示，错误值和逻辑值居中显示，而文本型数据则以左对齐的方式显示。

表 2-1-1-1　Excel 的主要数据类型

文本	数值	错误值	逻辑值
姓名	6666	#NAME?	TRUE
部门名称	2023/11/23	#N/A	FALSE
Excel	¥365.00	#DIV/0!	

以上四种数据类型中，数值类型是我们日常建模过程中应用比较多的类型。数值是指所有代表数量的数据形式，通常由数字 0 ~ 9 及正号（+）、负号（-）、小数点（.）、百分号（%）、千位分隔符（，）、货币符号（$、￥）、指数符号（E 或 e）、分数符号（/）等组成。数值型数据可以进行加、减、乘、除以及乘幂等各种数学运算。

日期和时间数据作为一类比较特殊的数值表现形式，在我们日常工作过程中应用较多，因此其与文本格式的转换也作为我们本节重点讲述的内容。

在 Excel 中，日期是以一种特殊的数值形式存储的，这种数值形式被称为“序列值”。在这里补充介绍一下，Excel 支持 1900 和 1904 两种日期系统，不同的日期系统决定了在工作簿中使用的日期计算基础。1900 日期系统使用 1900 年 1 月 1 日作为基础日期，1900 年 1 月 1 日的日期序列值为 1。1904 日期系统使用 1904 年 1 月 1 日作为基础日期，1904 年 1 月 1 日的日期序列值为 0。默认状态下，Excel for Windows 使用 1900 日期系统，1900 日期系统序列值的数值范围为 1 ~ 2 958 465 的整数，分别对应 1900 年 1 月 1 日到 9999 年 12 月 31 日。用户可以在 Excel 选项中选择 1904 日期系统，操作路径如下：Excel 选项 - 高级 - 计算此工作簿时进行筛选，如图 2-1-1-1 所示。

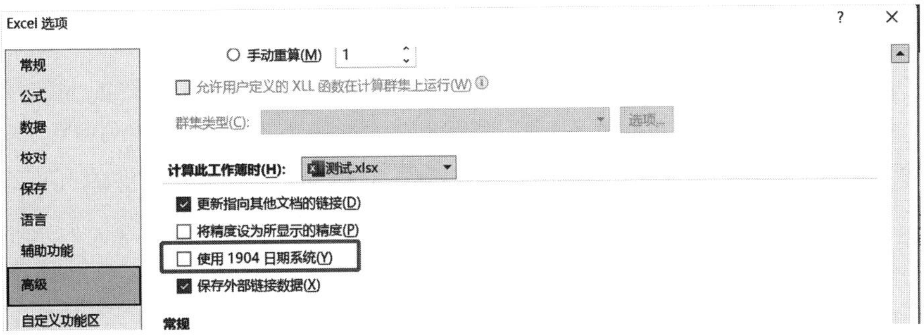

图 2-1-1-1　1904 日期系统的设置操作路径

Excel 自动将所有时间存储为小数，0 对应 0 时，1/24（0.041 667）对应 1 时，1/12（0.083 333）对应 2 时，1/1 440（0.000 694）对应 1 分，等等。例如，2008 年 8 月 8 日下午 8 时对应的是 39 668.33 333。

在数据建模的清洗整理数据阶段，我们需要对数据格式进行转换，满足数据处理的格式要求后，方可进行后续的统计分析。比如，在很多情况下我们从系统中导出的数据格式均以文本格式为主，需要转换成数值格式后进行计算，再比如把日期格式进行转化以实现日期格式的统一，便于进行统计运算。Excel 提供了一系列函数来帮助我们进行数据类型的转换，在实际工作中使用频率高的函数有：文本转换函数（TEXT 函数），数值转换函数（VALUE 函数）。以下从这些函数的用途、语法、示例进行讲解。

（一）TEXT 函数

将一个数值、日期、时间等转换为文本格式，并以指定的格式显示。

语法如下：TEXT（value，format_text）。

参数 value：必需输入。指的是待变换的文本 / 数值，也可以是所在单元格。

参数 format_text：必需输入。指的是即将转化为文本形式的格式。常用的 TEXT 函数的场景如下。

示例 1：TEXT 函数实现日期格式的转变。若 A1 单元格为日期格式，比如 2023/10/18，通过 =TEXT（A1，"yyyymmdd"）函数可以将其转换为文本格式 20231018。

示例 2：TEXT 函数实现四舍五入转换为指定位数的小数。若 A1 单元格为数值，比如 2.003，通过 =TEXT（A1，"0.00"）可将 A1 单元格中的数值转换为保留两位小数的文本，即 2.00。

示例 3：TEXT 函数返回增减值的文字说明。比如 A1 单元格为去年同期收入 1500 万元，B1 单元格为今年收入 2000 万元，若想返回值为同比增长 500 万元，可在 C1 单元格输入 =TEXT（B1 − A1，" 同比增长 0 万元；同比下降 0 万元；持平 "），即可在 C1 单元格返回值：同比增长 500 万元。

（二）VALUE 函数

将代表数字的文本字符串转换成数字。

语法如下：VALUE（text）。

参数 text：必需。待转换的文本，或对要转换文本的单元格的引用。

文本是要转换的文本内容。需要注意的是，如果文本无法转换为数值类型，VALUE 函数将返回 #VALUE! 错误。

示例：若从病案首页系统中导出的费用类型为带引号的文本格式，可通过 VALUE 函数将其转换成数字格式。除采用函数的方法外，也可通过选中要转换的单元格区域，然后单击单元格一侧出现的【错误提示器】按钮，在下拉列表中选择【转换为数字】命令执行文本转数字操作。

二、医院管理场景

在医院管理过程中，住院的床位资源是医院重要的医疗资源，床位资源的使用及周转对于医院的效率效益提升具有至关重要的作用，而平均住院日是我们分析床位周转效率的核心指标，通过同病组的平均住院日对标分析，可以分析医院床位周转效率与行业内同疾病收治效率的差距。在工作中我们可以通过出院患者病案首页信息进行DRG分组器分组后得到出院患者的基本信息即分组信息：患者病案号、入院日期、出院日期、DRG代码、标杆平均住院日五个字段值。新增三列，分别为入院日期数值格式、出院日期数值格式、实际住院天数，如表2-1-1-2所示。

表2-1-1-2 初始架构表

	A	B	C	D	E	F	G	H
1	病案号	入院日期	出院日期	DRG代码	标杆平均住院日	入院日期数值格式	出院日期数值格式	实际住院天数
2	1032058	20171226	20180108	GJ13	10.73			
3	1032061	20180108	20180110	GK23	7.02			
4	1032062	20171226	20180109	EJ15	7.61			
5	1032070	20171226	20180105	OB21	7.68			
6	1032098	20180102	20180110	CB19	4.58			

（一）入院日期及出院日期转换

为便于大家掌握更多文本转日期的格式，在这里我们介绍两种方法。

方法1：序列值格式。序列值格式的日期可用于以患者基本信息和出院日期合并为唯一标识，作为关联字段在表间进行数据传递。具体操作方法如下，在G2单元格中输入：= TEXT（B2，"0-00-00"），这种方式返回的日期序列值43095。其返回值是在1900日期系统下，1900年1月1日作为基础日期，1900年1月1日的日期序列值为1，一个日期对应一个数字，常规数值的1个单位在日期中代表1天，则2017年12月26日的日期序列值为43095，如表2-1-1-3所示。

表2-1-1-3 日期数值化过程表

	A	B	C	D	E	F
1	病案号	入院日期	出院日期	DRG代码	标杆平均住院日	入院日期数值格式
2	1032058	20171226	20180108	GJ13	10.73	= TEXT（B2，"0-00-00"） 返回值：43095

方法2：日期格式。转换为日期格式主要用于我们在分析某月某天患者的入出院信息时，便于直观显示及运算。具体操作方法如下，在G2单元格中输入：=TEXT（B2，"0000-00-00"），这种方式返回的日期数值格式为2017-12-26，结果如表2-1-1-4所示。

表 2-1-1-4　日期标准化格式过程表

	A	B	C	D	E	F
1	病案号	入院日期	出院日期	DRG 代码	标杆平均住院日	入院日期数值格式
2	1032058	20171226	20180108	GJ13	10.73	= TEXT（B2，"0000-00-00"） 返回值：2017-12-26

为便于格式统一，我们将入院日期及出院日期数值格式均转换为 yyyy-mm-dd 这种格式，如表 2-1-1-5 所示。

表 2-1-1-5　日期标准化格式结果表

	A	B	C	D	E	F	G
1	病案号	入院日期	出院日期	DRG 代码	标杆平均住院日	入院日期数值格式	出院日期数值格式
2	1032058	20171226	20180108	GJ13	10.73	2017-12-26	2018-01-08

（二）计算实际住院天数

实际住院天数 = 出院日期 − 入院日期。需注意，若当日入院当日出院，按照 1 天计算。用 DAYS 函数计算，该函数常用于计算日期之间的天数，语法如下：DAYS（end_date，start_date）。IF 函数是 Excel 中最常见的逻辑函数，用于判断是否满足某个条件，如果满足返回一个值，如果不满足则返回另一个值。语法如下：IF（logical_test，value_if true，value_if false），因此需要在 I2 单元格输入：=IF（DAYS（G2，F2）=0，1，DAYS（G2，F2）），该函数表示的含义为，如果实际住院天数为 0，返回 1；否则的话，返回原 DAYS 函数计算的实际住院天数，如表 2-1-1-6 所示。

表 2-1-1-6　实际住院天数计算过程

	A	B	C	D	E	F	G	H
1	病案号	入院日期	出院日期	DRG 代码	标杆平均住院日	入院日期数值格式	出院日期数值格式	实际住院天数
2	1032058	20171226	20180108	GJ13	10.73	2017-12-26	2018-01-08	=IF（DAYS（G2，F2）=0，1，DAYS（G2，F2）） 返回值：13

（三）计算平均住院日

采用 AVERAGE 函数对 H 列求平均即可计算该院的平均住院日，在 H11 单元格输入 = AVERAGE（H2 ： H6），即可得出这表中所有患者的平均住院日，即 9.4 天，如表 2-1-1-7 所示。后面我们将会介绍 AVERAGEIFS 函数，该函数可以对分时间段分科室等多维度进行平均住院日及时间消耗指数的计算。

表 2-1-1-7 平均住院日的计算

	A	B	C	D	E	F	G	H
1	病案号	入院日期	出院日期	DRG 代码	标杆平均住院日	入院日期数值格式	出院日期数值格式	实际住院天数
2	1032058	20171226	20180108	GJ13	10.73	2017-12-26	2018-01-08	13
3	1032061	20180108	20180110	GK23	7.02	2018-01-08	2018-01-10	2
4	1032062	20171226	20180109	EJ15	7.61	2017-12-26	2018-01-09	14
5	1032070	20171226	20180105	OB21	7.68	2017-12-26	2018-01-05	10
6	1032098	20180102	20180110	CB19	4.58	2018-01-02	2018-01-10	8
11	平均住院日							=AVERAGE（H2 ：H6） 返回值：9.4

三、医学研究场景

目前已知多种因素与高血压的发生相关，例如基线血压数值、肥胖、运动少、血脂等，但国内尚缺少综合多种相关危险因素且简便易用的高血压风险预测模型。

【目的】在基线无高血压的人群中，观察随访 1 年后高血压发生的临床常见危险因素，并建立风险预测模型，为后续类似研究提供基础。【方法】对 835 例无高血压的患者进行 1 年随访，基线收集人口统计学信息、收缩压、舒张压、空腹血糖、血脂四项、体质指数、日间活动时间、每日食盐摄入量等，随访 1 年，并收集 1 年后血压、血糖、血脂四项、体质指数、日间运动时间、饮食习惯等。根据 1 年随访中是否发生高血压，建立基于所观察因素的高血压风险预测模型。【结果】通过对研究数据的处理后，我们构建了多因素回归模型的基础数据，借助统计软件，通过多因素回归模型分析发现基线时的收缩压、舒张压、空腹血糖、总胆固醇、食盐摄入量与高血压发生相关。其中食盐摄入量虽然进入模型，但 P 值大于 0.05，未达到显著相关性，而基线收缩压、舒张压、空腹血糖与总胆固醇这四个变量 P 值小于 0.05，说明与高血压发生风险显著相关。AIC=28.35，使用 AIC 值对模型进行评价，该模型相较于其他模型拟合优度较好。【结论】在所研究人群中，基线收缩压、舒张压、空腹血糖及总胆固醇与 1 年后高血压的发生风险显著相关。随着这些变量的升高，高血压的患病风险也随之升高。后续应扩大样本量，验证并优化模型。

针对研究场景下收集的人群相关信息进行收集后，因收集的信息录入格式不统一，经常出现数字以文本格式存在的现象，但在建立基于所观察因素的高血压风险预测模型的分析过程中，需要用到的数据类型均为数值型，比如生活习惯的相关信息，收集的原始信息包含患者 ID 编码、运动时间和食盐摄入量三个字段，其中的每日食盐摄入量（单位：g）均为文本格式，如表 2-1-1-8 所示。

因此我们可以用本单元讲述的 VALUE 函数，将文本内容转化为数值型数值，在 D2 单元格输入 = VALUE（C2），即可返回我们所要的数据类型格式，如表 2-1-1-8 所示。

表 2-1-1-8 研究对象生活习惯表数据标准化

	A	B	C	D
1	ID 编码	运动时间	食盐摄入量（g）	食盐摄入量（标准化处理后）
2	A0000123533	18 分钟	8	=VALUE（C2） 返回值：8

在处理数据格式后，后面几个单元我们将陆续介绍本研究所涉及的数据格式的规范处理及如何将观察随访 1 年前后的数据进行汇总以备统计分析。

（李　叶）

第二单元　数据的规范与格式化

一、基础知识

在数据建模时，通过数据类型的转换得到我们想要的数据格式后，需要对数据进行规范化和格式化的清洗处理，将数据标准化后，方可满足我们的分析建模使用要求。

（一）数据的规范

常见的数据规范类型有以下几个方面。

（1）数据的标准化处理：在处理数据的过程中，经常会出现同一字段的信息不标准的情况，以科室名称为例，多个科室名称对应同一科室，比如肾内、肾内科病房、肾内科门诊均对应肾内科，这时就需要对不符合标准化要求的科室名称进行统一的标准化处理，处理之前首先需要建立基础数据的字典，确定标准映射关系，具体操作方法见本章第六单元。

（2）缺失数据的处理：我们收集到的原始表格经常会出现部分信息缺失的情况，比如病案首页信息中某一项的费用为空或者其他信息为空，这种情况需要我们借助其他相关字段的信息对缺失数据进行补充完善。如针对某一项费用为空的情况，可以用总费用减去其他费用之和。以手术信息系统的手术科室为例，若手术科室未填，需要通过主刀医生所在科室判断手术科室，对缺失进行完善补充，如表 2-1-2-1 所示，在 H2 单元格输入 = IF（G2=" "，I2，G2），该函数的含义为，若手术科室的单元格为空，则返回该台手术主刀医生所在科室，否则的话，返回手术科室。

表 2-1-2-1　缺失数据处理表

	A	B	C	D	E	F	G	H	I
1	年月	编号	手术日期	手术日期	手术类型	手术间	手术科室	手术科室标准化	主刀医生所在科室
2	2018 年 01 月	667	2018-01-12	2018/1/12	住院	OR-D03		= IF（G2=""，I2，G2） 返回值：神经外科	神经外科

（3）合并单元格的处理：一些从系统导出或者其他渠道收集到的原始表格，一些字段的信息会有合并单元格的情况，这种情况不便于我们进行数据建模，因此需要对合并单元格进行填充。

示例：以某科室分月的门急诊人次表为例，不同月份同一科室以合并单元格形式展示，需要将合并的科室名称拆分合并单元格，如表 2-1-2-2 所示。

表 2-1-2-2　合并单元格过程

<table>
<tr><th></th><th>A</th><th>B</th><th>C</th><th>D</th></tr>
<tr><td>1</td><td>科室名称</td><td>年月</td><td>门急诊人次</td><td>科室名称取消合并</td></tr>
<tr><td>2</td><td rowspan="4">骨科</td><td>202301</td><td>7117</td><td></td></tr>
<tr><td>3</td><td>202302</td><td>8869</td><td></td></tr>
<tr><td>4</td><td>202303</td><td>4009</td><td></td></tr>
<tr><td>5</td><td>202304</td><td>1732</td><td></td></tr>
</table>

然后我们采用 LOOKUP 函数在 D 列求取拆分单元格后的科室名称，在 D2 单元格输入 = LOOKUP（“做”，A$2：A9），最后将 D2 单元格的公式复制填充至最后一行，即可返回取消合并单元格后重复填充的科室名称，如表 2-1-2-3 所示。在此基础上后续我们就可以进行建模处理。

表 2-1-2-3　合并单元格结果

	A	B	C	D
1	科室名称	年月	门急诊人次	科室名称取消合并
2	骨科	202301	7117	= LOOKUP（" 做 "，A$2：A9） 返回值：骨科
3		202302	8869	骨科
4		202303	4009	骨科
5		202304	1732	骨科

（二）数据的格式化

在本章第一单元我们将日期格式转换成了统一的标准格式，但仅有日期是无法按照特定时间段进行统计的，比如我们需要进行分年度分月度的相关统计，需要将日期内的年份和月份甚至包括日期这样的字段分别规范化统计出来。本单元我们重点讨论 Excel 中对于主要数据类型的规范函数，其中文本类型规范函数主要有 TEXT 函数、MID 函数、LEFT 函数、RIGHT 函数；数值型规范函数主要有 INT 函数、ROUND 函数、ROUNDUP 函数、ROUNDDOWN 函数；时间类型规范函数主要有 YEAR 函数、MONTH 函数、DAY 函数、TIME 函数。以下从这些函数的用途、语法、示例进行讲解。

（1）TEXT 函数：详见第一单元。

（2）LEFT 函数：详见第五单元。

（3）RIGHT 函数：详见第五单元。

（4）MID 函数：详见第五单元。

（5）INT 函数：用于取得不大于目标数值的最大整数。

INT 函数的语法如下：INT（number）

参数 number：必需。number 是需要进行取整的实数。

示例：例如我们对 8.6 向下取整数，在单元格中输入：=INT（8.6），则返回值为 8，如果我们对 –8.6 向下取整数，在单元格中输入：=INT（–8.6）的返回值为 –9。

（6）ROUND 函数：将数字四舍五入到指定位数。

ROUND 函数的语法如下：ROUND（number，num_digits）

参数 number：必需。需要进行四舍五入的数字。

参数 num_digits：必需。指定的位数，按此位数进行四舍五入。

其中，如果 num_digits 大于 0，则四舍五入到指定的小数位。

如果 num_digits 等于 0，则四舍五入到最接近的整数。

如果 num_digits 小于 0，则在小数点左侧进行四舍五入。

示例 1：如果我们对 3.19 进行四舍五入保留 1 位小数，在单元格中输入 =ROUND（3.19，1），将 3.19 四舍五入到一个小数位，返回值为 3.2。

示例 2：如果我们对 3.19 进行四舍五入保留到整数，在单元格中输入 =ROUND（3.19，0）将 3.19 四舍五入到整数位，返回值为 3。

示例 3：如果我们对 18.8 进行四舍五入保留到十位，在单元格中输入 =ROUND（18.8，-1）将 18.8 四舍五入到小数点左侧一位，返回值为 20。

（7）ROUNDUP 函数：将数字按远离零的方向舍入，即向上舍入。

ROUNDUP 函数的语法如下：ROUNDUP（number，num_digits）

参数 number：必需。为需要向上舍入的任意实数。

参数 num_digits：必需。舍入后的数字的小数位数。

示例：如果我们对 1.75 进行向上舍入到整数，在单元格中输入 =ROUNDUP（1.75，0），将 1.75 向上舍入到整数位，返回值为 2。

（8）ROUNDDOWN 函数：将数字按靠近零的方向舍入，即向下舍入。

ROUNDDOWN 函数的语法如下：ROUNDDOWN（number，num_digits）

参数 number：必需。需要向下舍入的任意实数。

参数 num_digits：必需。舍入后的数字的位数。

示例：如果我们对 1.75 进行向下舍入到整数，在单元格中输入 =ROUNDDOWN（1.75，0），将 1.75 向下舍入到整数位，返回值为 1。

（9）YEAR 函数：返回某个对应日期的年份。

YEAR 函数的语法如下：YEAR（serial_number）

参数 serial_number：必需。为一个日期值，其中包含要查找的年份。

示例：如果我们想提取单元格值“2017/12/23”中的年份，在单元格中输入 =YEAR（A1），结果返回值即为年份：2017。

（10）MONTH 函数：返回某个对应日期的月份。

MONTH 函数的语法如下：MONTH（serial_number）

参数 serial_number：必需。表示一个日期值，其中包含要查找的月份。

示例：如果我们想提取单元格值“2017/12/23”中的月份，在单元格中输入 = MONTH（A1），结果返回值即为月份：12。

（11）DAY 函数：返回某个对应日期的日期。

DAY 函数的语法如下：DAY（serial_number）

参数 serial_number：必需。表示一个日期值，其中包含要查找的日期。

示例：如果我们想提取单元格值“2017/12/23”中的日期，在单元格中输入 = DAY（A1），结果返回值即为日期：23。

（12）TIME 函数：返回某一特定时间的小数值。函数 TIME 返回的小数值为 0（零）到 0.99999999 之间的数值，代表从 0：00：00（12：00：00 AM）到 23：59：59（11：59：59 PM）之间的时间，可通过设置单元格格式调整其显示形式。

TIME 的函数语法如下：TIME（hour，minute，second）

参数 hour：必需。0（零）到 32767 之间的数值，代表小时。任何大于 23 的数值将除以 24，其余数将视为小时。

参数 minute：必需。0 到 32767 之间的数值，代表分钟。任何大于 59 的数值将被转换为小时和分钟。

参数 second：必需。0 到 32767 之间的数值，代表秒。任何大于 59 的数值将被转换为小时、分钟和秒。

示例 1：在单元格中输入 =TIME（27，0，0），等同于 = TIME（3，0，0），结果返回值为 0.125 或 3：00 AM。

示例 2：在单元格中输入 =TIME（0，750，0），等同于 =TIME（12，30，0），结果返回值为 0.520 833 或 12：30 PM。

二、医院管理场景

手术室是手术科室医师对患者进行手术诊断、治疗和抢救的重要场所，是医学技术与工程技术结合的产物，是医院外科最核心的部分。手术室运行状态体现了现代化医院的设施水平、医疗水平和管理水平。因此要求手术室必须具备足够高的效率，以满足科室需要。具体表现在：手术间和手术台分配的高效率，确保空间上不闲置，时间上不空置；手术室工作人员的工作高效率，确保单位工作时间的高产出，为手术室的快速运行保驾护航。我们今天重点讲述的手术室效率的指标为首台手术准时开台率，本场景具体界定为9点之前准时开台的数量占首台手术量比。

在对手术室进行效率分析之前，首先我们要对手术室的明细数据提取，为开展手术室产出效率即首台开台率指标的计算，我们需要提取的手术室明细信息至少包括：手术间、手术开始时间。新增五列，分别为手术日期、年、月、日、时间，如表2-1-2-4所示。

表2-1-2-4　手术明细基础表

	A	B	C	D	E	F	G
1	手术间	手术开始时间	手术日期	年	月	日	时间
2	OR-B06	2018-1-1 PM03：56：00					
3	OR-E08	2018-1-2 PM12：45：00					
4	OR-D01	2018-1-2 PM01：43：00					
5	OR-B07	2018-1-2 PM07：38：00					
6	OR-E08	2018-1-2 PM02：35：00					

首先用INT函数将手术开始时间进行取整，计算手术日期。在C2单元格输入=INT（B2），其返回值为2018-1-1 AM12：00：00，日期后的时间点已经为0，因其返回值格式与B2单元格一致，具体如表2-1-2-5所示。为简化日期呈现形式，我们可以将该单元格格式设置为自定义的日期格式，比如2018/1/1。

表2-1-2-5　提取手术日期表

	A	B	C	D	E	F	G
1	手术间	手术开始时间	手术日期	年	月	日	时间
2	OR-B06	2018-1-1 PM03：56：00	=INT（B2） 返回值： 2018-1-1 AM12：00：00				

直接用INT函数将手术开始时间进行取整后得到手术日期为日期格式。计算年、月、日需要采用时间类型规范函数，分别用YEAR函数、MONTH函数、DAY函数进行。

在D2单元格输入=YEAR（C2），其返回值为2018，如表2-1-2-6所示。

表2-1-2-6　提取年份

	A	B	C	D	E	F	G
1	手术间	手术开始时间	手术日期	年	月	日	时间
2	OR-B06	2018-1-1 PM03：56：00	2018-1-1 AM12：00：00	=YEAR（C2） 返回值：2018			

在 E2 单元格输入 =MONTH（C2），其返回值为 1，如表 2-1-2-7 所示。

表 2-1-2-7　提取月份

	A	B	C	D	E	F	G
1	手术间	手术开始时间	手术日期	年	月	日	时间
2	OR-B06	2018-1-1 PM03：56：00	2018-1-1 AM12：00：00	2018	=MONTH（C2） 返回值：1		

在 F2 单元格输入 =DAY（C2），其返回值为 1，如表 2-1-2-8 所示。

表 2-1-2-8　提取日期

	A	B	C	D	E	F	G
1	手术间	手术开始时间	手术日期	年	月	日	时间
2	OR-B06	2018-1-1 PM03：56：00	2018-1-1 AM12：00：00	2018	1	=DAY（C2） 返回值：1	

如若我们习惯引用的手术日期为文本格式，可以采用本节第一单元的 TEXT 函数，将 INT 函数之后的数值进行文本化，在 C2 单元格输入 =TEXT（INT（B2），"yyyymmdd"），即可返回值 20180101。在返回的日期为 "yyyymmdd" 这样的文本格式的基础上，计算年、月、日需要采用文本类型规范函数，分别为 LEFT 函数、MID 函数及 RIGHT 函数，具体 LEFT 函数、MID 函数及 RIGHT 函数的应用将在本章第五单元进行讲解。

采用 MOD 函数提取手术具体时间，MOD 函数是一个求余函数，它可以返回两数相除的余数。函数语法为：=MOD（number，divisor），number 参数为被除数，divisor 参数为除数，在 Excel 中日期的本质是数值。日期为整数部分，时间为小数部分。在 G2 单元格输入 =MOD（B2，1），即可返回时间值。如表 2-1-2-9 所示。

表 2-1-2-9　提取时间

	A	B	C	D	E	F	G
1	手术间	手术开始时间	手术日期	年	月	日	时间
2	OR-B06	2018-1-1 PM03：56：00	2018-1-1 AM12：00：00	2018	1	1	=MOD（B2，1） 返回值：3：56：00 PM

进行手术明细的基础数据整理后，接下来我们进行手术是否准时开台的统计，以 2018 年 1 月 5 日为例，选取当天实际开展手术的术间共 22 个术间（仅展示 5 个）进行分析，因此先确定术间名称及日期两个字段，为方便对术间进行计数，在前一列增加序号字段，新增一列首台手术是否准时开台，如表 2-1-2-10 所示。

表 2-1-2-10　2018 年 1 月 5 日不同术间首台手术准时开台情况统计表

	I	J	K	L
1	序号	术间	手术日期	首台手术是否准时开台
2	1	OR-B01	20180105	
3	2	OR-B02	20180105	

续表

	I	J	K	L
4	3	OR-B03	20180105	
5	4	OR-B04	20180105	
6	5	OR-B05	20180105	

首先用MINIFS函数进行当天该术间是否9：00前开台的统计，MINIFS函数让我们可以根据条件找到范围内的最小值，通过此函数可以判断是否存在当天该术间小于9：00开台的情况，MINIFS函数的语法如下=MINIFS（min_range，criteria_range1，criteria1，[criteria_range2，criteria2]，…）。参数min_range必需，这是我们想要返回满足后续条件范围内找最小值的范围，参数criteria_range1必需，这是我们将查找的范围，参数criteria1必需，这是要查找范围的条件要求。参数criteria_range2可选，这是我们将查找的第二个范围。参数criteria2可选，这是要查找范围的第二个条件要求。因此在单元格输入=MINIFS（G：G，A：A，J2，C：C，K2），即可返回在20180105这一天OR-B01术间的最早开台时间，然后采用IF函数进行是否小于9点的判断。L2中输入函数及最后结果如表2-1-2-11所示。

表2-1-2-11　2018年1月5日不同术间首台手术准时开台情况统计表

	I	J	K	L
1	序号	术间	手术日期	首台手术是否准时开台
2	1	OR-B01	20180105	=IF（MINIFS（G：G，A：A，J2，C：C，K2）< TIME（9，0，0），1，""） 返回值：1
3	2	OR-B02	20180105	
4	3	OR-B03	20180105	
5	4	OR-B04	20180105	
6	5	OR-B05	20180105	

三、医学研究场景

接续第一单元的研究案例，在高血压风险预测模型的研究中，我们对835例无高血压的患者进行1年随访，基线收集人口统计学信息、收缩压、舒张压、空腹血糖、血脂四项、体质指数、日间活动时间、每日食盐摄入量等，随访1年追踪是否发生高血压，最后建立高血压风险预测模型。

在第一单元我们介绍了对数据类型的转换，将相关数据转化为我们需要的格式后，收集的数据在规范性方面仍不符合建模要求，因此我们需要进一步进行规范化处理。

（一）性别信息标准化

我们以收集到的患者的基本信息为例，性别信息为“男”“女”的文本信息，如表2-1-2-12所示。

表 2-1-2-12　患者基本信息表

	A	B	C
1	ID 编码	年龄	性别
2	A0000123494	31 岁	女
3	A0000123544	54 岁	男
4	A0000123550	53 岁	女
5	A0000123479	49 岁	女
6	A0000123526	61 岁	男

但在建模时对患者的性别信息需要转化为数字代码作为分类变量便于分析，即性别“男”的返回值为 0，性别“女”的返回值为 1。因此我们可以采用 IF 函数或者 VLOOKUP 函数对性别信息进行转换。因性别信息的数值范围仅涉及 2 个取值，因此我们无须通过构建基础数据字典，建立性别信息与相应代码的对照并通过 VLOOKUP 进行标准化处理，采用 IF 函数即可完成标准处理。在 D2 单元格输入 = IF（C2=" 女 "，1，0），即可返回性别信息的代码，如表 2-1-2-13 所示。

表 2-1-2-13　患者基本信息性别标化表

	A	B	C	D
1	ID 编码	年龄	性别	性别（标准化处理后）
2	A0000123494	31 岁	女	=IF（C2=" 女 "，1，0） 返回值：1

（二）年龄信息标准化

本研究场景中收集到的患者年龄信息有的含单位“岁”，有的不含单位“岁”。同理我们在以年龄信息作为变量进行分析的过程中，也需要将其统一转化为数值格式，因此可以采用 SUBSTITUTE 函数用于将指定字符串即 " 岁 " 替换为新的空字符串 " "，在单元格 E2 输入 E2= SUBSTITUTE（B2，" 岁 "，" "），返回值为 31，如表 2-1-2-14 所示。

表 2-1-2-14　患者基本信息性别年龄标化结果

	A	B	C	D	E
1	ID 编码	年龄	性别	性别（标准化处理后）	年龄（标准化处理后）
2	A0000123494	31 岁	女	1	=SUBSTITUTE（B2，" 岁 "，""） 返回值：31

（李　叶）

第三单元 根据关联字段在表间传递数据

一、基础知识

前面两个单元我们讲了在数据建模前，对准备好的基础数据库进行规范与标准化处理，然后就需要进行数据的前期基础梳理，在这个过程中，我们建立的基础数据表一般不局限于一张，在同一分析主题下，需要多维度多方面的数据报表支持，如何建立表与表之间的关联，如何通过关联字段实现信息在表间的传递，并实现跨表之间的查找与引用，是我们在建模过程中广泛涉及的操作。本单元主要讲述比较常用的实现以上功能的函数，即 LOOKUP 函数，具体包括 VLOOKUP 函数、HLOOKUP 函数以及 LOOKUP 函数。下面我们从这些函数的用途、语法，示例进行讲解。

（一）VLOOKUP 函数

VLOOKUP 函数是 Excel 中的一个纵向查找函数，其功能是按列查找，最终返回该列所需查询序列所对应的值。

语法如下：VLOOKUP（lookup_value，table_array，col_index_num，[range_lookup]）。

参数 lookup_value：必需。该参数为实现两个表间进行关联的字段，该字段需要位于待查找数据范围的第一列中。lookup_value 可以为数值、引用或文本字符串。当 VLOOKUP 函数第一参数省略查找值时，表示用 0 查找。

参数 table_array：必需。为通过关联字段查找其在该数据表范围内的其他值，关联字段需要位于待查找数据范围的第一列中。

参数 col_index_num：必需。为 table_array 中待返回的匹配值的列序号，即从关联字段作为第一行开始数，所要查找的值位于第几列。col_index_num 为 1 时，返回 table_array 第一列的值，col_index_num 为 2 时，返回 table_array 第二列的值，以此类推。如果 col_index_num 小于 1，函数 VLOOKUP 返回错误值 #VALUE!；如果 col_index_num 大于 table_array 的列数，函数 VLOOKUP 返回错误值 #REF!。

参数 range_lookup：可选。为一逻辑值，指明函数 VLOOKUP 查找时是精确匹配，还是近似匹配。如果为 FALSE 或 0，则返回精确匹配，如果找不到，则返回错误值 #N/A。如果 range_lookup 为 TRUE 或 1，函数 VLOOKUP 将查找近似匹配值，也就是说，如果找不到精确匹配值，则返回小于 lookup_value 的最大数值。应注意 VLOOKUP 函数在进行近似匹配时的查找规则是从第一个数据开始匹配，没有匹配到一样的值就继续与下一个值进行匹配，直到遇到大于查找值的值，此时返回上一个数据（近似匹配时应对查找值所在列进行升序排列）。如果 range_lookup 省略，则默认为 1。

需要注意的是，工作过程中，为了拖动 VLOOKUP 的函数公式，保证查找值或者查找范围不会跟着公式的拖动发生相对变化，需要对查找值或者查找范围进行绝对引用，可采用符号“$”对单元格或区域的行或（和）列进行固定后绝对引用。比如对 B2 单元格的行进行绝对引用，输入“B$2”，对 B2 单元格的列进行绝对引用，输入“$B2”，对 B2 单元格的行和列均进行绝对引用，输入“$B$2”，绝对引用区域范围同理。

（二）HLOOKUP 函数

HLOOKUP 函数是 Excel 中的一个横向查找函数，功能是横向查找，最终返回表格或数组中指定行的同一列的数值。

语法如下：HLOOKUP（lookup_value，table_array，row_index_num，range_lookup）

参数 lookup_value：必需。该参数为实现两个表间进行关联的字段。lookup_value 可以为数值、引用或文本字符串。

参数 table_array：必需。为通过关联字段查找其在该数据表范围内的其他值，关联字段需要位于待查找数据范围的第一行中。

参数 row_index_num：必需。为 table_array 中待返回的匹配值的行序号，即从关联字段作为第一行开始数，所要查找的值位于第几行。row_index_num 为 1 时，返回 table_array 第一行的数值，row_index_num 为 2 时，返回 table_array 第二行的数值，以此类推。如果 row_index_num 小于 1，函数 HLOOKUP 返回错误值 #VALUE!；如果 row_index_num 大于 table_array 的行数，函数 HLOOKUP 返回错误值 #REF!。

参数 range_lookup：可选。为一逻辑值，指明函数 HLOOKUP 查找时是精确匹配，还是近似匹配。如果为 TURE 或者 1，则返回近似匹配值。也就是说，如果找不到精确匹配值，则返回小于 lookup_value 的最大数值。如果 range_lookup 为 FALSE 或 0，函数 HLOOKUP 将查找精确匹配值，如果找不到，则返回错误值 #N/A。如果 range_lookup 省略，则默认为 0（精确匹配）。

（三）LOOKUP 函数

LOOKUP 函数主要用于在查找范围中查询指定的查找值，并返回另一个范围中对应位置的值。实质是返回向量或数组中的数值，要求数值必须按升序排序。

语法如下：

（1）向量形式：LOOKUP（lookup_value，lookup_vector，result_vector）

参数 lookup_value：必需。为 LOOKUP 函数在第一个查找范围内所要关联查找的数值，它可以为数字、文本、逻辑值或包含数值的名称或引用。

参数 lookup_vector：必需。为查找值所在的查找范围，包含一行或一列的区域，其可以是文本、数字或逻辑值。

参数 result_vector：可选。为查找值所对应的结果范围，包含一行或一列的区域。

（2）数组形式：LOOKUP（lookup_value，array）

参数 lookup_value：必需。为 LOOKUP 函数在数组中所要查找的数值，它可以为数字、文本、逻辑值或包含数值的名称或引用。

参数 array：必需。包含文本、数字或逻辑值的单元格区域或数组。在数组的第一行或第一列中查找指定的值，并返回数组最后一行或最后一列中同一位置的值。

注意：array 和 lookup_vector 的数据必须按升序排列，否则函数 LOOKUP 不能返回正确的结果。文本不区分大小写。如果函数 LOOKUP 找不到 lookup_value，则查找 array 和 lookup_vector 中小于 lookup_value 的最大数值。如果 lookup_value 小于 array 和 lookup_vector 中的最小值，函数 LOOKUP 返回错误值 #N/A。另外还要注意：函数 LOOKUP 在查找字符方面是不支持通配符的，但可以使用 FIND 函数的形式来代替。

示例：若我们对一家医院的科室收入按照降序排列，并且进行收入排名，如果我们想快速查找排名第 3 的科室名称及科室收入，可以采用 LOOKUP 函数的向量形式和数组形式进行查找。

向量形式：为查找排名第 3 的科室名称，即在单元格 F2 输入 = LOOKUP（$E$2，A1：A6，B1：B6），则返回值为骨科部，如表 2-1-3-1 所示。

数组形式：为查找排名第 3 的科室收入，可以采用 LOOKUP 函数的数组形式，即在单元格 G2 输入 =LOOKUP（$E$2，A1：C6），可以返回全院收入排名第 3 的骨科部的收入 9719 万元，如表 2-1-3-1 所示。

表 2-1-3-1 LOOKUP 函数查找收入排名第 3 的科室

	A	B	C	D	E	F	G
1	序号	科室名称	收入（万元）		序号	科室名称	收入（万元）
2	1	神经外科	11 516		3	=LOOKUP（$E$2，A1：A6，B1：B6） 返回值：骨科部	=LOOKUP（$E$2，A1：C6） 返回值：9719
3	2	妇产科	9995				
4	3	骨科部	9719				

（四）**XLOOKUP 函数**

XLOOKUP 函数搜索区域或数组，然后返回对应于它找到的第一个匹配项的项。如果不存在匹配项，则 XLOOKUP 可以返回最接近（匹配）值。

语法如下：

=XLOOKUP（lookup_value，lookup_array，return_array，[if_not_found]，[match_mode]，[search_mode]）

（1）必需参数三个

1）lookup_value，要搜索的值；

2）lookup_array，要搜索的区域或数组；

3）return_array，要返回的区域或数组。

（2）可选参数三个

1）[if_not_found]，找不到匹配值，则返回指定参数 [if_not_found]；

如果未指定参数，则显示 #N/A。

2）[match_mode]，指定匹配类型：0- 未找到匹配值，则显示 #N/A；-1- 未找到匹配值，则返回较小值；1- 未找到匹配值，则返回较大值；2- 通配符。

3）[search_mode]，指定搜索模式：1- 从第一项开始搜索；-1- 从最后一项开始搜索；2- 按升序搜索；-2- 按降序搜索。

需要注意的是，WPS 表格和 Office 低版本是没有 XLOOKUP 这个函数功能的。

二、医院管理场景

科室目标管理制度在医院的管理过程中能够起到强化科室责任意识、层层传达压力、促进全院战略目标达成的作用，而目标的过程追踪对于及时发现科室运行过程中的目标差距，进一步查找运营堵点，及时纠偏，保证科室的良好稳定运行具有重要意义。因此目标追踪工作是医院运营管理中很重要的一环。本单元主要是基于科室运营指标的目标值确定的基础，按月度追踪目标完成情况，采用 LOOKUP 类函数提取指标值，并进行目标完成度、目标差距分析。

1．我们先构建目标追踪模型的基础信息表，本案例追踪的指标值为收入、门急诊人次及出院人次。因收入与工作量报表的数据来源不同，因此基础数据表分为收入表和工作量表，收入表月度数据横向排列，工作量表月度数据纵向排列。分别如表 2-1-3-2、表 2-1-3-3 所示。然后我们以收入、门急诊人次及出院人次为例构建月度经营情况追踪表，以消化内科为例进行月度数据的跟进是计算目标完成情况及经营结果分析的基础，如表 2-1-3-4 所示，表中三大指标的月度数据需要从收入表、工作量表中查找。

表 2-1-3-2　收入表

	A	B	C	D	E	F	G	H	I	J
1	科室月度收入（单位：万元）									
2	科室名称	1 月	2 月	3 月	4 月	5 月	6 月	7 月	8 月	9 月
3	骨科	684	693	936	713	871	813	721	725	790
4	消化内科	716	660	850	682	711	588	651	623	698
5	皮肤科	244	327	468	400	453	457	399	412	389
6	全科医学科	162	178	226	174	168	206	158	162	169
7	内分泌科	420	459	534	443	498	642	447	556	564

表 2-1-3-3　工作量表

	A	B	C	D
1	科室分月工作量统计			
2	科室名称	月份	门急诊人次	出院人次
3	消化内科	1 月	7117	594
4	骨科	1 月	8869	802
5	皮肤科	1 月	4009	0
6	全科医学科	1 月	1732	104
7	内分泌科	1 月	6508	31

表 2-1-3-4　目标追踪表

	A	B	C	D	E	F	G	H	I	J	K	L	M	N
1	科室名称	消化内科												
2	消化内科目标完成情况追踪													
3	指标	目标值	1 月	2 月	3 月	4 月	5 月	6 月	7 月	8 月	9 月	累计完成值	完成度	序时进度
4	收入	—											—	75%
5	门急诊人次	16 800												75%
6	出院人次	1350												75%

2．采用 VLOOKUP 函数进行消化内科的分月收入查找。首先分析收入表的格式，收入表的科室名称为横行，分月情况为纵列，因此可以直接采用 VLOOKUP 函数，选择科室名称为关联字段进行数据的传递，以消化内科 1 月份收入为例，在 C4 单元格输入 = VLOOKUP（$B$1，收入表 !$A：$J，COLUMN（收入表 !B：B），0），如表 2-1-3-5 所示。其中 $B$1 固定引用的科室名称单元格，收入表 !$A：$J 固定收入表待查找的范围，COLUMN（收入表 !B：B）为当月收入在收入表中从科室名称开始数所在的列序号。从 2 月份开始的收入，将 C4 单元格的公式向右依次填充 / 复制即可返回相应月份的收入值。

表 2-1-3-5 消化内科 1 月收入计算优化

	A	B	C	D
1	科室名称	消化内科		
2	消化内科目标完成情况追踪			
3	指标	目标值	1 月	2 月
4	收入	—	= VLOOKUP（$B$1，收入表 !$A：$J,COLUMN（收入表 !B：B),0） 返回值：716	

采用 HLOOKUP 函数进行收入的查找。同样以消化内科为例，以月份为关联字段，从收入表进行横向查找，查找值为目标追踪表的 C3 单元格，查找范围为收入表的第 2 行到第 7 行，消化内科位于收入表的第 3 行，因此在 C4 单元格输入 = HLOOKUP（C3，收入表 !2：5，3，0），即可得出消化内科 1 月份收入。

3．采用 VLOOKUP 函数进行门急诊人次的查找。首先我们分析需要通过科室名称和月份合并作为关联字段，待查找范围为工作量表，因工作量表没有科室名称 + 月份字段，首先需要在 E 列构建辅助列，在辅助列 E3 单元格输入 =A3&B3，合并科室名称 + 月份构建关联字段，如表 2-1-3-6 所示，需要构建反向查找定位门急诊人次，在目标追踪表 C5 单元格输入 =VLOOKUP（$B$1&C$3，IF（{1，0}，工作量表 !$E：$E，工作量表 !$C：$C），2，0），如表 2-1-3-7 所示，从工作量表 E 列进行反向查找门急诊人次。

表 2-1-3-6 工作量表构建辅助列

	A	B	C	D	E
1	科室分月工作量统计				
2	科室名称	月份	门急诊人次	出院人次	辅助列
3	消化内科	1 月	7117	594	=A3&B3 返回值： 消化内科 1 月

表 2-1-3-7 VLOOKUP 函数反向查找门急诊人次

	A	B	C	D
1	科室名称	消化内科		
2	消化内科目标完成情况追踪			
3	指标	目标值	1 月	2 月
4	收入	—	716	
5	门急诊人次	16 800	=VLOOKUP（$B$1&C$3，IF（{1，0}，工作量表 !$E：$E，工作量表 !$C：$C），2，0） 返回值：7117	

采用 XLOOKUP 函数进行门急诊人次的反向查找。使用 VLOOKUP 函数进行反向查找需要用到数组形式，但使用 XLOOKUP 函数可以简化操作，同样计算门急诊人次，在 C5 单元格输入 =XLOOKUP（$B$1&C$3，工作量表 !$E：$E，工作量表 !$C：$C）），即可返回门急诊人次的值。

三、医学研究场景

接下来我们继续对前面两个单元的高血压风险预测模型研究的数据处理，进行前期数据的类型转换及标准化处理后，对于基期资料的基本信息及 1 年后的随访资料是否罹患高血压的相关信息，需要以患者信息为关联字段，汇总内容至同一表格。

首先我们根据患者信息构建汇总表（表 2-1-3-8），汇总表中的信息包含患者 ID 编码（关联字段），待汇总的信息包含 1 年后血压情况，包括字段有：是否高血压、收缩压（mmHg）、舒张压（mmHg），待传递信息见血压表（表 2-1-3-9），另外需汇总的信息为基线调查信息，包含人口学信息（包含字段有年龄、性别）、生活习惯、血糖及胆固醇等。我们以人口学信息为例，待传递信息见人口学信息表（图 2-1-3-10）。

表 2-1-3-8　汇总表

	A	B	C	D	E	F
1	ID 编码	是否高血压	收缩压（mmHg）	舒张压（mmHg）	性别	年龄
2	A0000123461					
3	A0000123499					
4	A0000123509					
5	A0000123533					
6	A0000123458					

表 2-1-3-9　血压表

	A	B	C	D
1	ID 编码	是否高血压	收缩压（mmHg）	舒张压（mmHg）
2	A0000123461	0	100	65
3	A0000123549	1	122	64
4	A0000123504	0	91	80
5	A0000123509	0	138	66
6	A0000123547	1	131	107

表 2-1-3-10　人口学信息表

	A	B	C	D	E
1	ID 编码	年龄	性别	性别（标准化处理后）	年龄（标准化处理后）
2	A0000123461	33 岁	男	0	33
3	A0000123544	54 岁	男	0	54
4	A0000123550	53 岁	女	1	53
5	A0000123479	49 岁	女	1	49
6	A0000123526	61 岁	男	0	61

接下来我们以汇总表中的 A 列为关联字段，采用 VLOOKUP 函数，将表 2-1-3-9 中是否高血压、收缩压（mmHg）、舒张压（mmHg）的信息传递至汇总表。在汇总表 B2 单元格输入 = VLOOKUP（A2，血压表 !A：D，2，0），即可在 B2 单元格返回 A0000123461 这一患者是否

高血压情况，同理在C2单元格输入 = VLOOKUP（A2，血压表 !A：D，3，0），在D4单元格输入 = VLOOKUP（A2，血压表 !A：D，4，0），然后将上述三个单元格公式向下填充，可返回调研患者信息的血压相关情况，如表2-1-3-11所示。

表2-1-3-11　利用ID编码关联血压信息

	A	B	C	D	E	F
1	ID编码	是否高血压	收缩压（mmHg）	舒张压（mmHg）	性别	年龄
2	A0000123461	= VLOOKUP（A2，血压表 !A：D，2，0） 返回值：0	= VLOOKUP（A2，血压表 !A：D，3，0） 返回值：100	= VLOOKUP（A2，血压表 !A：D，4，0） 返回值：65		

同样的道理，在汇总表格中以患者信息ID编码返回性别和年龄信息，在E2单元格输入 =VLOOKUP（A2，人口学信息表 !A：E，4，0），在F2单元格输入 =VLOOKUP（A2，人口学信息表 !A：E，5，0），通过以上操作可将人口学信息传递至汇总表，如表2-1-3-12所示。

表2-1-3-12　利用ID编码关联人口学信息

	A	B	C	D	E	F
1	ID编码	是否高血压	收缩压（mmHg）	舒张压（mmHg）	性别	年龄
2	A0000123461	0	100	65	=VLOOKUP（A2，人口学信息表 !A：E，4，0） 返回值：0	=VLOOKUP（A2，人口学信息表 !A：E，5，0） 返回值：33

（李　叶）

第四单元　根据行列数值在表间传递数据

一、基础知识

本节的第三单元介绍了在数据建模过程中，如何通过关联字段在表间传递数据，但在日常工作中，我们除了通过关联字段对表格进行关联外，也可以通过行列数值信息进行数据的查找与引用，因此我们经常会将INDEX和MATCH函数组合运用，既可以完成类似VLOOKUP函数和HLOOKUP函数的查询功能，也可以实现灵活的逆向查询，即从右向左或从下向上查询，甚至还能提取同时满足行列两个匹配条件的结果的场景，这两个函数的组合公式看似复杂，可在实际应用过程中灵活多变。下面我们首先分别介绍MATCH函数和INDEX函数，再通过案例的形式进行MATCH+INDEX函数的组合讲解。

（一）MATCH函数

返回指定数值在指定数组区域中的位置。

语法如下：MATCH（lookup_value，lookup_array，[match_type]）。

参数lookup_value：必需。需要在lookup_array（搜索区域）中查找的值。lookup_value参数可以为值（数字、文本或逻辑值）或对数字、文本或逻辑值的单元格引用。

参数lookup_array：必需。要搜索的单元格区域，目的是追踪查找值在所搜索的单元格区域所在的位置。

参数 match_type：可选。取值范围为数字 –1、0 或 1。match_type 参数指定 Excel 如何在 lookup_array 中查找 lookup_value 的值。此参数的默认值为 1。

下面介绍该函数如何根据 match_type 参数的设置查找值。

（1）match_type：1 或省略，表示 MATCH 函数会查找小于或等于 lookup_value 的最大值。lookup_array 参数中的值必须按升序排列，例如：...–2，–1，0，1，2，...，A ~ Z，FALSE，TRUE。

（2）match_type：0，表示 MATCH 函数会查找等于 lookup_value 的第一个值。lookup_array 参数中的值可以按任何顺序排列。

（3）match_type：–1，表示 MATCH 函数会查找大于或等于 lookup_value 的最小值。lookup_array 参数中的值必须按降序排列，例如：TRUE，FALSE，Z ~ A，...2，1，0，–1，–2，... 等等。

示例：我们以查找科室收入排名的案例为例，将科室收入 C 列按照降序排列，A 列为序号。这次我们进行逆向运算，为判断骨科部在科室收入中的排名，即可以用 MATCH 函数来判断。在 E2 单元格输入 =MATCH（F2，B2：B6，0），返回骨科部按照行数，从第 2 个单元格开始算起，在第 3 个位置，返回值为 3，如表 2-1-4-1 所示。

表 2-1-4-1　查找骨科收入排名

	A	B	C	D	E	F	G
1	序号	科室名称	收入（万元）		序号	科室名称	收入
2	1	神经外科	11 516		=MATCH（F2，B2：B6，0） 返回值：3	骨科部	9719
3	2	妇产科	9995				
4	3	骨科部	9719				

（二）INDEX 函数

可以实现在一个区域引用或数组范围中，根据指定的行号或（和）列号来返回值或引用。

语法如下：

（1）引用形式：INDEX（reference，row_num，[column_num]，[area_num]）。

参数 reference：必需。所要搜索的区域（可为一个或多个单元格区域）。如果搜索区域为多个不连续的区域，必须将其用括号括起来。

参数 row_num：如果引用中的每个区域只包含一行，则相应的参数 row_num 为可选项。目的是定位查找区域内第几行的值。

参数 column_num：如果引用中的每个区域只包含一列，则相应的参数 column_num 为可选项，目的是定位查找区域内第几列的值。

参数 area_num：可选。若搜索的区域为多个单元格区域，选择引用中的一个区域，以从中返回行号和列号定位的交叉区域。选中或输入的第一个区域序号为 1，第二个为 2，依此类推。如果省略 area_num，则函数 INDEX 使用区域 1。例如，如果引用描述的单元格为（A1：B4，D1：E4，G1：H4），则 area_num 1 为区域 A1：B4，area_num 2 为区域 D1：E4，而 area_num 3 为区域 G1：H4。

示例：在 F2 单元格输入 = INDEX（A1：C11，4，2），返回 A1：C11 单元格区域第 4 行第 2 列交叉处的单元格，即 B4 单元格，如表 2-1-4-2 所示。

表 2-1-4-2　查找第 4 行第 2 列的值

	A	B	C	D	E	F	G
1	序号	科室名称	收入（万元）		序号	科室名称	收入
2	1	神经外科	11 516		3	= INDEX（A1：C11，4，2） 返回值：骨科部	9719
3	2	妇产科	9995				
4	3	骨科部	9719				

（2）数组形式：INDEX（array，row_num，[column_num]）。

在数组形式中，第一个参数 array 是必需参数，可以是单元格区域或数组。第二参数和第三参数要求与引用形式中类似。第二参数和第三参数不得超过第一参数的行数和列数，否则将返回错误值 #REF!。

示例：在 A1 单元格输入公式 =INDEX（{1，3；2，4}，0，1），按回车键，返回值为 1，计算过程如下：公式中的 {1，3；2，4} 是一个两行两列的数组，当 row_num 为 0、column_num 为 1 时，返回第一行与第一列交叉的元素，该元素正是 1，当 row_num 为 0 时，默认为第一行。

同理，在 A1 单元格输入公式 = INDEX（{1，3；2，4}，2，0），按回车键，返回值为 2，计算过程如下：由于 column_num 为 0 也默认为第一列，所以返回第二行与第一列对应的元素，因此返回 2。

二、医院管理场景

在第四单元，我们介绍了科室目标追踪过程中，需要借用 LOOKUP 函数，以关联字段进行追踪指标值的数据传递。本单元重点介绍如何采用 INDEX+MATCH 函数进行提取指标值，并进行目标完成度、目标差距分析。

1．构建目标追踪模型的基础信息表（收入表 2-1-3-2、工作量表 2-1-3-3）、目标追踪表 2-1-3-4。

2．采用 INDEX+MATCH 函数进行消化内科的分月收入查找。首先确定 INDEX 函数的查找区域，即收入表中的 A2：J7 这一区域范围。然后用 MATCH 函数定位消化内科在收入表中 A2：A7 范围的行号，即输入 MATCH（B1，收入表 !A2：A7，0），然后用 MATCH 函数定位 1 月在 A2：J2 范围的列号，即输入 MATCH（C3，收入表 !A2：J2，0），最后将 INDEX 和 MATCH 函数组合起来。在 C4 单元格输入 = INDEX（收入表 !$A$2：$J$7，MATCH（$B$1，收入表 !$A$2：$A$7，0），MATCH（C$3，收入表 !$A$2：$J$2，0）），如表 2-1-4-3 所示。最后可将 C4 单元格的公式复制到 D4：D9 区域单元格内。

表 2-1-4-3　消化内科 1 月收入计算

	A	B	C	D
1	科室名称	消化内科		
2	消化内科目标完成情况追踪			
3	指标	目标值	1 月	2 月
4	收入	—	=INDEX（收入表 !$A$2：$J$7，MATCH（$B$1，收入表 !$A$2：$A$7，0），MATCH（C$3，收入表 !$A$2：$J$2，0）） 返回值：716	横向拖动复制 C4 单元格公式，即可实现公式计算 =INDEX（收入表 !$A$2：$J$7,MATCH（$B$1，收入表 !$A$2：$A$7，0），MATCH（D$3，收入表 !$A$2：$J$2，0）） 返回值：660

3．采用 INDEX+MATCH 函数进行消化内科的分月门急诊人次查找。因门急诊人次表格排列方式为纵向排列，这就需要 INDEX+MATCH 组合函数的另一应用，实现类似 VLOOKUP 函数和 HLOOKUP 函数的查询功能。首先我们查找门急诊人次需求确定的引用区域为“工作量表”的 C 列，定位“工作量表”C 列需要用科室名称和月份两个字段进行组合判断行来定位。我们以消化内科 1 月份的门急诊人次查找为例，首先对消化内科 1 月份的门急诊人次在工作量表进行行号定位，因科室名称与月份在“目标追踪表”和“工作量表”均为两个字段，若需要两个字段进行定位查找，需要首先将两个字段用 & 符号进行合并，因此第一步需要输入：MATCH（B1&C3，工作量表 !A：A& 工作量表 !B：B，0），然后再用 INDEX 函数对 MATCH 函数查找的行号进行查找，最后在 C5 单元格输入 =INDEX（工作量表 !$C：$C，MATCH（$B$1&C$3，工作量表 !$A：$A& 工作量表 ! $B：$B，0）），因工作量表 !A：A& 工作量表 !B：B 为数组，因此需要输入 Ctrl+Shift+Enter 之后返回我们所要的值，具体如表 2-1-4-4 所示。

表 2-1-4-4　消化内科 1 月门急诊人次计算优化

	A	B	C	D
1	科室名称	消化内科		
2	消化内科目标完成情况追踪			
3	指标	目标值	1 月	2 月
4	收入	—	716	660
5	门急诊人次	16 800	=INDEX（工作量表 !$C：$C,MATCH（$B$1&C$3，工作量表 !$A：$A& 工作量表 ! $B：$B，0）） 输入入 Ctrl+shift+Enter 后返回公式：={INDEX（工作量表 !$C：$C，MATCH($B$1&C$3，工作量表 !$A：$A& 工作量表 ! $B：$B,0））} 返回值：7117	
6	出院人次	1350		

出院人次的计算同门急诊人次的计算方法。

三、医学研究场景

在第三单元，在对高血压风险预测模型这一研究中，对于基期资料的基本信息及 1 年后的随访资料是否罹患高血压的相关信息，以患者信息为关联字段，汇总至同一表格内容。在本单元中，我们根据行列数值在表间进行信息传递，实现信息的汇总。

在本单元的方法介绍中，我们采用第 3 单元的应用场景，对血压表这一表格中的是否高血压、收缩压（mmHg）、舒张压（mmHg）三个字段的信息传递至汇总表，血压表中的行信息为患者信息，列信息为字段，如表 2-1-4-5，将相关患者血压情况的信息传递至汇总表，可通过 INDEX 函数实现。在汇总表 B2 单元格输入 =INDEX（血压表 !$A$1：$D$101，MATCH（$A2，血压表 !$A$1：$A$101），MATCH（B$1，血压表 !$A$1：$D$1）），如表 2-1-4-6 所示，返回 A0000123461 这一患者是否高血压信息，上述公式中对部分行列的固定，是为实现该函数的向下和向右复制。

表 2-1-4-5　血压表

	A	B	C	D
1	ID 编码	是否高血压	收缩压（mmHg）	舒张压（mmHg）
2	A0000123461	0	100	65
3	A0000123549	1	122	64
4	A0000123504	0	91	80
5	A0000123509	0	138	66
6	A0000123547	1	131	107

表 2-1-4-6　利用 ID 编码和字段名称关联信息

	A	B	C	D
1	ID 编码	是否高血压	收缩压（mmHg）	舒张压（mmHg）
2	A0000123461	=INDEX(血压表 !$A$1：$D$101,MATCH($A2,血压表 !$A$1：$A$101)，MATCH（B$1，血压表 !$A$1：$D$1)） 返回值：0	100	65

（李　叶）

第五单元　基于原始数据生成定性数据

一、基础知识

在数据建模的合成数据阶段，我们经常需要根据建模需求对文本型数据进行运算，生成新的字段，便于后续统计分析。比如，我们经常会碰到从一串文字中提取部分信息，比如把身份证号中的出生日期提取出来，或把患者现住址中的省份和城市信息抽取出来等。在 Excel 中提供了一系列函数来帮助我们处理文本数据，在实际工作中使用频率高的函数有：LEFT 函数、RIGHT 函数、MID 函数、FIND 函数、IF 函数和 IFERROR 函数等。以下从这些函数的用途、语法、示例进行讲解。

（一）LEFT 函数

用于从文本字符串的第一个字符开始返回指定个数的字符。

语法如下：LEFT（text，[num_chars]）。

参数 text：必需。包含要提取的字符的文本字符串。

参数 num_chars：可选。指定要由 LEFT 提取的字符的数量。如果省略 num_chars，则假定其值为 1。

示例：如果我们想得到王丽丽中的姓氏，在单元格中输入：=LEFT（" 王丽丽 "，1），结果将会返回“王”。在单元格中重新输入：=LEFT（" 王丽丽 "），结果也会返回“王”。

（二）RIGHT 函数

与 LEFT 函数相反，用于根据所指定的字符数返回文本字符串中最后一个或多个字符。

语法如下：RIGHT（text，[num_chars]）。

参数 text：必需。包含要提取字符的文本字符串。

参数 num_chars：可选。指定希望 RIGHT 提取的字符数。如果省略 num_chars，则假定其值为 1。

示例：如果我们想得到王丽丽中的名，在单元格中输入：=RIGHT（" 王丽丽 "，2），结果将会返回“丽丽”。

（三）MID 函数

用于返回文本字符串中从指定位置开始的特定数目的字符，该数目由用户指定。

MID 函数的语法如下：MID（text，start_num，num_chars）。

参数 text：必需。包含要提取字符的文本字符串。

参数 start_num：必需。文本中要提取的第一个字符的位置。文本中第一个字符的 start_num 为 1。

参数 num_chars：必需。指定希望 MID 从文本中返回字符的个数。

示例：如果在 A1 单元格中输入“140202198007200111”，想在 B1 单元格中返回相应的出生日期。在 B1 单元格中输入：=MID（A1，7，8），结果将会返回“19800720”。

（四）FIND 函数

用于在第二个文本串中定位第一个文本串，并返回第一个文本串的起始位置的值，该值从第二个文本串的第一个字符算起。

语法如下：FIND（find_text，within_text，[start_num]）。

参数 find_text：必需。要查找的文本。

参数 within_text：必需。包含要查找文本的文本。不能包含任何通配符。

参数 start_num：可选。指定开始进行查找的字符。如果省略 start_num，则假定其值为 1。

示例：要想定位文本“省”字在字符串“山西省”中第一次出现的位置，可以在单元格中输入：=FIND（" 省 "，" 山西省 "，1），结果将会返回 3。

（五）IF 函数

允许通过测试某个条件并返回 True 或 False 的结果，从而对某个值和预期值进行逻辑比较。因此 IF 语句可能有两个结果：第一个结果是比较结果为 True，第二个结果是比较结果为 False。为了表示定义更加复杂的条件，可以与 AND 函数、OR 函数、NOT 函数嵌套使用。

语法如下：IF（logical_test，value_if_true，value_if_false）

示例：=IF（C2=1，" 男 "，" 女 "）表示当 C2=1，则返回男，否则返回女。

（六）IFERROR 函数

可以用来捕获和处理公式中的错误。IFERROR 返回公式计算结果为错误时指定的值，否则它将返回公式的结果。

语法如下：IFERROR（value，value_if_error）

参数 value：必需。检查是否存在错误的参数。

参数 value_if_error：必需。公式计算结果为错误时要返回的值。

示例：在计算率时，可以输入函数 =A2/B2 得到。但是当 B2=0 时，输入函数 =A2/C2 时会报错 #DIV/0!，影响数据阅读。这时我们可以输入 =IFERROR（A2/B2，" "），结果将会返回空白值。

二、医院管理场景：基于 DRG 代码生成 DRG 新字段

我们从 DRG 分组系统导出来的分组结果以 DRG 代码和 DRG 名称进行呈现，通常也能获得 DRG 标杆数据，所以通过两部分数据的合成可以做 DRG 病组分析。但是在实际工作中仅从 DRG 组层面进行分析是不够的，还需要生成其他数据分析维度，增加其他分析视角，便于挖掘更多的管理信息。我们可以从原始字段本身的组成结构进行分解，生成一些新的定性数据。在 DRG 模型中，可以通过提取 DRG 病组代码的各个部分，生成新的分析字段，如

MDC、ADRG、治疗类型、并发症。同时还可以通过 DRG 名称生成 ADRG 描述，便于识别和阅读。

在工作中我们可以从 DRG 系统中导出患者的分组信息：患者病案号、DRG 代码、DRG 名称三个字段值。根据实际需要新增六列，分别为 MDC、ADRG、ADRG 名称、治疗类型、治疗大类、并发症，如表 2-1-5-1 所示。

表 2-1-5-1 患者 DRG 分组信息及扩展信息

	A	B	C	D	E	F	G	H	I
1	病案号	DRG 代码	DRG 名称	MDC	ADRG	ADRG 名称	治疗类型	治疗大类	并发症
2	279983	HS29	急性胰腺炎，伴并发症或合并症						
3	279513	IF35	股骨手术，不伴并发症或合并症						
4	277848	HT23	急性胰腺炎，伴并发症或合并症						
5	283154	IB39	与脊柱有关的其他手术						
6	281884	0000	无法入组						

1. 生成 MDC 数据 DRG 病组代码第一位表示主要诊断大类（major diagnostic category，MDC），它根据病案首页的主要诊断确定，进入相应疾病主要诊断大类。用英文字母 A ～ Z 表示。因此我们可以通过截取 DRG 代码最左端的一个字母生成 MDC 代码。此外，我们还习惯在相应字母前增加“MDC”进行定义 MDC 字段。

在 D2 单元格中输入：="MDC"&LEFT（B2，1）；其中“&”在 Excel 中的意思是合并连接符号，可以用该符号实现两个及以上的单元格内容或文本串合并为一个单元格内显示的功能。D2 返回结果为 MDCH，如表 2-1-5-2 所示。

表 2-1-5-2 生成 MDC 信息

病案号	DRG 代码	DRG 名称	MDC
279983	HS29	急性胰腺炎，伴并发症或合并症	MDCH

2. 生成 ADRG 数据 ADRG 数据包括 ADRG 代码和 ADRG 名称。① ADRG 代码：在 MDC 下，再根据治疗方式将病例分为“手术”“非手术”和“操作”三类，并在各类 MDC 大类下将主要诊断和（或）主要操作相同的病例合并成核心疾病诊断相关组（adjacent diagnosis related groups，ADRG），用 DRG 病组代码前三位进行表示。因此，我们可以通过截取 DRG 代码最左端的前三个字母生成 ADRG 代码。② ADRG 名称：如果只有 ADRG 代码，没有名称标识，我们在解释分析结果时比较困难。ADRG 名称没有单独定义，其含义是隐藏在 DRG 病组名称里，我们只需要去除 DRG 名称中合并症和并发症的信息即可。以“急性胰腺炎，伴并发症或合并症”为例，ADRG 名称就是“急性胰腺炎”。因此，我们可以通过提取“，”之前的信息就是 ADRG 名称，可通过 LEFT+FIND 函数进行定义。

在 E2 单元格中输入：=LEFT（B2，3），E2 返回结果为 HS2，如表 2-1-5-3 所示。

表 2-1-5-3 生成 ADRG 信息

病案号	DRG 代码	DRG 名称	MDC	ADRG
279983	HS29	急性胰腺炎，伴并发症或合并症	MDCH	HS2

在 F2 单元格中输入：=LEFT（C2，FIND（"，"，C2）-1），F2 返回结果为急性胰腺炎，如表 2-1-5-4 所示。

表 2-1-5-4　生成 ADRG 名称信息

病案号	DRG 代码	DRG 名称	MDC	ADRG	ADRG 名称
279983	HS29	急性胰腺炎，伴并发症或合并症	MDCH	HS2	急性胰腺炎

3．生成治疗类型数据　DRG 病组代码第二位表示 DRG 病组的类型，根据处理方式不同分为外科部分、非手术室操作部分（接受特殊检查，如导管、内窥镜检查等）和内科部分。用英文字母表示。其中 A ～ J 共 10 个字母表示外科部分，K-Q 共 7 个字母表示非手术室操作部分；R-Z 共 9 个字母表示内科部分。因此，我们可以通过截取中间第二位代码进行治疗类型（A ～ Z）的定义，然后再通过 IF 函数进行 ADRG 大类的定义，“1”代表手术类，“2”代表操作类，“3”代表内科类。

在 G2 单元格中输入：=MID（B2，2，1），G2 结果返回为 S。如表 2-1-5-5 所示。

表 2-1-5-5　生成治疗类型信息

病案号	DRG 代码	DRG 名称	MDC	ADRG	ADRG 名称	治疗类型
279983	HS29	急性胰腺炎，伴并发症或合并症	MDCH	HS2	急性胰腺炎	S

在 H2 单元格中输入：=IF（G2 > ="R"，3，IF（G2 > ="K"，2，1）），H2 结果返回为 3，如表 2-1-5-6 所示。我们不妨验证一下：治疗类型为 S，介于 R ～ Z 之间，属于内科组，赋值为 3，结果正确。

表 2-1-5-6　生成治疗大类信息

病案号	DRG 代码	DRG 名称	MDC	ADRG	ADRG 名称	治疗类型	治疗大类
279983	HS29	急性胰腺炎，伴并发症或合并症	MDCH	HS2	急性胰腺炎	S	3

4．生成并发症数　DRG 病组代码第四位表示是否有合并症和并发症或年龄、转归等特殊情况，用阿拉伯数字表示。其中“1”表示伴有严重并发症与合并症；“3”表示表示伴有一般并发症与合并症；“5”表示不伴有并发症与合并症；“7”表示死亡或转院；“9”表示未作区分的情况；“0”表示小于 17 岁组；其他数字表示其他需单独分组的情况。因此，我们可以通过截取 DRG 代码最右端的第一个字母生成并发症代码。

在 I2 单元格中输入：=RIGHT（B2，1），I2 结果返回为 9，如表 2-1-5-7 所示。

表 2-1-5-7　生成并发症信息

病案号	DRG 代码	DRG 名称	MDC	ADRG	ADRG 名称	治疗类型	治疗大类	并发症
279983	HS29	急性胰腺炎，伴并发症或合并症	MDCH	HS2	急性胰腺炎	S	3	9

5．向下填充数据

选中 D2：I2 区域后，小幅移动鼠标待 I2 单元格右下角鼠标变为黑十字符号时，双击后向下填充，结果如表 2-1-5-8 所示。

表 2-1-5-8 向下填充信息

病案号	DRG代码	DRG 名称	MDC	ADRG	ADRG 名称	治疗类型	治疗大类	并发症
279983	HS29	急性胰腺炎，伴并发症或合并症	MDCH	HS2	急性胰腺炎	S	3	9
279513	IF35	股骨手术，不伴并发症或合并症	MDCI	IF3	股骨手术	F	1	5
277848	HT23	急性胰腺炎，伴并发症或合并症	MDCH	HT2	急性胰腺炎	T	3	3
283154	IB39	与脊柱有关的其他手术	MDCI	IB3	#VALUE!	B	1	9
281884	0000	无法入组	MDC0	000	#VALUE!	0	1	0

6．优化数据展示 从表 2-1-5-8 发现有两处错误提示。第一处对应病案号 283154，主要原因是引用的文本单元格中没有发现“，”，FIND 函数报错，这时应直接取值本身。第二处主要是由于病案号 281884 的患者未入组，新增字段信息按上面的函数处理信息会失真，所以对于未入组的情形，MDC 之后的信息均不能按上述函数进行计算。为保证模型设置扩容量的同时，保持表格整洁，显示“-”更为合适。所以我们可以将上述公式联合 IF 或 IFERROR 函数进行如下优化。

D2：=IF（B2="0000"，"-"，"MDC"&LEFT（B2，1））

E2：=IF（B2="0000"，"-"，LEFT（B2，3））

F2：=IF（B2="0000"，"-"，IFERROR（LEFT（C2，FIND（"，"，C2）–1），C2）

G2：=IF（B2="0000"，"-"，MID（B2，2，1））

H2：=IF（B2="0000"，"-"，IF（G2 > ="R"，3，IF（G2 > ="K"，2，1）））

I2：=IF（B2="0000"，"-"，RIGHT（B2，1））

优化函数后的结果如表 2-1-5-9 所示。

表 2-1-5-9 优化函数后的结果展示

病案号	DRG代码	DRG 名称	MDC	ADRG	ADRG 名称	治疗类型	治疗大类	并发症
279983	HS29	急性胰腺炎，伴并发症或合并症	MDCH	HS2	急性胰腺炎	S	3	9
279513	IF35	股骨手术，不伴并发症或合并症	MDCI	IF3	股骨手术	F	1	5
277848	HT23	急性胰腺炎，伴并发症或合并症	MDCH	HT2	急性胰腺炎	T	3	3
283154	IB39	与脊柱有关的其他手术	MDCI	IB3	与脊柱有关的其他手术	B	1	9
281884	0000	无法入组	–	–	–	–	–	–

最终，可通过 DRG 病组代码和名称生成新的分析字段，如 MDC、ADRG、ADRG 名称、治疗类型、治疗大类、并发症。这些新生成的字段不仅可以用来作为数据筛选的依据，对后续数据汇总分析、可视化和数据驱动具有更重要的意义。MDC 字段和 ADRG 字段可用于针对病组的覆盖情况进行表头固定的汇总分析，便于发现专科建设的优势和不足；治疗大类和并发症字段可用于科室不同病例类型分布数据统计和可视化的展示，从提高手术占比和疑难占比角度形成数据驱动，从而提高专科建设水平。

三、医学研究场景案例操作

【目的】研究血压对某个药物治疗效果的影响。利用 Logistic 回归，评估患者入组的基线收缩值是否影响治疗药物的疗效，以及影响作用大小。【方法】采用 Logistic 回归方法，将药物疗效作为结局指标，将收缩值作为自变量，年龄分组情况作为协变量纳入到回归方程中。【结果】分析结果显示，将重新分层后的年龄变量纳入回归方程，单因素分析结果显示：以青年组作为参照，中年组是影响临床疗效的危险因素（*OR*=2.06，95%*CI*：1.15 ~ 2.97，*P*=0.037），老年组是影响临床疗效的危险因素（*OR*=3.17，95%*CI*：1.85 ~ 4.49，*P*=0.012）。在单因素分析有意义的基础上，将分层后的年龄纳入多因素 Logistic 回归中，校正混杂因素后分析基线收缩压对临床疗效的影响，结果显示控制年龄的影响后，基线收缩压能够影响临床疗效（*OR*=1.95，95%*CI*：1.07 ~ 2.83，*P*=0.045）。【结论】控制年龄的混杂因素后，基线收缩压是影响临床疗效的危险因素。

根据既往文献报道，患者年龄是本研究中的混杂因素，即不同年龄段人群药物疗效不同，在分析中应把年龄作为协变量放入模型中。在建模之前将所有指标进行预处理。在某项临床研究中入选标准之一为年龄介于 18 ~ 75 岁（含）之间，我们在问卷或 CRF 中收集患者原始数据，并记录到 Excel 表中，如表 2-1-5-10 所示。

表 2-1-5-10　患者年龄信息采集表

序号	年龄
1	72
2	60
3	23
4	47
5	42

然后将年龄的原始连续型数据按照一定规律重新生成分类变量“年龄分组”，即 18 ~ 44 岁为青年人，赋值为 1；45 ~ 59 岁为中年人，赋值为 2；60 岁以上为老年人，赋值为 3。可采用 IF 函数生成新字段，在 B2 单元格中输入函数“=IF（B2＜=44，1，IF（B2＜=59，2，3））”，生成如表 2-1-5-11 所示。

表 2-1-5-11　生成年龄分段信息

序号	年龄	年龄分段
1	72	3
2	60	3
3	23	1
4	47	2
5	42	1

（王　娟）

第六单元　基于原始数据生成数据字典

一、基础知识

数据字典是关于数据库中数据的描述，用来描述数据库内部的运行和管理情况，可以起到规范数据格式和存储数据描述的作用。当主体有很多属性，每种属性有很多取值，而且属性的数量和属性取值的数量是不断变化的，特别是当这些数量的变化很快时，就应该考虑引入数据字典的设计方法。比如在住院病案首页中，小到医疗付款方式、性别、职业，大到疾病名词术语、疾病编码，都可使用数据字典。

在数据建模时，如果只对原始数据进行统计分析，能够提取的信息往往非常有限，对后续的管理分类和管理方向缺乏数据支持，这时就需要各种数据字典的“加持”，比如统计标准字典和标杆字典，才能为后续丰富的数据分析做好铺垫。比如在DRG绩效考核模型中不仅需要病案首页数据和分组结果数据，还需要DRG标杆字典；在DRG盈亏分析模型中，一定需要引入本统筹地区病组的支付标准和病种归类等字典；病案归档模型中，需要周末和节假日标识字典以及归档考核率标准字典。根据字典来源或用途不同，大体分为以下情形。

1．标杆类字典　主要指根据大数据计算形成的行业标杆，包括DRG标杆、各类统计年鉴标杆等。通过与标杆进行比较，才能量化某指标的优劣，进行定性分析和定量分析，明晰问题所在，有助于了解医疗机构的定位和未来的发展方向。

2．统计标准类字典　主要来源于国家对各类统计标准的公布。包括ICD手术目录、微创手术目录、四级手术目录、ICD编码类目字典、ICD编码亚目字典、手术并发症编码字典等。

3．映射类字典　第一种是将医院内部个性化分类属性映射成标准的分类，例如院内科室名称与学科进行映射；第二种是将医院内部分类情形更多的字段属性合并成分类更少的字段属性。例如将院内所有临床科室划分成手术类、操作类、非手术类三类科室，病案首页费用分类归集成DRG成本核算的五分类。

4．目标完成类字典　主要适用于绩效考核和目标管理。例如科室RW、平均住院天数、药占比、病案归档率目标完成值和考核标准。

5．参数类字典　主要用于动态调整判断门限值。有些参数是固定的、客观的或者在行业内形成共识的，不应随意更改，比如DRG管理中对疑难危重病例的定义通常以RW ≥ 2.0为界，重点病组的定义以病例累计占比为80%为界，常规覆盖定义为病例数大于等于5例。有些参数是个性化的、主观的、尚未在行业内形成共识的，可以根据实际情况进行调整，比如绩效考核中的调整系数。

在建模中数据字典建立有两种方法。第一种直接拿来使用，主要适用于标杆类字典和统计标准类字典。第二种根据需要自己制作，主要适用于映射类字典和目标完成类字典。参数类字典可以是第一种，也可以是第二种，还需要根据实际情况进行定义。当制作的数据字典的行取值可从原始数据中获取时，可以通过新建数据透视表的菜单功能进行生成（详见本单元管理场景具体操作）。在建模过程中，不同字典可通过新建页来完成，以此来保证数据间的独立。

当数据字典建立后，原始数据要和数据字典合二为一，整合为合成数据，实现数据的汇聚整合和提纯加工，让零散的数据集中利用起来，相当于IT中的数据中台。

二、医院管理场景：DRG建模相关字典的获取、生成和数据合成

如果我们只有出院病例的病案首页和对应的DRG分组数据，DRG指标将不能进行统计。根据DRG指标的计算公式，我们尚需要DRG病组上一年度的数据标杆值。由于各个数据源

和数据字典相对独立，为了形成数据合力还需要进行数据合成。

1．原始数据　也称明细数据，通常包括出院病例的病案首页和对应的 DRG 分组数据，新建页定义为原始数据，如表 2-1-6-1 所示。

表 2-1-6-1　原始数据

	A	B	C	D	E	F
1	病案号	出院科别	离院方式	住院天数	住院总费用	DRG 代码
2	5349317_0484681	心血管内科	1	17	9750.53	GW13
3	5349526_0507740	神内一	1	17	23 712.31	BL19
4	5348817_0463545	呼三	1	18	29 453.60	EB23
5	5350879_0369726	泌尿外科	1	13	3055.92	XS15
6	5351898_0546887	儿内科	5	10	3576.76	ES10

2．数据字典

（1）MDC 字典：根据病案首页的主要诊断确定，进入相应疾病主要诊断大类（英文简称 MDC），用英文字母 A ～ Z 表示。通常 DRG 标杆字典中无 MDC 名称描述，所以需新建工作表，命名为 MDC 字典，如表 2-1-6-2 所示。本字典主要用于后续各 MDC 指标的统计和可视化。

表 2-1-6-2　MDC 字典

	A	B
1	MDC 组代码	名称
2	MDCA	先期分组疾病及相关操作
3	MDCB	神经系统疾病及功能障碍
4	MDCC	眼疾病及功能障碍
5	MDCD	头颈、耳、鼻、口、咽疾病及功能障碍
…	…	…
27	MDCZ	多发严重创伤

（2）DRG 标杆字典：DRG 标杆来源于区域大数据计算结果。根据区域范围的不同，分为国家级、省级、市级；根据医院等级不同，可分为三级综合、二级综合、一级及其他综合、三级专科、二级专科、一级及其他专科。DRG 标杆字典中字段有：DRG 代码、DRG 组名、分析病例数、死亡病历数、死亡率（%）、平均住院日、例均费用、权重、风险级别、例均医疗费用、例均护理费用、例均管理费用、例均医技费用、例均药品费用、例均耗材费用等。我们可以根据实际建模需要和可获得性采用不同范围和级别的标杆字典，字段范围也可以根据实际情况进行增减。

为便于展示数据的合成过程，本案例 DRG 标杆字典只选择病组编码、病组描述、标杆费用、标杆住院日、权重、风险级别 6 个字段，如表 2-1-6-3 所示。

表 2-1-6-3 DRG 标杆字典

病组编码	病组描述	标杆费用	标杆住院日	权重	风险级别
AA19	心脏移植	374 136	32.27	19.21	3
AB19	肝移植	246 798.7	21.85	8.93	4
AE19	肾移植	114 551.7	20.97	4.34	2
AF19	肺移植	439 282.5	23.15	16.1	4
AG19	异体骨髓 / 造血干细胞移植	237 990.8	34.4	10.88	3

（3）学科分类字典：医院内部科室众多，收治病种不同、功能定位不同，管理的重心也不同，为了达到学科分类管理的目的还需要建立学科分类字典，比如将所有临床科室分为内科类、操作类和外科类。根据实际情况也可以在学科分类字典增加省级重点、市级重点以及专业定义。

由于病案首页原始数据中已经包含了所有的临床科室名称，当我们需要对临床科室的科室分类进行定义并形成新的字典时，不需要逐个输入科室名称或从本工作簿以外的地方进行复制科室名称，我们可以生成现有的科室名称。

1）利用数据透视表摘选管理对象的现有属性选项。在原始数据病案首页中找到字段“出院科别”（B 列），单击表头 B 选中该列，在菜单栏选中插入→数据透视表→确定后，在透视表设计器中将出院科别字段拖在“行标签”字段中，所有临床科室将在 A 列呈现。数据透视表的制作详见第七单元。

2）加入管理分类，形成字典。修改新工作表名称为“科室分类字典”（表 2-1-6-4）。

表 2-1-6-4 科室分类字典

出院科别	学科分类
儿内科	内科类
呼三	内科类
泌尿外科	外科类
神内一	内科类
心血管内科	内科类
（空白）	
总计	

3. 合成数据 新建工作表，命名为“合成数据”，将上述原始数据和数据字典通过函数进行数据的合成。为了区分数据来源，可以将各字段所在单元格通过不同颜色进行标识。

（1）定义合成数据字段名称，并用填充颜色标记数据来源，填充颜色与源数据一致。

字段名称分别来源于原始数据、MDC 字典、DRG 标杆字典、学科分类字典、新增字段。第一部分字段底色为粉红色，来源于原始数据；第二部分字段底色为浅绿色，来源于 DRG 标杆字典；第三部分字段底色为橘黄色，来源于学科分类字典；第四部分字段底色为蓝色，来源于 MDC 字典；第四部分字段底色为黄色，根据已有字段生成的新字段，如表 2-1-6-5 所示。

表 2-1-6-5　合成数据字段名称

A	B	C	D	E	F	G	H	I	J	K	L	M	N	O	P	Q	R
病案号	出院科别	离院方式	住院天数	住院总费用	DRG代码	病组描述	权重	标杆费用	标杆住院日	风险级别	学科分类	MDC编码	MDC名称	时间比	费用比	低风险	低风险死亡

（2）填充字段值：合成数据原则有二：①根据模型的最大数据容量进行数据填充，保证合成数据的可扩充性。比如年出院量在 4 万左右，我们可以将数据记录数扩充至 5 万，将所有值区域填充为 0。②合成数据中的字段值通过公式或函数进行引用，从而实现数据的自动获取，杜绝通过手工录入进行取值。

1）合成数据表格中原始数据部分通过引用单元格地址的方式进行获取，比如从病案号—DRG 代码即 A ～ F 列。在合成数据 A2：F2 依次输入“= 原始数据 !A2”“= 原始数据 !B2”“= 原始数据 !C2”“= 原始数据 !D2”“= 原始数据 !E2”“= 原始数据 !F2”，如表 2-1-6-6 所示。

表 2-1-6-6　合成数据中原始数据的传递

病案号	出院科别	离院方式	住院天数	住院总费用	DRG 代码
5349317_0484681	心血管内科	1	17	9751	GW13

2）合成数据表格中病组描述、权重、标杆费用、标杆住院日、风险级别、学科分类可以据通过 VLOOKUP 与 IFERROR 函数的方式进行数据传递，如表 2-1-6-7 所示。

以病组描述为例，在合成数据 G2 中输入“=VLOOKUP（$F2，DRG 标杆字典 !$A：$F，2，0)”，即可返回第一个病例 DRG 分组对应的病组描述。同理 H2 中输入“=VLOOKUP（$F2，DRG 标杆字典 !$A：$F，5，0)”，I2 中输入“=VLOOKUP（$F2，DRG 标杆字典 !$A：$F，3，0)”，J2 中输入“=VLOOKUP（$F2，DRG 标杆字典 !$A：$F，4，0)”，K2 中输入“($F2，DRG 标杆字典 !$A：$F，6，0)”，L2 中输入“=VLOOKUP（C2，科室分类字典 !A：B，2，0)”，如表 2-1-6-7 所示。

表 2-1-6-7　合成数据中字典数据的传递

病组描述	权重	标杆费用	标杆住院日	风险级别	科室分类
消化道梗阻或腹痛，伴合并症与伴随病	0.89	14 799.22	9.48	3	介入类

3）生成 MDC 编码，在 M2 中输入“= "MDC"&LEFT（F2，1)”；通过 MDC 字典将 MDC 描述进行传递，在 N2 中输入“=VLOOKUP（M2，MDC 字典 !A：B，2，0)”，如表 2-1-6-8 所示。

表 2-1-6-8　合成数据中 MDC 数据的生成 / 传递

MDC 编码	MDC 名称
MDCG	消化系统疾病及功能障碍

4）根据已有字段，生成时间比、费用比、低风险例数差、低风险死亡例数四个字段。分

别在O2：R2中输入"=D2/J2""=E2/I2""=IF（OR（K2=0，K2=1），1，0）""=IF（AND（Q2=1，C2=5），1，0）"，如表2-1-6-9所示。

表2-1-6-9　合成数据中生成新数据

时间比	费用比	低风险例数	低风险死亡例数
1.79	0.66	0	0

5）选中第二行数据A2：Q2，并向下填充。考虑到有的病历不能入组，或者病案号为空的情形，以上公式需要与IF或IFERROR函数嵌套使用进行数据展示优化。

自此，数据合成的操作到此完毕。

三、医学研究场景

接第四单元医学研究场景，本单元主要介绍如何建立参数字典并对疾病状态进行定义。在本项临床研究中收集患者原始数据：收缩压、舒张压、血糖、总胆固醇，并记录到Excel表中，如表2-1-6-10所示。

表2-1-6-10　患者原始数据收集表

ID编码	收缩压	舒张压	血糖	总胆固醇
A0000123461	116	51	3.56	6.27
A0000123499	116	52	4.5	3.23
A0000123509	138	66	7.3	6.72
A0000123533	142	96	11.4	11.76
A0000123458	102	75	4.58	2.42

根据如下诊断标准：空腹血糖值大于6.1 mmol/L可诊断为高血糖；空腹血清中的总胆固醇水平大于5.72 mmol/L可诊断为高胆固醇血症；收缩压＞140 mmHg或舒张压＞90 mmHg可诊断为高血压，整理诊断标准字典如表2-1-6-11所示。

表2-1-6-11　诊断标准字典

指标名称	参数值
收缩压	140
舒张压	90
空腹血糖	6.1
总胆固醇	5.72

高血压函数定义如下：=IF（OR（B2＞诊断标准字典!$B$2，C2＞诊断标准字典!$B$3）*1=1，1，0）；

高血糖函数定义如下：=IF（D2＞诊断标准字典!$B$4，1，0）；

高血脂函数定义如下：=IF（E2＞诊断标准字典!$B$5，1，0）。

通过对患者的高血压、高血糖、高血脂状态的定义，新生成高血压、高血糖、高血脂字段，如表2-1-6-12所示。

表 2-1-6-12　根据原始指标值生成高血压、高血糖、高血脂状态

ID 编码	收缩压	舒张压	血糖	总胆固醇	高血压	高血糖	高血脂
A0000123461	116	51	3.56	6.27	0	0	1
A0000123499	116	52	4.5	3.23	0	0	0
A0000123509	138	66	7.3	6.72	0	1	1
A0000123533	142	96	11.4	11.76	1	1	1
A0000123458	102	75	4.58	2.42	0	0	0

最后可将重新生成的高血压、高血糖、高血脂分类数据带入模型分析中。

（王　娟）

第二节　数据透视与汇总计算

第七单元　数据透视的快速数据汇总

一、基础知识

上节讲解了数据本身的规范、传递、数据抓手的生成，最终实现了数据的合成。接下来就该进行数据的统计：汇总计算。数据的汇总计算可以通过数据透视表方式实现，也可以通过固定行标题的数据汇总方式实现。如果行标题固定不变，也不需要进行筛选，选择固定标题的数据汇总方式；如果行标题提前不可知，或者常有变化，或者需要使用筛选条件，可选择数据透视表进行汇总计算。接下来第七、八单元着重从数据透视表的视角进行数据的汇总计算。

医院统计指标类型有：①计数类指标：如门急诊人次数、出院人次、死亡人数；②求和类指标：如总住院费用、总药费、总耗材费用；③均值类指标：平均住院天数、次均住院费用、次均药费；④占比类指标：手术占比、药占比、死亡率。医院统计指标绝大多数都可以通过汇总计算实现。

数据透视表本身就是对大量数据进行“批量汇总”的工具，其实际上相当于将数据库里的数据按照行、列标签进行分组，进行汇总计算（计数、求和、均值等）。在数据建模中，数据汇总统计、快速获取行列属性均可使用数据透视表。

在数据透视表中字段布局，也就是字段列表的调用是必需的，通过数据透视表设计器（图2-2-7-1）可以对数据透视表的布局和汇总方式进行设置。

在数据透视表设计器的下部是数据透视表的布局器，字段拖拽在不同位置代表的意义不一样，具体解读如下：①行标签相当于我们前面手动制作的汇总表格的行标题。②列标签相当于我们前面手动制作的汇总表格的列标题。③筛选标签相当于不同报表的分类标签。④数值区域相当于我们前面制作的汇总表格的数值汇总区。

在值汇总区域，对于数值型字段，值字段汇总方式默认求和汇总；对于非数值型字段，值字段汇总方式默认计数汇总。当然在数据透视表的“汇总”计算类型并不单单是指求和和计数，还可以是平均值、最大值、最小值、乘积、数值计数、标准偏差、总体标准偏差、方差、总体方差。对于汇总数据结果的显示，可以根据具体需求设置不同的值显示方式。值显示方式

除了无计算外，还有总计的百分比、列汇总的百分比、行汇总的百分比、百分比、父行汇总的百分比、父列汇总的百分比、父级汇总的百分比、差异、差异百分比、按某一字段汇总、按某一字段汇总的百分比、升序排列、降序排列、指数。值汇总方式和值显示方式如图 2-2-7-2 所示。

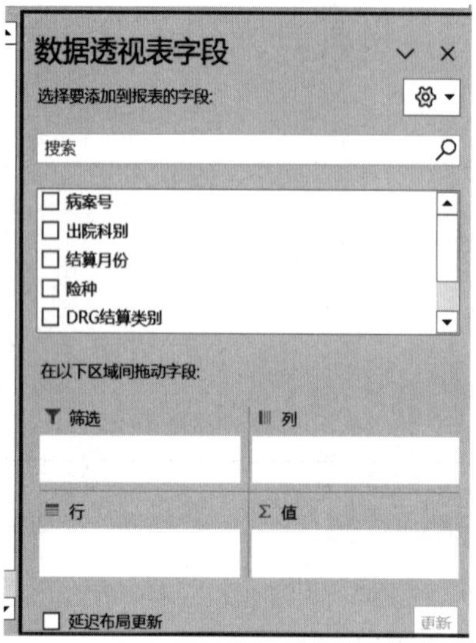

图 2-2-7-1 数据透视表设计器

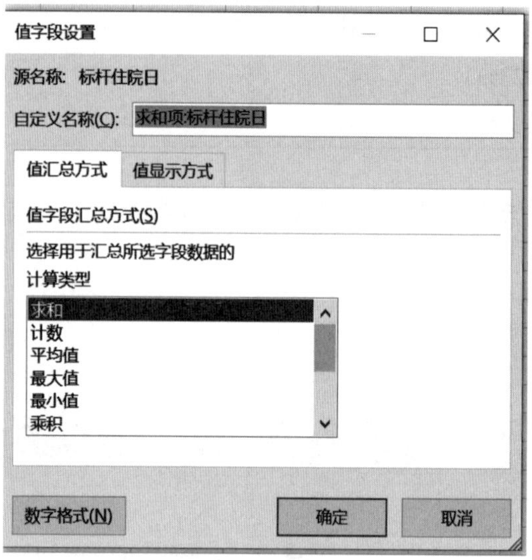

图 2-2-7-2 值汇总方式和值显示方式

二、医院管理场景：DRG 指标的汇总计算

DRG 作为一种医疗绩效服务管理工具，从医疗服务能力、服务效率、医疗安全三个维度提供相对科学、有效的评价指标。其中，DRG 的医疗服务能力评价指标包括 DRG 组数、总权重、病例组合指数（case-mix index，CMI）；服务效率评价指标包括时间消耗指数、费用消耗指数；医疗安全指标包括低风险死亡率、中低风险死亡率、中高风险死亡率、高风险死亡率。

（1）DRG 指标的计算方法

1）DRG 组数代表治疗病例所覆盖疾病类型的范围，体现医疗服务的广度。计算公式：假定在某一时间段内，某医院的住院病例经过 DRG 分组器的运算可以分入 k 个 DRG 组，那么这个医院或某医疗单元的“DRG 组数”即为“k”。

2）总权重数：DRG 的总权重是医院收治所有 DRG 入组病例的权重总和，反映医院服务总量，是体现医院服务能力的重要指标之一。

计算公式：总权重 = ∑（某 DRG 权重 × 该医院该 DRG 病例数）

3）病例组合指数：病例组合指数是衡量医疗服务技术难度的重要指标。

计算公式：CMI= ∑（某 DRG 权重 × 该医院该 DRG 病例数）/ 该医院所有病例数

4）时间消耗指数：时间消耗指数指治疗同类疾病的治疗时间消耗，体现治疗同类疾病的时间效率。

计算公式：时间消耗指数 = ∑（病例实际住院天数 ÷ 该病组平均住院天数）/ 该医疗机构总病组病例数

5）费用消耗指数：费用消耗指数指治疗同类疾病的治疗费用消耗，体现治疗同类疾病的费用效率。

计算公式：费用消耗指数 = ∑（病例实际住院费用 ÷ 该病组平均住院费用）/ 该医疗机构总病组病例数

6）低风险组死亡率：对住院病人死亡率作标准化处理，进而达到对不同的 DRG 组进行死亡风险分级的目的，实现对医疗服务安全和质量的评价。

计算公式：低风险组死亡率 = 低风险组死亡例数 / 低风险组病例数 ×100%

（2）通过数据透视表进行 DRG 指标的汇总计算：数据源引用第七单元医院医疗场景中的合成数据。字段值如表 2-2-7-1 所示。

表 2-2-7-1 数据源

A	B	C	D	E	F	G	H	I	J	K	L	M	N	O	P	Q	R	S
病案号	出院科别	离院方式	住院天数	住院总费用	DRG代码	病组描述	权重	标杆费用	标杆住院日	风险级别	学科分类	MDC编码	MDC名称	时间比	费用比	低风险	低风险死亡	月份

本场景中只介绍总权重、CMI、时间消耗指数、费用消耗指数、低风险人数、低风险死亡人数指标的汇总计算，且根据月份进行筛选。

1）选择数据源：创建数据透视表之前必须有数据源，数据源应满足以下三个基本条件：①标题行不能为空；②数据连续，不能有空白行或空白列；③不能有合并单元格。

选择数据的方式可以有多种：第一种，鼠标置于数据源数据区域任一单元格；第二种，按 CTRL+A。这两种方法选择的是表格中所有数据。

2）选择“插入→数据透视表”命令。

3）根据实际需要定义数据透视表对话框中选项，本场景默认数据透视表对话框中选项，点击确定。

（3）字段布局

1）把“出院科别”拖拽至行标签区域；把“月份”拖拽至筛选区域；依次将字段“病案号”“权重”“权重”“时间比”“费用比”“低风险”“低风险死亡”拖拽至值区域。生成数据透视表，如表 2-2-7-2 所示。

表 2-2-7-2 数据透视表的字段布局

	A	B	C	D	E	F	G	H
1	月份	（全部）▾						
2								
3		值						
4	出院科别 ▾	计数项：病案号	求和项：权重	求和项：权重 2	求和项：时间比	求和项：费用比	求和项：低风险	求和项：低风险死亡
5	儿内科	1	0.9	0.9	1.538461538	0.373901063	1	1
6	呼三	1	2.34	2.34	1.171112557	0.984771509	0	0
7	泌尿外科	1	0.53	0.53	1.843971631	0.387655095	1	0
8	神内一	1	1.32	1.32	1.640926641	0.904442436	0	0
9	心血管内科	1	0.89	0.89	1.793248945	0.658854318	0	0
10	总计	5	5.98	5.98	7.987721313	3.30962442	2	1

2）双击D4单元格，值字段设置界面出现，“汇总方式”选择平均值，“自定义名称”修改为CMI，单击“数字格式”进行设置，如图2-2-7-3所示。利用同样的方法，设置“求和项：时间比”“求和项：费用比”。依次单击单元格B4、C4、G4、H4修改名称为“出院人数”“总权重”“低风险例数”“低风险死亡例数”。

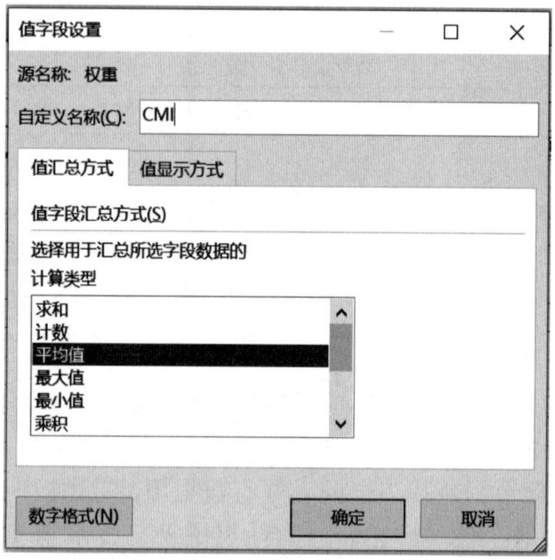

图2-2-7-3　值汇总方式“平均值”操作方法

最终通过数据透视表实现了DRG部分指标的汇总计算结果如表2-2-7-3所示。本场景主要从科室维度进行了DRG指标的汇总，根据实际研究目的也可以从DRG病组、主管医师维度进行汇总统计。可以通过筛选不同月份灵活地进行相应指标的统计。

表2-2-7-3　利用数据透视表进行DRG指标的汇总结果

	A	B	C	D	E	F	G	H
1	月份	（全部）						
2								
3		值						
4	出院科别	出院人数	总权重	CMI	时间消耗指数	费用消耗指数	低风险例数	低风险死亡例数
5	儿内科	1	0.9	0.9	1.538461538	0.373901063	1	1
6	呼三	1	2.34	2.34	1.171112557	0.984771509	0	0
7	泌尿外科	1	0.53	0.53	1.843971631	0.387655095	1	0
8	神内一	1	1.32	1.32	1.640926641	0.904442436	0	0
9	心血管内科	1	0.89	0.89	1.793248945	0.658854318	0	0
10	总计	5	5.98	5.98	7.987721313	3.30962442	2	1

值得一提的是，低风险死亡率的分子（低风险死亡例数）和分母（低风险例数）已经通过数据透视表获得，但是低风险死亡率未进行计算，本指标可通过第八单元的数据透视表附带计算实现，具体操作详见第八单元医院管理场景。

三、医学研究场景

【目的】在同一批用药人群中，不同特征的人药物疗效不同，既往文献中报道，女性比男性疗效更好，本研究拟分析不同用药人群中，性别构成是否一致。【方法】利用卡方检验，在有效和无效人群中，列出不同性别人数，计算卡方值和双侧 P 值。【结果】在药物有效组中，女性患者 129 例，男性患者 76 例。在药物无效组中，女性 61 例，男性 131 例。经过卡方检验结果显示，χ^2=38.566，$P < 0.001$。【结论】在不同药物疗效组中，女性和男性构成比具有统计学差异，可以认为性别构成是影响药物疗效的因素。

卡方检验是用于分析定类数据差异性的方法，临床研究中常用来比较计数资料的关系情况，以及分析实际数据的比例与预期比例是否一致。分析在不同结局事件中，某个因素的构成是否具有统计学差异，因此常被用于回归模型前的单因素分析中。本场景中最终数据格式展现如表 2-2-7-4 所示。

表 2-2-7-4　卡方检验数据格展示效果

	药物疗效		卡方值	*P* 值
	有效	无效		
男性	129	61	38.566	< 0.001
女性	76	131		

本医学研究数据源 Excel 表格整理如表 2-2-7-5 所示。

表 2-2-7-5　原始数据录入格式

序号	性别	药物疗效	不同区域
1	女性	无效	区域 1
2	女性	无效	区域 1
3	男性	有效	区域 1
4	男性	无效	区域 3
5	女性	无效	区域 4
…	…	…	…
397	女性	有效	区域 3

在卡方检验中需要生成四格表或行 × 列表，进行数据的统计描述。四格表或行 × 列表也叫行列交叉表，可以通过数据透视表进行快速的数据汇总。本场景中共有两个变量，一个是性别（行标签），另外一个是药物疗效（列标签），中间的数据区域为人数（计数汇总）。

先根据医院管理场景：DRG 指标的汇总计算中的操作步骤创建数据透视表，然后进行字段布局定义行标签：性别；列标签；值：计数项（序号）。最后对数据透视表进行设计，操作为：【设计】—【总计】—【对行和列禁用】。最终数据透视表展示如表 2-2-7-6 所示。

表 2-2-7-6 利用数据透视表生成四格表

	A	B	C
1	不同区域	（全部）	
2			
3	计数项：序号	列标签	
4	行标签	无效	有效
5	男性	61	129
6	女性	131	76

通过选择如果还想统计分性别的无效率和有效率，可以修改值字段的显示方式为“行汇总的百分比”。

（王 娟）

第八单元 数据透视表的附带计算

一、基础知识

从第七单元管理场景可以看出，单纯通过数据透视表常见的数据汇总计算不能完全满足数据的汇总需要，我们经常会需要在数据透视表现有的字段上进行计算生成新的字段。比如低风险死亡率指标计算，其分子（低风险死亡例数）和分母（低风险例数）已经通过数据透视表获得，但比值未能通过数据透视表得到，那就需要新增比值列（分子 / 分母）进行展示。在原有数据透视表中增加计算字段有两种办法：新建辅助列和计算项菜单。

1．新建辅助列 辅助列就是辅助统计及分析的一列数据，它能让数据统计与分析变得更加简单快捷，提高我们的工作效率。我们经常需要根据实际需求来构建辅助列，它是一种解决问题的思路，通过新建辅助列增加的字段在数据透视表以外，不属于数据透视表的一部分。

在数据透视表新建辅助列进行公式计算的时候会涉及数据透视表数值的引用。引用数据透视表里的数值有两种方法。第一种方法：专门用于引用数据透视表中数据的方法，利用 GETPIVOTDATA 函数；第二种方法：单元格引用“=A1”引用法。

（1）GETPIVOTDATA 函数法：如果想通过 GETPIVOTDATA 函数进行数据透视表的数据引用，需要先对数据透视表进行设置。把光标置于数据透视表中的任何一个单元格，此时在 Excel 功能区里出现与数据透视表相关的功能标签（这是一个“智能感应”上下文菜单），选择“数据透视表分析→选项”命令，在打开的下拉列表中勾选“生成 GetPivotData”复选框（图 2-2-8-1）。设置完成以后，单击数据透视表以外的 G4 单元格，输入“=”，然后单击 G4 单元格，我们会发现在 B4 单元格里自动生成一个函数：=GETPIVOTDATA（" 病案号 "，$A$3，" 出院科室 "，"RICU"）。

GETPIVOTDATA 函数用于返回数据透视表中的可见数据。该函数语法如下：GETPIVOTDATA（data_field，pivot_table，[field1，item1，field2，tem2]，...）。

data_field 必需。包含要检索的数据透视表字段的名称。这需要括在引号中。

pivot_table 必需。对数据透视表中任何单元格、单元格区域或单元格已命名区域的引用。此信息用于确定包含要检索数据的数据透视表。

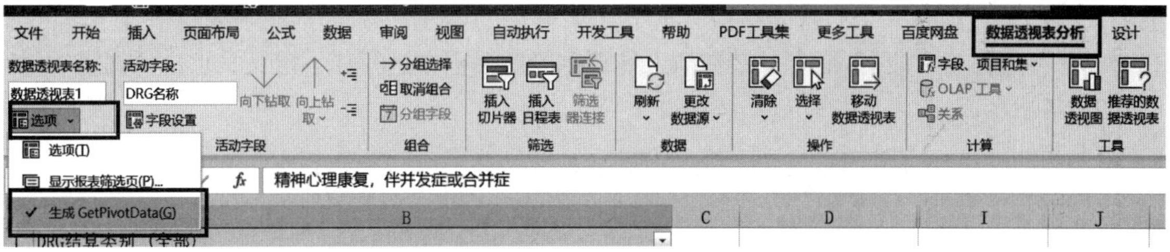

图 2-2-8-1　勾选生成 GetPivotData 设置操作步骤

field1，item1，field2，item2... 可选。描述要检索的数据的 1 到 126 个字段名称对和项目名称对。这些对可按任何顺序排列。除日期和数字外的项目的字段名称和名称需要用引号括起来。

该函数的含义是从“第二个参数”（$A$3）所在的数据透视表里取一个数值，这个数值属于“第一个参数”（即病案号）汇总字段；限制条件为：“第三个参数”（出院科室）等于“第四个参数”（RICU）。

GETPIVOTDATA 函数让我们在数据透视表结构布局发生改变时照样能够引用到正确的数据。如果对数据透视表的汇总项做一个排序操作，排序后，即使我们引用的数据位置发生了改变，数据透视表以外表格照样能够引用到正确的数据。我们称这种方式的引用为“按内容引用”——即使引用内容的位置发生了改变也不会导致错误的引用结果。

（2）单元格位置引用法：我们可以对数据透视表里数据的引用方式进行一下改变，把光标置于数据透视表中的任意一个单元格，此时在 Excel 功能区里出现与数据透视表相关的功能选项标签（这是一个智能感应上下文菜单），单击“数据透视表分析→选项”命令，在弹出的列表中取消勾选“生成 GetPivotData”复选框，如图 2-2-8-2 所示。

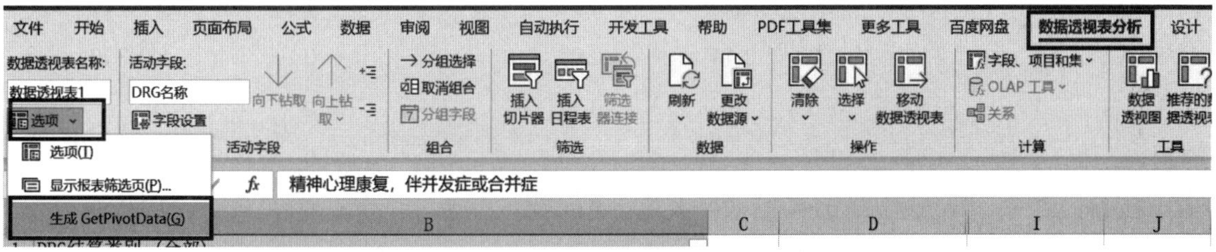

图 2-2-8-2　取消生成 GetPivotData 设置操作步骤

设置完成后，把光标置于数据透视表以外的单元格中，输入等号，然后单击 G4 单元格，此时生成的公式就是我们常见的普通公式“=G4”。

在大部分情况下两种引用方法均可以达到同样的目的，当目标表格的行标签值的顺序与数据透视表中行标签值的顺序不一样时，建议使用 GETPIVOTDATA 函数。并且 GETPIVOTDATA 函数在取总计时更具优势。

2．计算字段菜单　当我们需要对数据透视表内两列及以上进行逻辑计算的时候我们可以通过新建计算字段来添加一个新的字段（也就是一列）。计算字段是横向计算，计算字段菜单位于数据透视表分析标签→【字段、项目和集】→下拉三角【计算字段】。

接第七单元医院管理场景：DRG 指标的汇总计算中表 2-2-7-3，该表已经通过数据透视表计算出低风险例数和低风险死亡例数，通过低风险死亡例数 / 低风险例数就可以获得低风险死亡率。这时我们可以采用“计算字段”菜单实现。操作如下：

把光标置于数据透视表中的任何一个单元格，此时在 Excel 功能区里出现与数据透视表相关的功能标签（这是一个“智能感应”上下文菜单）。①选择“数据透视表分析→【字段、项目和集】→【计算字段】”命令。②在插入计算字段对话框中进行如下定义，点击“确定”，如图 2-2-8-3 所示。

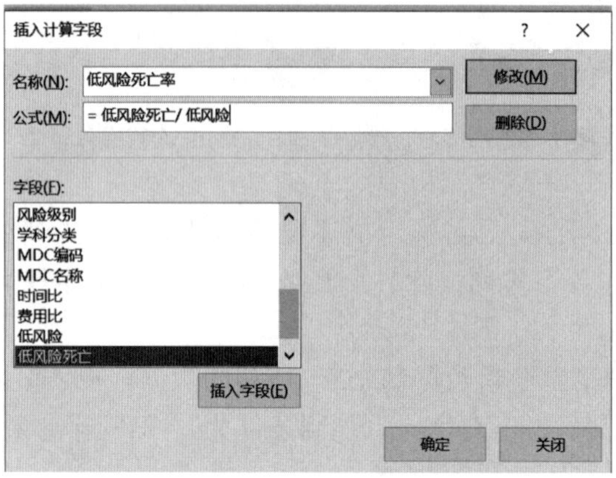

图 2-2-8-3　插入计算字段操作方法

在表 2-2-7-3 的基础上增加了低风险死亡率指标的计算结果，如表 2-2-8-1 所示。通过计算字段获得的新字段属于数据透视表的一部分。通过数据透视表生成透视图时，该字段也可以参与数据透视图的可视化。

表 2-2-8-1　增加低风险死亡率后效果展示

出院科别	出院人数	总权重	RW	时间消耗指数	费用消耗指数	低风险例数	低风险死亡例数	低风险死亡率
儿内科	1	0.9	0.90	1.54	0.37	1	1	1
呼三	1	2.34	2.34	1.17	0.98	0	0	#DIV/0!
泌尿外科	1	0.53	0.53	1.84	0.39	1	0	0
神内一	1	1.32	1.32	1.64	0.90	0	0	#DIV/0!
心血管内科	1	0.89	0.89	1.79	0.66	0	0	#DIV/0!
总计	5	5.98	1.20	1.60	0.66	2	1	1

二、医院管理场景案例：重点病组的标记以及病组效率象限的定义

根据 CHS-DRG1.0 细分组方案，医院提供的住院医疗服务可以标准分类为 376 个品类（ADRG 病组）和 618 个品规（DRG 病组）。绝大多数医院 DRG 病组患者分布符合“二八原则”，即 DRG 病组数占比 20% 的 DRG 病组出院病例数会累计达到医院总出院病例数的 80%，我们称 20% 的 DRG 病组为医院重点 DRG 病组。如果这些 DRG 病组的质量和效率提升，意味着 80% 的病例都会受益。因此产生了一个管理需求：医院不仅要了解收治病例的全面 DRG 病组的情况，还要掌握收治病例的重点 DRG 病组运营情况。

1．生成数据透视表　利用透视表生成基于病组的 DRG 统计指标：包括出院人数（计数 - 病案号）、时间消耗指数（平均数 - 时间比）、费用消耗指数（平均数 - 费用比），如表 2-2-8-2 所示。

表 2-2-8-2　生成数据透视表

	A	B	C	D	E
5	DRG 代码	DRG 名称	出院人数	时间消耗指数	费用消耗指数
6	AG29	自体骨髓 / 造血干细胞移植	2	0.91	0.67
7	AH19	气管切开伴呼吸机支持≥ 96 小时或 ECMO	1	1.18	1.30
8	BB11	创伤性伴开颅术，伴重要合并症与伴随病	17	1.46	0.94
9	BB15	创伤性伴开颅术，不伴合并症与伴随病	4	1.83	1.10
10	BB21	其他开颅术，伴重要合并症与伴随病	38	1.34	1.11

2．对出院人数进行降序排序　操作步骤为：单击“DRG 代码”单元格，点击右键，选择“其他排序选项”，在弹出的对话框中选择“降序排序”，下拉菜单选择出院人数。点击“确定”，如图 2-2-8-4 所示。

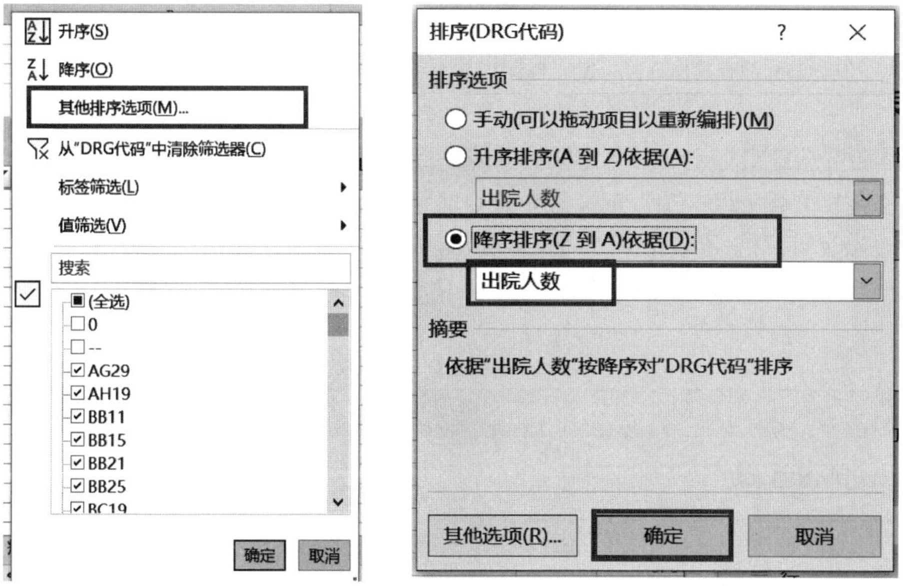

图 2-2-8-4　数据透视表降序排序操作方法

排序效果如表 2-2-8-3 所示。

表 2-2-8-3　数据透视表排序效果展示

	A	B	C	D	E
5	DRG 代码	DRG 名称	出院人数	时间消耗指数	费用消耗指数
6	RE19	恶性增生性疾病的化学治疗和（或）分子靶向治疗	2707	1.69	0.50
7	ET13	慢性气道阻塞病，伴合并症与伴随病	1840	0.83	0.58
8	BR23	脑缺血性疾病，伴合并症与伴随病	1726	0.81	0.63
9	OC15	经阴道分娩伴手术，不伴合并症与伴随病	1721	1.02	0.76
10	FQ13	有创性心脏检查操作，伴重要合并症或合并症与伴随病	1685	0.68	0.64

3．新建辅助列 根据管理需要，在数据透视表右侧增加累计占比、重点病组标记、病组象限分组数据。

（1）计算病组累计占比：累计占比 = 某病组累计病例数 / 总病例数。操作如下：在单元格 F6 中输入公式："=SUM（$C$6：C6）/GETPIVOTDATA（" 出院人数 "，$A$5）"，其中"GETPIVOTDATA（" 出院人数 "，$A$5）"表示引用数据透视表出院人数合计。向下填充并修改 F 列单元格格式为"百分比保留两位小数"，结果如表 2-2-8-4 所示。

表 2-2-8-4 增加辅助列"病组累计占比"

	A	B	C	D	E	F
5	DRG 代码	DRG 名称	出院人数	时间消耗指数	费用消耗指数	病组累计占比
6	RE19	恶性增生性疾病的化学治疗和（或）分子靶向治疗	2707	1.69	0.50	5.48%
7	ET13	慢性气道阻塞病，伴合并症与伴随病	1840	0.83	0.58	9.20%
8	BR23	脑缺血性疾病，伴合并症与伴随病	1726	0.81	0.63	12.70%
9	OC15	经阴道分娩伴手术，不伴合并症与伴随病	1721	1.02	0.76	16.18%
10	FQ13	有创心脏检查操作，伴并发症与合并症	1685	0.68	0.64	19.59%

（2）添加重点病组标记（"1"定义为重点病组，即累计占比首次出现大于或等于 80% 及以上的病组均为重点病组；"0"定义为非重点病组，即累计占比首次出现大于或等于 80% 以下的病组均为非重点病组）。在单元格 G6 中输入公式："=IF（F6 ＜ =0.8，1，IF（AND（F5 ＜ 0.8，F6 ＞ 0.8），1，0））"，向下填充 G 列，结果如表 2-2-8-5 所示。

表 2-2-8-5 添加辅助列"重点病组标记"

	A	B	C	D	E	F	G
5	DRG 代码	DRG 名称	出院人数	时间消耗指数	费用消耗指数	病组累计占比	重点病组标记
6	RE19	恶性增生性疾病的化学治疗和（或）分子靶向治疗	2707	1.69	0.50	5.48%	1
7	ET13	慢性气道阻塞病，伴合并症与伴随病	1840	0.83	0.58	9.20%	1
8	BR23	脑缺血性疾病，伴合并症与伴随病	1726	0.81	0.63	12.70%	1
9	OC15	经阴道分娩伴手术，不伴合并症与伴随病	1721	1.02	0.76	16.18%	1
10	FQ13	有创心脏检查操作，伴并发症与合并症	1685	0.68	0.64	19.59%	1

（3）添加病组效率象限信息：病组效率象限定义方法如表 2-2-8-6 所示。

表 2-2-8-6 病组效率象限定义

时间消耗指数	费用消耗指数	象限赋值
＞ 1	＞ 1	1
≤ 1	＞ 1	2
≤ 1	≤ 1	3
＞ 1	≤ 1	4

在 H6 中输入如下公式："=IF（A6=" "，" "，IF（AND（GETPIVOTDATA（" 时间消耗指数 "，$A$5，"DRG 代码 "，A6，"DRG 名称 "，B6）＞1，GETPIVOTDATA（" 费用消耗指数 "，$A$5，"DRG 代码 "，A6，"DRG 名称 "，B6）＞1），1，IF（AND（GETPIVOTDATA（" 时间消耗指数 "，$A$5，"DRG 代码 "，A6，"DRG 名称 "，B6）＜=1，GETPIVOTDATA（" 费用消耗指数 "，$A$5，"DRG 代码 "，A6，"DRG 名称 "，B6）＜=1），3，IF（AND（GETPIVOTDATA（" 时间消耗指数 "，$A$5，"DRG 代码 "，A6，"DRG 名称 "，B6）＜=1，GETPIVOTDATA（" 费用消耗指数 "，$A$5，"DRG 代码 "，A6，"DRG 名称 "，B6）＞1），2，4））））"，返回结果为"4"，向下填充 H 列，如表 2-2-8-7 所示。

表 2-2-8-7　增加辅助列"病组效率象限"

	A	B	C	D	E	F	G	H
5	DRG代码	DRG 名称	出院人数	时间消耗指数	费用消耗指数	病组累计占比	重点病组标记	病组效率象限
6	RE19	恶性增生性疾病的化学治疗和（或）分子靶向治疗	2707	1.69	0.50	5.48%	1	4
7	ET13	慢性气道阻塞病，伴合并症与伴随病	1840	0.83	0.58	9.20%	1	3
8	BR23	脑缺血性疾病，伴合并症与伴随病	1726	0.81	0.63	12.70%	1	3
9	OC15	经阴道分娩伴手术，不伴合并症与伴随病	1721	1.02	0.76	16.18%	1	4
10	FQ13	有创心脏检查操作，伴并发症与合并症	1685	0.68	0.64	19.59%	1	3

对于本场景，由于附带计算与数据透视表共用行表头，也可使用单元格引用法进行附带计算。其计算结果与 GETPIVOTDATA 函数法完全一致。在 H6 中输入如下公式："=IF（A6=" "，" "，IF（AND（D6＞1，E6＞1），1，IF（AND（D6＜=1，E6＜=1），3，IF（AND（D6＜=1，E6＞1），2，4））））"，H6 返回结果为"4"。

由此可以看出，"病组累计占比""重点病组标记""病组效率象限"字段就是通过引用数据透视表的数据进行附带计算得来的。

（王　娟）

第九单元　数据透视表的多表联动

一、基础知识

在实际建模工作中，常常在一个模型中需要建立多个数据透视表，并且数据透视表间存在一定关联，我们可以通过一些菜单和方法实现多表间的联动。本单元讲解表间联动的三种情形。

1．数据透视表的复制　如果需要对同一个数据源再创建另外一个数据透视表用于特定的数据分析，那么只需对原有的数据透视表进行复制即可，免去了重新创建数据透视表的一系列操作，提高了工作效率。比如在临床路径数据分析中，可以先创建费用超标医嘱数据透视表，通过对费用超标医嘱数据透视表进行复制，经过简单设置即可快速制作未超标病历医嘱数据透视表。

2．通过切片器实现多个透视表间联动筛选　切片器（也称为 Slicer）是一种交互式的数据过滤工具，主要用于数据透视表或数据模型中，它可以用来快速过滤和分析数据。切片器的特点是可以通过单击按钮来选择和显示特定的数据集，这样不需要手动进行筛选。此外，切片器可以与多个数据透视表或数据模型关联，允许用户一次过滤多个数据集。切片器特别适合于需要交互式分析和数据分析的大型数据环境。

筛选器是另一种常见的数据过滤工具，它的主要功能是帮助用户快速筛选和显示数据。筛选器适用于对小型表格和数据集的快速过滤和筛选。

在实际应用中，切片器可以结合动态图表和透视表来创建动态图表，这使得数据的表现更加直观和易于理解。例如，可以将地区作为切片器，然后结合透视表生成柱形图，以展示不同科室业务量分布情况。切片器也是 Power BI 的可视化对象之一，可以在报表界面上展示，但它并不是筛选器的一种形式。

本单元重点讲解切片器与多个数据透视表关联，允许用户一次过滤多个数据集。

3．数据透视表的再透视 有这样一个问题，可以在数据透视表上再做数据透视吗？答案是肯定的。在实际工作中经常遇到这样一种情形，在现有数据透视表数据基础上对表中其他字段作为行标签进行再次汇总，这就是数据透视表的再透视。比如：医学技术的工作量指的是不同时间点、不同患者的工作量。同一时间点同一患者多个部位按一个工作量计算，同一时间点不同患者按多个工作量计算。通过医嘱数据进行医学技术科室工作量统计时，先以行标签医嘱执行时间、病人登记号、医嘱类号（代表不同接单部门）进行数据透视，然后对前面数据透视表进行再透视，以医嘱类号作为行标签，对病人登记号进行计数汇总，即可统计出不同部门的工作量。

二、医学管理场景：临床路径数据的分析

在 DRG 付费下，费用控制管理是大家绕不过去的问题。为了兼顾医疗质量和费用控制，大家都会想到通过临床路径工具进行病种管理。在临床路径中，各项诊疗项目、药品、耗材是其基本要素，组成了病组的费用。这些要素恰好可以通过医嘱数据进行体现，所以临床路径数据的分析可以转换成不同病组下医嘱数据的分析。

在临床路径数据的分析中，可以生成超标医嘱数据和未超标医嘱数据统计汇总表，进行数据对比分析；还可以通过 ADRG 筛选进行两数据透视表的联动，查看同一 ADRG 下医嘱数据和不超标医嘱数据差异；考虑到有差异的医嘱条数太多，无法看出重要差异点，可以在未超标医嘱数据透视表的基础上进行必要的附带计算，通过再透视提炼出我们关心的重要问题点。

根据数据分析需求，我们采集数据源字段包括：DRG 组、DRG 组名称、出院科室、医保类型、超标、医嘱项名称、医嘱项号、医嘱类名称、医嘱类号、住院次数、总金额汇总、医嘱数量汇总、单价最大值、医嘱次数汇总、转科汇总、ADRG、月度、季度。

1．生成超标医嘱数据透视表和未超标医嘱数据透视表

（1）创建医保超标医嘱数据透视表：选择 2015 年第一季度数据源建立超标病例医嘱查询数据透视表。

1）行标签：医嘱项号、医嘱项名称、单价最大值。

2）筛选标签：季度、月份、出院科室、医保类型、ADRG、DRG 组、超标。并且超标值筛选项选择“1”（即超标）。

3）值：住院次数（求和）—自定义名称为人次、总金额汇总（求和）—自定义名称为金额汇总、总金额汇总（平均值）—平均金额、医嘱数量汇总（求和）—自定义名称为医嘱数量、医嘱次数汇总（求和）—自定义名称为医嘱次数、转科汇总（求和）—自定义名称为转科人次。

4）排序方式按“金额汇总”进行降序排列。

通过布局新建如下透视表，如表 2-2-9-1 所示，透视表内容即为 2015 第一季超标病例医嘱查询。

表 2-2-9-1　新建“超标”数据透视表

	A	B	C	D	E	F	G	H	I
1		2015 第一季超标病例医嘱查询							
2	季度	（全部）		总人次	总金额	平均金额		平均医嘱次数	转科人次
3	月份	（全部）							
4	出院科室	（全部）							
5	医保类型	（全部）							
6	ADRG	（全部）							
7	DRG 组	（全部）							
8	超标	1							
9									
10				值					
11	医嘱项号	医嘱项名称	单价最大值	人次	金额汇总	平均金额	医嘱数量	医嘱次数	转科人次
12	11844‖1	药物支架（药物涂层爱尔兰美敦力）	20 212.5	577	17 867 850.0	100 381.2	884	859	8
13	23785‖1	冠脉药物支架（依维莫司美国波士顿）	20 212.5	411	13 016 850.0	101 694.1	644	626	3

（2）通过“复制”快速创建未超标医嘱数据透视表：与超标医嘱数据透视表相比，未超标医嘱数据透视表数据源完全一致，字段布局完全相同，只需要将超标选项从“1”换成“0”。经分析，可通过“复制”功能快速建立未超标医嘱数据透视表。操作步骤如下。

1）选中数据透视表所在的 A1：I4941 单元格区域，单击鼠标右键，在弹出的快捷菜单中选择【复制】命令。

提示：单击【据透视表分析】选项卡中的【选择】按钮，在弹出的下拉菜单中单击【整个数据透视表】命令，可以快速选中需要复制的数据透视表。

2）在数据透视表区域以外的任意单元格上（如 S1）单击鼠标右键，在弹出的快捷菜单中选择【粘贴】命令即可快速复制一张数据透视表。

3）将超标值筛选项选择“0”，排序方式按“人次”进行降序排列。如表 2-2-9-2 所示，透视表内容即为 2015 第一季未超标病例医嘱查询。

表 2-2-9-2　通过“复制”创建“未超标”数据透视表

	S	T	U	V	W	X	Y	Z
1		2015 第一季未超标病例医嘱查询						

续表

	S	T	U	V	W	X	Y	Z
2	季度	（全部）		总人次	总金额		平均医嘱次数	转科人次
3	月份	（全部）		480	29 322 579.1		612	69
4	出院科室	（全部）						
5	医保类型	（全部）						
6	ADRG	（全部）						
7	DRG 组	（全部）						
8	超标	0						
9								
10				值				
11	医嘱项号	医嘱项名称	单价最大值	人次	金额汇总	医嘱数量	医嘱次数	转科人次
12	4169‖1	三级医院住院诊疗费	7	7784	326 249.0	46 605	64 875	221
13	4204‖1	患者今日出院	0	7715	0.0	7910	7967	216

用户可以将已经创建好的数据透视表在同一个工作簿内的不同工作表中任意移动，还可以在打开的不同工作簿内的工作表中任意移动，以满足数据分析的需要。单击数据透视表中的任意单元格（如 A3），单击【数据透视表分析】选项卡中的【移动数据透视表】按钮，调出【移动数据透视表】对话框进行相应操作即可。

2．通过“切片器”实现两个透视表筛选联动 通过“切片器”与上述两个数据透视表关联，一次操作实现同一科室下超标医嘱与未超标医嘱差异，便于数据对比。

（1）“插入切片器”操作方法如图 2-2-9-1 所示。

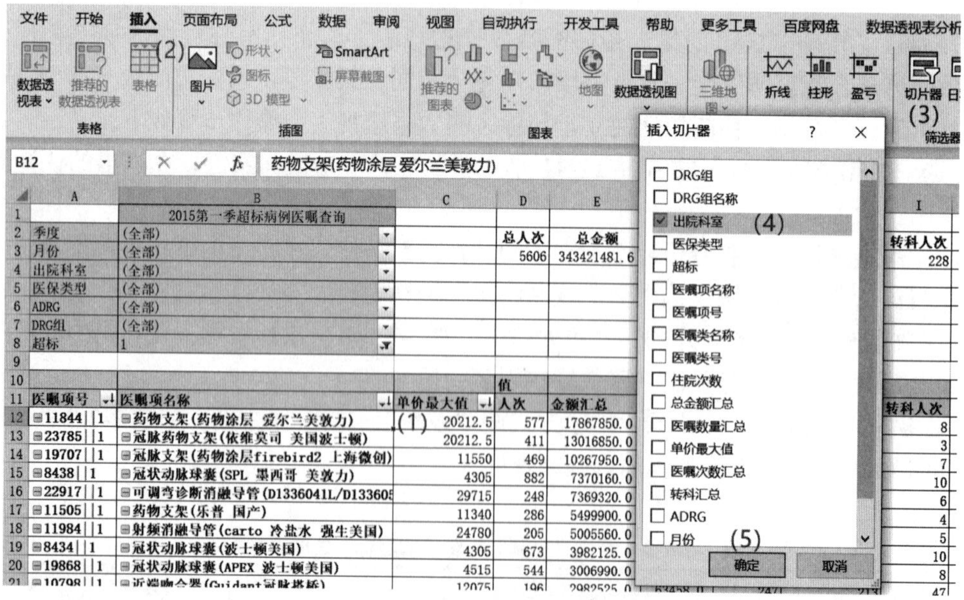

图 2-2-9-1 “插入切片器”操作方法

（2）点击“确定”后，将出现如图 2-2-9-2 切片器。可通过切片器右上角 按钮进行单选 /

多选切换。默认白色，为“单选”状态，单击后按钮变为高亮，为“多选”状态。

这时就会出现感应菜单“切片器”，点击报表连接按钮

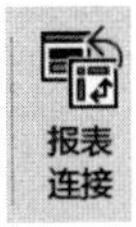

，勾选数据透视表2，点击确定，如图2-2-9-3所示。这样就实现了两透视表筛选的联动，通过点击切片器上的科室名称就能达到两个数据透视表的联动。

还可以通过切片器下的菜单进行列数和切片器大小等参数的设置进行切片器的设计。比如，我们将列数设置为3，把鼠标放在切片器的右下角，待出现黑色双箭头时，通过拖拽的方式进行调整，可修改成图2-2-9-4。

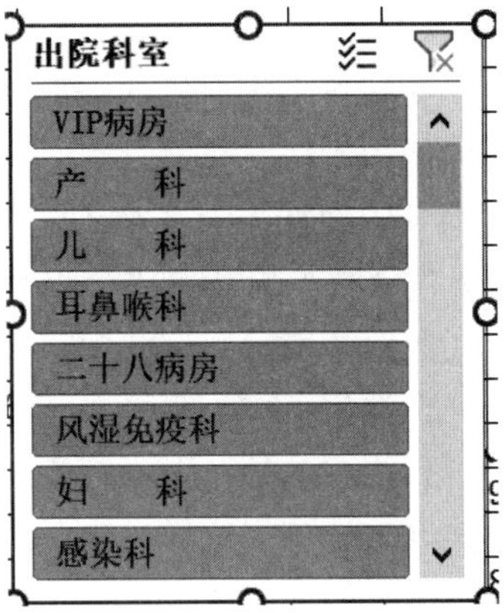

图 2-2-9-2　切片器中单选 / 多选切换方法

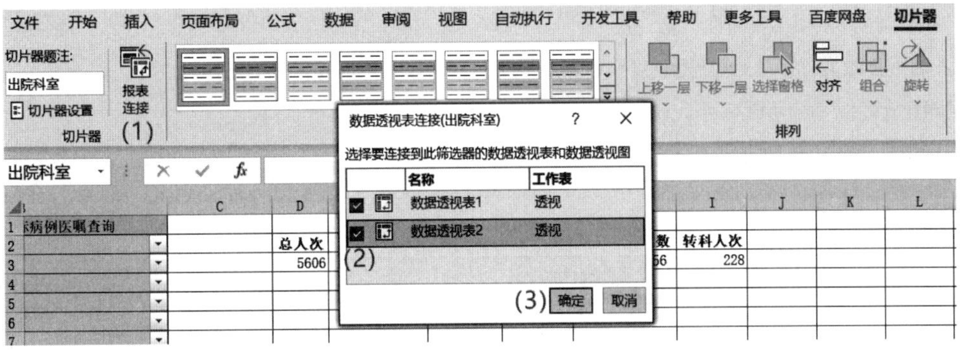

图 2-2-9-3　切片器中多表联动设置操作方法

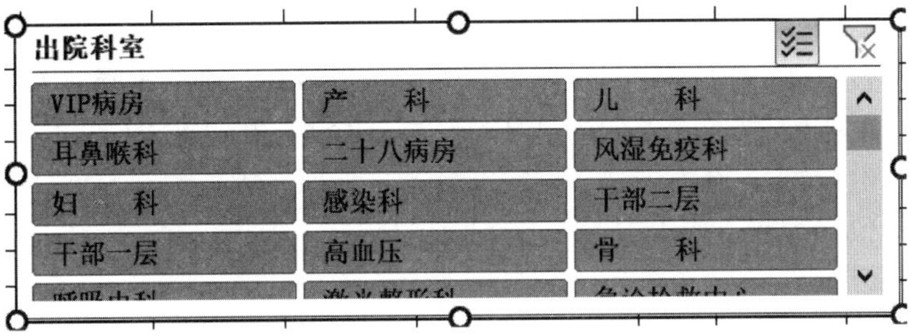

图 2-2-9-4　切片器外观设计

3. 数据透视表再透视，提炼关注问题点

（1）在表2-2-9-1所示数据透视表上方汇总数据总人数、总金额、平均金额、平均医嘱次数、转科人次，为附带计算医嘱项目的其他指标做准备。建议数据汇总计算时置于数据透视表上方，不受数据透视表行数的影响。输入函数或公式如表2-2-9-3所示。

表 2-2-9-3　数据透视表汇总项计算

	D	E	F	G	H	I
2	总人次	总金额	平均金额		平均医嘱次数	转科人次
3	=MAX（D12：D20000）	=SUM（E12：E20000）	=E3/D3		=SUM（H12：H20000）/$D$3	=MAX（I12：I20000）

（2）数据透视表 2-2-9-1 附带计算

在转科人次后依次添加列字段：使用率、主要使用、金额占比、累计占比、主要费用、未超标使用人次、高值。

其中使用率 = 人次 / 总人次。使用率大于等于 60% 定义为主要使用；金额占比 = 金额汇总 / 总金额，累计占比小于 80% 定义为主要费用；未超标使用人次为表 2-2-9-2 数据透视表中 V 列数值；单价≥ 500 元定义为高值。

在这里 60%、80% 和 500 均为参数类指标，根据经验和需要进行制定，可以修改。所以为了只修改参数，而不频繁调整函数。宜将参数放在相应字段的单元格中，通过单元格引用的方式参与计算。这样一来，只需要修改参数数值本身，其他数值相应自动改变。依次在对应单元格输入如下函数：

J12=IFERROR（GETPIVOTDATA（" 人次 "，$A$10，" 医嘱项号 "，A12）/$D$3，0）

K12=IF（J12 > =$K$10，1，0）

L12=IFERROR（GETPIVOTDATA（" 金额汇总 "，$A$10，" 医嘱项号 "，A12）/$E$3，0）

M12=SUM（$L$12：L12）

N12=IF（M12 < $N$10，1，0）

O12=IFERROR（VLOOKUP（$A12，$S12：$Z20000，4，FALSE），0）

P12=IF（C12 > =500，1，0）

结果如表 2-2-9-4 所示。

表 2-2-9-4　数据透视表附带计算

	I	J	K	L	M	N	O	P
10			60%			80%		500
11	转科人次	使用率	主要使用	金额占比	累计占比	主要费用	未超标使用人次	高值
12	8	10.3%	0	5.2%	5.2%	1	136	1

（3）对数据透视表 2-2-9-1 及附带计算的数据进行再透视。操作步骤如下：

1）选中单元格 J12（数据透视表区域之外的单元格），单击菜单栏：插入→数据透视表，按图 2-2-9-5 所示进行设置，在本案例中，定义选择表格或区域“透视 $A$11：$P5000”，选择放置数据透视表的位置为新工作表。

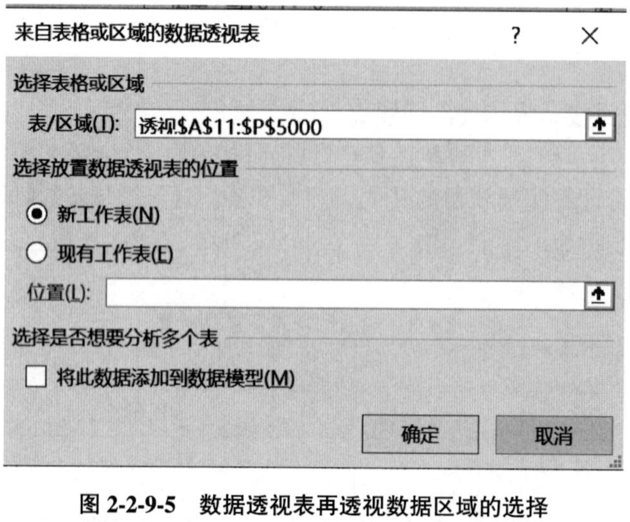

图 2-2-9-5　数据透视表再透视数据区域的选择

特别注意：如果选中数据透视表，单击菜单栏：插入→数据透视表，数据透视表功能竟然是灰色的，无法使用。我们需要点击数据透视表之外的单元格就能插入数据透视表。选择的数据区域不能包括总计。

2）对新数据透视表进行字段布局如下。

行标签：医嘱项号、医嘱项名称、单价最大值。

筛选标签：高值、主要费用、主要使用、超标使用人次。

值：人次（最大值）、金额汇总（最大值）、平均金额（最大值）、医嘱数量（最大值）、医嘱次数（最大值）、使用率（最大值）

通过筛选主要费用（取值1）、主要使用（取值1），即可以看出影响费用超标的医嘱项目。最终效果如表2-2-9-5所示。

表 2-2-9-5　再透视数据透视表最终效果

高值	（全部）							
主要费用	1	80%						
主要使用	1	60%						
未超标使用人次	（全部）							
同比人次	（全部）							
			值					
医嘱项号	医嘱项名称	单价最大值	最大值项：人次	最大值项：金额汇总	最大值项：平均金额	最大值项：医嘱数量	最大值项：医嘱次数	最大值项：使用率
10024‖1	术中搭桥血流量监测	500	141	70 500	3710.526 316	141	141	77.05%
10114‖1	缝线（4/0POLYSORBSL691可吸收美国）	52.37	149	24 613.9	769.184 375	470	151	81.42%

（王　娟）

第十单元　固定行标题的数据汇总

一、基础知识

在实际工作中，经常会遇到科室指标的报表制作，并且科室在一定时间范围内是固定不变的，在本书中把这种场景定义为固定行标题的数据汇总。在固定行标题的数据汇总工作中使用频率高的有三个多条件函数：COUNTIFS、SUMIFS、MAXIFS函数。下面对这三个函数的用途、语法、示例进行详细讲解。

1．COUNTIFS　多条件计数函数。用于对其满足多个条件的全部参数的计数。

语法如下：COUNTIFS（criteria_range1，criteria1，criteria_range2，criteria2，…）

参数criteria_range1：选取关联条件的第一个区域。

参数criteria1：选取关联条件的第一个区域内，需要满足的第一个条件。条件的形式可以为数字、表达式、单元格引用或文本，它定义了要计数的单元格范围。例如，条件可以表示为

5000、" ＜ 0"、B2、" 胃肠外科 "。

“criteria_range2，criteria2，......”：表示多个区域及其关联的条件。最多允许 127 个区域 / 条件对。

2．SUMIFS 多条件求和函数。用于计算其满足多个条件的全部参数的总量。

语法如下：SUMIFS（sum_range，criteria_range1，criteria1，[criteria_range2，criteria2]，...）

参数 sum_range：需要求和的区域。

参数 criteria_range1：选取关联条件的第一个区域。

参数 criteria1：选取关联条件的第一个区域内，需要满足的第一个条件。条件的形式可以为数字、表达式、单元格引用或文本，它定义了要计数的单元格范围。例如，条件可以表示为 5000、" ＜ 0"、B2、" 胃肠外科 "。

“criteria_range2，criteria2，......”表示多个区域及其关联的条件。一旦在该区域中找到了数据，将计算 sum_range 中相应值的和。最多允许 127 个区域 / 条件对。

3．MAXIFS 求多条件最大函数。用于在满足指定条件的数据范围中，返回最大值。它可以根据多个条件筛选数据，并返回符合条件的最大值。

语法如下：MAXIFS（max_range，criteria_range1，criteria1，[criteria_range2，criteria2]，…）

参数 max_range：表示要计算最大值的数据范围。

参数 criteria_range1：选取关联条件的第一个区域。

参数 criteria1：选取关联条件的第一个区域内，需要满足的第一个条件。条件的形式可以为数字、表达式、单元格引用或文本，它定义了要计数的单元格范围。例如，条件可以表示为 5000、" ＜ 0"、B2、" 胃肠外科 "。

“criteria_range2，criteria2，......”表示可选的第二个条件范围和条件。一旦在该区域中找到了数据，将取得 max_range 中的最大值。最多允许 126 个区域 / 条件对。

二、医院管理场景

某市 CHS-DRG 医保结算病组共 696 组，其中 49 组参与项目付费，647 组参与 CHS-DRG 医保结算。针对这 696 个 CHS-DRG 病组来说，在一段时间内 CHS-DRG 组中 CHS-DRG 病组代码、CHS-DRG 病组名称、CHS-DRG 病组权重以及 CHS-DRG 医保支付标准是固定不变的，可以理解为“固定行标题”，通常医院管理者希望针对本院已经涉及的 CHS-DRG 病组，围绕“固定”的 CHS-DRG 病组做数据的汇总和分析。

建立明细数据，逐月累计，结算病例明细中包括但不限于以下内容：出院科室、出院年月、CHS-DRG 分组编码、CHS-DRG 分组名称、明细总费用、DRG 结算总金额、实际盈亏率等，如表 2-2-10-1 所示。根据分析目的，需要建立固定行标题的统计汇总表，如表 2-2-10-2 所示。

表 2-2-10-1 明细数据

A	B	C	D	E	F	G	H	I
序号	出院科室	出院年月	CHS-DRG 分组编码	CHS-DRG 分组名称	明细总费用（X）	医保 CHS-DRG 结算总金额（Y）	实际盈亏（Z=Y–X）	实际盈亏率（Q=Z/Y）
1	消化内科	2023-01	GT15	炎症性肠病，不伴严重并发症或合并症	6503.02	11287	4783.98	42.38%
2	胃肠外科	2023-01	GD19	伴穿孔、化脓、坏疽等阑尾切除术	11212.61	16837	5624.39	33.40%

表 2-2-10-2　固定行标题的统计汇总表

	A	B	C	D	E	F
1	序号	DRG 编码	累计医保结算病例数	累计盈亏率	2023 年 1 月	2023 年 1 月
2					医保结算病例数	盈亏率
3	1	RE16				
4	2	NE19				

1．累计医保结算病例数和 1 月份医保结算病例数的计算：COUNTIFS 多条件函数应用

（1）统计病组累计医保结算病例数

在 C3 单元格中输入：=COUNTIF（' 明细数据 '!D：D，B3）

公式说明："区域" 选取明细数据表中 CHS-DRG 分组编码这一列，D 列。满足 "条件" 为 B3，即 RE16，点击 "确定" 即可。C3=472，如表 2-2-10-3 所示。将 C3 单元格的公式向下填充至 C698 单元格。

表 2-2-10-3　各病组累计医保结算病例数的计算

	A	B	C	D	E	F
1	序号	DRG 编码	累计医保结算病例数	累计 盈亏率	2023 年 1 月	2023 年 1 月
2					医保结算病例数	盈亏率
3	1	RE16	=COUNTIF（' 明细数据 '!D：D，B3） 返回值：472			
4	2	NE19	200			

（2）统计 2023 年 1 月病组医保结算病例数

在 E3 单元格中输入：=COUNTIFS（' 明细数据 ' !D：D，B3，' 明细数据 ' !C：C，E1）。

公式说明："区域 1" 选取明细数据表中 CHS-DRG 分组编码这一列，即 D 列。

"条件 1"，B3，即 RE16。

"区域 2" 选取明细数据表中出院年月这一列，即 C 列。

"条件 2"，$E$1，即 2023 年 1 月，为绝对引用。

点击 "确定" 即可。E3=57。E3 单元格的公式向下填充至 E698 单元格，如表 2-2-10-4 所示。

表 2-2-10-4　基于月份的各病组医保结算病例数的计算

	A	B	C	D	E	F
1	序号	DRG 编码	累计医保结算病例数	累计盈亏率	2023 年 1 月	2023 年 1 月
2					医保结算病例数	盈亏率
3	1	RE16	472		=COUNTIFS（' 明细数据 '!D：D，B3，' 明细数据 '!C：C，E1） 返回值：57	
4	2	NE19	200		29	

2．累计盈亏率和 1 月份盈亏率的计算：SUMIFS 多条件求和函数应用

（1）统计累计盈亏率

在 D3 单元格中输入：=SUMIF（' 明细数据 ' !D：D，B3，' 明细数据 ' !H：H）/SUMIF

('明细数据'!D：D，B3，'明细数据'!G：G)。

第一个 SUMIF 函数说明："区域"选取明细数据中"CHS-DRG 分组编码"这一列，D 列。满足"条件"为 B3，即 RE16。"求和区域"选取明细数据中"实际盈亏"这一列，H 列。

第二个 SUMIF 函数说明："区域"和"条件"与第一个函数完全一样，仅求和区域不同，"求和区域"选取明细数据中"医保 CHS-DRG 结算总金额"这一列，G 列。

点击"确定"即可。D3=36.25%。将 D3 单元格的公式向下填充至 D698 单元格。如表 2-2-10-5 所示。

表 2-2-10-5 各病组累计盈亏率的计算

	A	B	C	D	E	F
1	序号	DRG 编码	累计医保结算病例数	累计盈亏率	2023 年 1 月	2023 年 1 月
2					医保结算病例数	盈亏率
3	1	RE16	472	=SUMIF('明细数据'!D：D，B3，'明细数据'!H：H)/SUMIF('明细数据'!D：D,B3,'明细数据'!G：G) 返回值：36.25%	57	
4	2	NE19	200	8.39%	29	

(2) 统计 2023 年 1 月病组盈亏率

在 F3 单元格中输入：=SUMIFS('明细数据'!H：H，'明细数据'!D：D，B3，'明细数据'!C：C，$F$1)/SUMIFS('明细数据'!G：G，'明细数据'!D：D，B3，'明细数据'!C：C，$F$1)

第一个 SUMIFS 公式说明：

"求和区域"选取明细数据表中实际盈亏这一列，即 H 列。

"区域 1"选取明细数据中 CHS-DRG 分组编码这一列，即 D 列。

"条件 1"，B3，即 RE16。

"区域 2"选取明细数据中"出院年月"这一列，即 C 列。

"条件 2"，$F$1，即 2023 年 1 月，为绝对引用。

第二个 SUMIFS 公式说明：仅是"求和区域"不同，是选取明细数据中"医保 CHS-DRG 结算总金额"这一列，即 G 列。其余条件都与第一个公式相同。点击"确定"即可。F3=41.92%。F3 单元格的公式向下填充至 F698 单元格，如表 2-2-10-6 所示。

表 2-2-10-6 基于月份的各病组盈亏率的计算

	A	B	C	D	E	F
1	序号	DRG 编码	累计医保结算病例数	累计盈亏率	2023 年 1 月	2023 年 1 月
2					医保结算病例数	盈亏率
3	1	RE16	472	36.25%	57	=SUMIFS('明细数据'!H：H,'明细数据'!D：D，B3，'明细数据'!C：C，$F$1)/SUMIFS('明细数据'!G：G，'明细数据'!D：D，B3，'明细数据'!C：C，$F$1) 返回值：41.92%
4	2	NE19	200	8.39%	29	8.75%

三、医院研究场景

【目的】观察高血压患者中，单用CCB、单用β受体阻滞剂、CCB联用β受体阻滞剂三组之间3年心脑血管事件发生率的差异。【方法】2017—2018年在三家研究中心，收集接受CCB和（或）β受体阻滞剂治疗的高血压患者基线治疗情况及人口统计学信息，每年随访1次，记录血压、治疗用药及新发心脑血管事件情况。【结果】共入组1401例患者，其中仅服用CCB治疗组（1组）为1002例，仅服用β受体阻滞剂治疗组（2组）为196例，联用CCB+β受体阻滞剂组（3组）为203例。三组基线收缩压的单因素方差分析发现，1组与2组、1组与3组之间存在统计学差异。三组基线舒张压无显著差异。三组3年心脑血管事件发生率分别为21.39%、28.15%、12.44%，三组之间存在显著统计学差异。【结论】CCB联用β受体阻滞剂与单独使用CCB或单独使用β受体阻滞剂治疗相比，可以减少3年内心脑血管事件发生率，但仍需要大样本验证性研究确定。

1．原始数据　来源于原始明细数据，包括但不限于以下内容：入组年龄、性别、高血压病程时间、基线收缩压、基线舒张压、基线心率、降压治疗方式等，如表2-2-10-7所示。

表2-2-10-7　明细数据

	A	B	C	D	E	F	G	H	I	J	K	L
1	序号	性别（1=男，2=女）	入组年龄	高血压病程时间（年）	高血压家族史 1.无 2.有	基线收缩压	基线舒张压	基线心率	降压治疗方式	身高	体重	体质指数
2	1	男	55	3	1	132	76	76	单用CCB	159	55	21.8
3	2	女	46	1	1	132	78	74	单用CCB	158	66	26.4
4	3	男	50	1	1	148	78	88	单用β受体阻滞剂	168	70	26.7

2．建立统计表　A列至B列行标题内容固定，如表2-2-10-8所示。

表2-2-10-8　三组不同降压治疗方式的统计表

	A	B	C	D	E	F	G
1	降压治疗方式	性别	治疗组例数	治疗组-性别			
2				例数	最大年龄	最小年龄	平均年龄
3	单用CCB	男					
4	单用CCB	女					
5	单用β受体阻滞剂	男					
6	单用β受体阻滞剂	女					
7	CCB联用β受体阻滞剂	男					
8	CCB联用β受体阻滞剂	女					

3．汇总结果展示　表2-2-10-9中在C3—G3单元格中依次输入相应公式。C3—G3向下填充至C8—G8，统计结果如表2-2-10-9所示。

表 2-2-10-9 三组不同降压治疗方式的统计表 - 三组病例数统计

	A	B	C	D	E	F	G
1	降压治疗方式	性别	治疗组例数	治疗组 - 性别			
2				例数	最大年龄	最小年龄	平均年龄
3	单用 CCB	男	=COUNTIF（明细数据！I：I，A3） 返回值：1002	COUNTIFS（明细数据!I：I，A3，明细数据!B：B，B3） 返回值：506	MAXIFS（明细数据!C：C，明细数据!I：I，A3，明细数据!B：B，B3） 返回值：63	=MINIFS（明细数据!C：C，明细数据!I：I，A3，明细数据!B：B，B3） 返回值：50	=AVERAGEIFS（明细数据!C：C，明细数据!I：I，A3，明细数据!B：B，B3） 返回值：57.00
4	单用 CCB	女	1002	496	56	50	52.00
5	单用β受体阻滞剂	男	196	76	54	54	54.00
6	单用β受体阻滞剂	女	196	120	59	46	54.50
7	CCB 联用β受体阻滞剂	男	203	79	58	58	58.00
8	CCB 联用β受体阻滞剂	女	203	124	63	53	56.67

（陈　宇）

第十一单元　多列数据的复杂汇总计算

一、基础知识

在第十单元，笔者详细讲解了用于固定表头的汇总计算的 SUMIFS、COUNTIFS、MAXIFS 函数，这类函数适用于单列数据的各种条件汇总。但是对于多列数据的复杂计算，比如乘积和计算，如果使用前面的函数，则需要增加新的辅助列再进行相应的汇总计算。那么，有没有不需要新增辅助列就可以直接进行乘积和计算的方法呢？这时我们可以使用 SUMPRODUCT 函数。SUMPRODUCT 函数默认运算是乘法，但也可以是加法、减法和除法。下面我们将着重讲解 SUMPRODUCT 函数的具体用法。

1．乘积和　SUMPRODUCT 函数最为广泛的用法是用于返回相应范围或数组的乘积的总和。

（1）语法

SUMPRODUCT（array1，[array2]，[array3]...）

参数：array1，array2，...，要相乘并求和的数组，可以输入多个数组。

（2）注意事项

1）数组参数必须具有相同的维数。否则，函数 SUMPRODUCT 将返回 #VALUE! 错误值 #REF!。例如，=SUMPRODUCT（C2：C10，D2：D5）将返回错误，因为范围的大小不同。

2）SUMPRODUCT 将非数值数组条目视为 0。

3）为了获得最佳性能，SUMPRODUCT 不应与完整的列引用一起使用。请考虑

=SUMPRODUCT（A：A，B：B），此处函数会将 A 列中的 1 048 576 个单元格乘以 B 列中的 1 048 576 个单元格，然后再添加它们。

（3）示例：如果我们想求 A1 到 A3、B1 到 B3、C1 到 C3 元素的乘积之和，可以在单元格中输入：=SUMPRODUCT（A1：A3，B1：B3，C1：C3）。

此公式的执行操作为：（A1*B1*C1）+（A2*B2*C2）+（A3*B3*C3）。

2．多条件乘积和

（1）语法

SUMPRODUCT（(array1 条件表达式）*（array2 条件表达式）*array1*array2*...）

在多条件求和中，条件表达式生成的是一个布尔数组（即 TRUE 或 FALSE 组成的数组），这些布尔数组用于筛选符合所有条件的元素。

（2）示例：如果我们想知道 A 列 A1 到 A19 中大于 4 的元素与 B 列 B1 到 B19 中小于 10 的元素的乘积之和，可以在单元格中输入：=SUMPRODUCT（(A1：A19 > 4）*（B1：B19 < 10）*（A1：A19）*（B1：B19））

此公式的执行操作为：计算范围 A1：A19 中大于 4 且范围 B1：B19 中小于 10 的数值的乘积，然后对所有乘积进行求和。

3．SUMPRODUCT 函数与 SUMIFS 函数 /COUNTIFS 函数的联系

当 SUMPRODUCT 函数只有一个数组是数值，其他数组为条件表达式时，它的计算效果等同于 SUMIFS 函数；当 SUMPRODUCT 函数所有数组均为条件表达式时，它的计算效果等同于 COUNTIFS 函数。

二、医院管理场景

DRG 是当下医院机构公认的科学性强且可以量化医疗服务的管理工具。在 DRG 管理建模中，我们在合成数据基础上很容易计算出细分运营单元（比如病种）的各类指标，具体方法详见第七单元数据透视的快速数据汇总和第十单元固定行标题的数据汇总。但是我们同时也需要了解医院总体的指标，这时我们在细分数据统计的基础上进行院级总体指标的计算。现有某医疗机构某月份的 DRG 病组统计数据，包括了各 DRG 组的出院人次数、平均权重、平均住院费用。通过现有数据计算医院和 MDCB 指标：出院人次数、总权重、CMI、平均住院费用。数据源和汇总指标展示如表 2-2-11-1 所示。

表 2-2-11-1 数据源展示

	A	B	C	D	E
1		出院人次数	总权重	CMI	平均住院费用
2	医院				
3	MDCB				
4					
5	MDC	DRG 代码	权重	例数	平均住院费用
6	MDCB	BB23	4.67	90	57045.61
7	MDCB	BB25	2.09	36	16319.87
8	MDCB	BM11	2.66	70	17808.53
9	MDCB	BR25	0.64	211	5989.38
10	MDCC	CB39	0.67	57	6285.49

1．计算医院指标 出院人次数、总权重、CMI和平均住院费用。

在B2：E2中依次输入以下公式并显示返回值，医院统计指标值展示如表2-2-11-2所示。

表2-2-11-2 医院统计指标值展示

	A	B	C	D	E
1		出院人次数	总权重	CMI	平均住院费用
2	医院	=SUM（D6：D10） 返回值：464	=SUMPRODUCT（C6：C10，D6：D10） 返回值：854.97	=SUMPRODUCT（C6：C10，D6：D10）/SUM（D6：D10） 返回值：1.84	=SUMPRODUCT（D6：D10，E6：E10）/SUM（D6：D10） 返回值：18 513.47

2．计算MDCB指标 出院人次数、总权重、CMI和平均住院费用。

在B3：3中依次输入以下公式并显示返回值，MDCB统计指标值展示如表2-2-11-3所示。

表2-2-11-3 MDCB统计指标值展示

	A	B	C	D	E
1		出院人次数	总权重	CMI	平均住院费用
2	医院	464	854.97	1.84	18 513.47
3	MDCB	=SUMIFS（$D$6：$D$10，$A$6：$A$10，$A$3） 返回值：407	=SUMPRODUCT（（$A$6：$A$10=$A$3）*（C6：C10）*（D6：D10）） 返回值：816.78	=C3/B3 返回值：2.01	=SUMPRODUCT（（$A$6：$A$10=$A$3）*（D6：D10）*（E6：E10））/B3 返回值：20 225.99

如果想计算其他MDC组的指标，可以直接修改A3单元格的代码，也可以通过A3单元格数据有效性设置进行相应MDC的选择。

在使用多条件乘积和时，请将分隔数组参数的逗号替换为所需的算术运算符（*、/、+、-）。执行所有操作后，将像往常一样对结果求和。比如在计算MDCB中计算总权重和平均住院费用公式中，将逗号“，”替换为星号“*”。

星号是乘法运算符，用于复杂的数组运算，将两个或多个数值相乘，在SUMPRODUCT函数内部，星号用于实际执行相应位置的元素乘法，星号通常用在SUMPRODUCT函数内部，而不是在函数的参数列表中。

括号在SUMPRODUCT函数中起着重要的作用，可以影响函数的计算顺序和计算结果，括号主要用于分组操作，可以明确指定哪些操作应该首先执行，Excel将首先执行括号内的计算，然后将其结果用于后续的计算。如果在SUMPRODUCT函数中使用条件表达式，请务必使用括号明确指定条件的范围，以避免计算错误。在处理多个数组时，括号可以帮助明确哪些数组应该进行乘法操作等。

三、医学研究场景

【目的】本研究旨在比较不同医院对慢性病患者的管理效果，为慢性病管理提供数据支持。通过评估各医院患者的平均血压、平均血糖和平均BMI，深入分析各医院在慢性病管理中的表现，从而为医疗机构的管理改进提供依据。【方法】本研究选择了三家不同的医院，分别为医院A、医院B和医院C。通过计算所有患者的平均血压、平均血糖和平均BMI，比较三家医院在慢性病管理上的差异，找出存在显著差异的指标。【结果】在平均收缩压和平均舒张压、平均血糖和平均 BMI 方面，医院 A 的患者都高于均值，医院 B 和医院 C 均低于均值。

【结论】不同医院的慢性病患者的平均收缩压、平均舒张压、平均血糖和平均 BMI 存在显著差异。

本研究选择了三家不同的医院，分别为医院 A、医院 B 和医院 C。每家医院包含若干慢性病患者，收集了每家医院每个科别的患者总人数、平均年龄、平均 BMI 数据。通过现有数据计算所有观察对象和三家医院指标：患者总人数、平均年龄、平均 BMI 数据。数据源展示和汇总指标展示如表 2-2-11-4 所示。

表 2-2-11-4　采集原始数据和汇总指标展示

	A	B	C	D	E
1			患者总人数	平均年龄	平均 BMI
2		所有			
3		A			
4		B			
5		C			
6					
7	医院	科别	患者人数	平均年龄	平均 BMI
8	A	科室 1	50	65.1	28
9	A	科室 2	45	66.7	27.5
10	A	科室 3	55	64.8	28.5
11	B	科室 1	60	65.0	27
12	B	科室 2	50	66.9	26.8
13	B	科室 3	55	64.6	27.2
14	C	科室 1	70	65.5	26.5
15	C	科室 2	65	66.4	26.7
16	C	科室 3	75	64.2	26.3

1．计算所有观察对象指标　患者总人数、平均年龄和平均 BMI。

在 C2：E2 中依次输入以下公式并显示返回值，所有观察对象指标值展示如表 2-2-11-5 所示。

表 2-2-11-5　所有观察对象指标值展示

	A	B	C	D	E
1			患者总人数	平均年龄	平均 BMI
2		所有	=SUM（C8：C16） 返回值：525	=SUMPRODUCT（C8：C16，D8：D16）/C2 返回值：65.40	=SUMPRODUCT（C8：C16，E8：E16）/C2 返回值：27.09

2．计算医院 A 指标　患者总人数、平均年龄和平均 BMI。

在 C3：E3 中依次输入以下公式并显示返回值，医院 A 指标值展示如表 2-2-11-6 所示。

表 2-2-11-6 三家医院指标值展示

	A	B	C	D	E
1			患者总人数	平均年龄	平均 BMI
2		所有	525	65.40	27.09
3		A	=SUMIFS（$C$8：$C$16，$A$8：$A$16，$B$3） 返回值：150	=SUMPRODUCT（（$A$8：$A$16=$B$3）*（C8：C16）*（D8：D16））/C3 返回值：65.47	=SUMPRODUCT（（$A$8：$A$16=$B$3）*（C8：C16）*（E8：E16））/C3 返回值：28.03
4		B	=SUMIFS（$C$8：$C$16，$A$8：$A$16，$B$4） 返回值：165	=SUMPRODUCT（（$A$8：$A$16=$B$4）*（C8：C16）*（D8：D16））/C4 返回值：65.44	=SUMPRODUCT（（$A$8：$A$16=$B$4）*（C8：C16）*（E8：E16））/C4 返回值：27.01
5		C	=SUMIFS（$C$8：$C$16，$A$8：$A$16，$B$5） 返回值：210	=SUMPRODUCT（（$A$8：$A$16=$B$5）*（C8：C16）*（D8：D16））/C5 返回值：65.31	=SUMPRODUCT（（$A$8：$A$16=$B$5）*（C8：C16）*（E8：E16））/C5 返回值：26.49

（贺娅莎　王　娟）

第十二单元　菜单选项里的分析工具

一、基础知识

模拟分析是一项通过微调 Excel 表格中的数值，模拟和分析这些微小的变动对整个工作表中公式结果产生影响的方法。在 Excel 的“数据”选项中，有两种模拟分析工具可用：单变量求解和规划求解。

1．单变量求解

（1）功能：单变量求解是解决假定一个公式要达到某一目标值的问题。通过在 Excel 中根据提供的目标值，调整引用单元格的值，直至达到所需公式的目标值为止。这种方法适用于问题相对简单，且只涉及一个关键变量的情况。

（2）使用步骤：通过“数据”选项卡中的“求解器”功能找到单变量求解。选择目标单元格，调整单元格和约束条件。求解器将尝试找到最优的输入值，以最大化或最小化目标单元格的值。

（3）优势：单变量求解是一种强大的优化工具，可用于找到目标单元格的最优值。通过调整一个或多个变量，使用者能够优化目标函数，解决最大化或最小化问题。

2．规划求解

（1）功能：规划求解是考虑多个决策变量和约束条件的情况下，寻找一个最优解，以优化某个目标函数。其功能包括多变量决策、多约束条件和全局最优化，适用于处理复杂问题。

（2）使用步骤：通过“数据”选项卡中的“求解器”功能找到规划求解。定义目标函数和决策变量，添加约束条件，设置规划类型和求解方法。规划求解器将尝试找到目标函数的最优解，同时满足定义的约束条件。

（3）优势：规划求解是一个强大的工具，可以在复杂问题中寻找最佳的解决问题方案，该工具旨在寻找一个或多个决策变量的最优值，以满足一组特定的约束条件，最小化或最大化定义的目标函数。对于需要综合考虑多个变量和条件的问题，规划求解提供了更全面的优化方法。

3．单变量求解与规划求解的异同点

（1）共同点

1）都是数学建模的方法，通过数学公式和算法求解问题。

2）都涉及目标函数和约束条件的定义。

（2）不同点

1）单变量求解适用于简单问题，规划求解适用于复杂问题。

2）单变量求解只调整一个决策变量，规划求解考虑多个决策变量的相互影响。

3）单变量求解更侧重于局部最优解，规划求解更侧重于全局最优解。

在实际问题中，选择使用单变量求解还是规划求解取决于问题的复杂性和需求。如果问题相对简单，且只涉及一个关键变量，单变量求解可能更为适用；而对于复杂的、多变量的问题，规划求解能够更全面地考虑各种因素，找到更为优化的解决方案。

在 Excel 中，单变量求解和规划求解为用户提供了灵活而强大的优化工具。无论是简单的问题还是复杂的多变量问题，都可以通过这些工具在表格中模拟分析，找到最优的解决方案，从而更好地支持决策制定和问题解决。

二、医院管理场景

手术室排程是医院日常运营中至关重要的环节之一，直接关系到手术效率、医护资源利用率以及患者的手术等待时间。为了优化手术室排程、提高手术效率、降低成本，医院管理者可通过采用单变量求解、规划求解的方法，以找到最佳的排程方案。以下将深入探讨单变量求解、规划求解在手术室排程中的应用，结合实际数据进行分析，以期为医院管理者提供有力的决策支持。

1．单变量求解

医院场景：在手术室排程中，最关键的问题是每台手术之间的等待时间较长，导致手术室无法充分利用，因此可使用单变量求解计算压缩患者进入手术室到手术开始时间的百分比，以提高手术室的利用率。

（1）数据准备：首先，收集手术室排程相关的数据，包括患者进入手术室时间、手术开始时间以及进入手术室到手术开始时间的间隔。数据示例如表 2-2-12-1 所示。

表 2-2-12-1　手术时间间隔表

	A	B	C	D
1	序号	入手术室时间	手术开始时间	进入手术室到手术开始时间的间隔
2	1	2024/1/26 15：18	2024/1/26 15：33	0 时 15 分
3	2	2024/1/26 15：15	2024/1/26 15：50	0 时 35 分
4	3	2024/1/26 14：40	2024/1/26 14：51	0 时 11 分
5	4	2024/1/26 14：21	2024/1/26 14：45	0 时 24 分
6	5	2024/1/26 14：00	2024/1/26 14：28	0 时 28 分
...	...	...	...	...
68	67	2024/1/26 1：40	2024/1/26 2：30	0 时 50 分
69	68		平均时间 31 分钟	新平均时间 26 分钟
70	69		压缩百分比 =（C69−D69）/ C69*100%	

（2）计算进入手术室到手术开始时间的间隔：在 D 列，使用 Excel 的时间函数 =C1 － B1（手术开始时间减去入手术室的时间），即患者进入手术室到手术开始的时间间隔。

（3）计算入室到手术开始的平均时间：使用 Excel 的统计函数 AVERAGE 来计算进入手术室到手术开始时间的平均值。在 C69 单元格中输入公式 =AVERAGE（C2：C69），结果为平均时间 31 分钟。

（4）压缩时间：假设通过一系列措施可以将进入手术室到手术开始时间的平均值压缩 5 分钟，在 D69 单元格中输入新的平均值，即 26 分钟。

（5）计算压缩百分比：在 Excel 中，通过公式计算压缩百分比。原始平均时间在 C69 单元格中，新的平均时间在 D69 单元格中，在 C70 单元格输入公式 =（C69 － D69）/C69*100%，结果为压缩百分比约为 16.13%。

（6）目标设定：假设要将进入手术室到手术开始时间的平均时间压缩至 20%，通过单变量求解分析得到调整后的数值。在 Excel 数据框中，点击模拟分析，选择单变量求解。

1）设定目标单元格：$C$70；

2）目标值：20%；

3）可变单元格：$D$69

得到的结果为压缩后的平均时间约为 24.8 分钟。

单变量求解旨在解决调整单一变量后可引起的变化。通过单变量求解分析，我们可以根据目标设定，调整进入手术室到手术开始时间的压缩量，以达到最佳的手术室利用率。这种方法使得医院管理者能够根据实际需求灵活调整手术室排程，从而提高手术效率，降低成本，并确保患者获得更好的医疗服务。

2．规划求解

医院场景：在手术室排程中，希望通过优化手术室排程，尽量减少患者进入手术室的等待时间和手术结束后的处理时间，通过规划求解的方式，提高手术室的利用率和效率。

（1）数据准备：收集手术任务相关的数据，包括每个手术进入手术室的时间、手术开始时间、手术结束时间、出手术室的时间，以及计算进入手术室到手术开始的时间，手术结束到出手术室的时间，手术开始到手术结束的时间。数据示例如表 2-2-12-2 所示。

表 2-2-12-2　手术间隔时间表

	A	B	C	D	E	F	G	H
1	序号	入手术室时间	手术开始时间	手术结束时间	出手术室时间	入室到手术开始时间	手术结束到出室时间	手术开始到结束时间
2	1	2024/1/26 15：18	2024/1/26 15：33	2024/1/26 17：00	2024/1/26 17：20	15 分钟	20 分钟	87 分钟
3	2	2024/1/26 15：15	2024/1/26 15：50	2024/1/26 16：53	2024/1/26 17：20	35 分钟	27 分钟	63 分钟
4	3	2024/1/26 14：40	2024/1/26 14：51	2024/1/26 16：12	2024/1/26 16：26	11 分钟	14 分钟	81 分钟
5	4	2024/1/26 14：21	2024/1/26 14：45	2024/1/26 15：26	2024/1/26 15：35	24 分钟	9 分钟	42 分钟
…	5	2024/1/26 14：00	2024/1/26 14：28	2024/1/26 15：55	2024/1/26 16：05	28 分钟	10 分钟	87 分钟
30	…	…	…	…		…		

续表

	A	B	C	D	E	F	G	H
31	30	2024/1/26 10：30	2024/1/26 10：47	2024/1/26 12：28	2024/1/26 12：33	17 分钟	5 分钟	101 分钟

（2）计算入室到手术开始的平均时间：使用 Excel 的 AVERAGE 函数来计算进入手术室到手术开始时间的平均值。在任意单元格中输入公式 =AVERAGE（F2：F31），结果为平均时间 31.85 分钟。

（3）计算手术结束到出室的平均时间、手术开始时间到手术结束的平均时间：使用 Excel 的 AVERAGE 函数来计算手术结束到出室的平均时间、手术开始时间到手术结束的平均时间，即手术结束到出室的平均时间为 15.55 分钟、手术开始时间到手术结束的平均时间为 92.97 分钟。

（4）设定目标函数：将患者在手术室的平均等待时间定义为目标函数，即等于入室到手术开始的平均时间 + 手术结束到出室的平均时间 + 手术开始时间到手术结束的平均时间，结果为 140.37 分钟。

（5）目标值及可变函数：目标值为在手术开始时间到手术结束时间不变的前提下，患者在手术室的平均等待时间压缩 5%，即目标函数值 *（1 − 5%），结果为 133.35 分钟。

可变函数：入室到手术开始的平均时间、手术结束到出室的平均时间。

（6）约束条件

1）手术开始时间必须大于等于患者进入手术室的时间；

2）手术结束时间必须大于等于患者手术开始时间；

3）患者离开手术室时间必须大于等于患者手术结束时间。

（7）在 Excel 数据框中，点击模拟分析，选择规划求解，设置以上条件，点击求解，得出以下结果：

1）入室到手术开始时间由初值的 31.85 调整为 28.37。

2）手术结束时间到出室时间由初值的 15.55 调整为 12.07。

将入室到手术开始时间和手术结束时间到出室时间进行调整，可以使患者在手术室的等待时间达到目标值。这表明通过规划求解方法，可以有效地优化手术室的排程，提高手术室的利用率和效率，从而为患者提供更好的医疗服务。

单变量求解通过调整单一变量，能够有效地找到目标函数的最优值，尤其适用于简单的问题和单一变量的调整；而规划求解则更适用于复杂的多变量问题，能够综合考虑多个因素并找到全局最优解。通过优化手术室排程，医院管理者可以有效地提高医疗资源的利用率，降低成本，提高手术效率，为患者提供更优质的医疗服务，这对于医院的整体运营和服务质量至关重要。

（贺娅莎　王　娟）

第三节 数据的逻辑分析与可视化

第十三单元 突出显示数据表的重点

一、基础知识

条件格式是指当单元格中的数据满足某个设定的条件时，系统会自动将其以设定的格式显示出来，从而使表格数据更加直观。顾名思义，就是能够给满足条件的单元格，套用上我们想要给它设置的格式。条件格式位于“开始”功能区“样式”组，一般来说，条件格式可以帮助我们实现数据可视化、突出标记、单元格格式化以及美化表格的功能。Excel 中提供了 5 种主要以快捷方式的形式展示的常用规则，如突出显示单元格规则，最前 / 最后规则，数据条、色阶、图标集规则，此外还有新建规则、清除规则和管理规则命令。条件格式功能不仅可以应用于单元格区域（选择或命名区域）、Excel 表，还可以应用于 Excel 中的数据透视表。

1．突出显示单元格规则 在日常工作中的使用频率很高。其中的大于、小于、介于及等于选项，是在选取的数据范围中，对大于、小于、介于、等于某些数值的数据，进行突出显示；文本包含选项是在选取数据的范围中，对包含某些文本值的数据，进行突出显示；发生日期选项是在选取的“日期格式数据”的范围中，对于符合筛选条件的日期，进行突出显示；重复值选项是在选取的数据范围中，对重复值或唯一值的数据，进行突出显示。本规则在后文医院管理场景指标 1 中进行详细说明。

2．最前 / 最后规则 主要是对数值进行设置，我们可以设置前 10 名、后 10 名、前后 10%、高于平均值、低于平均值等。本规则在后文医院管理场景指标 2 中进行详细说明。

3．数据条、色阶和图标集规则 数据条是指根据数据的大小，插入柱形图。现在的柱形图有两种方式，一种是渐变填充，另一种是实心填充。数据条的长度代表单元格中的值。数据条越长，表示值越高；数据条越短，表示值越低。

色阶作为一种直观的指示，可以帮助我们了解数据分布和数据变化。色阶功能，可以在单元格区域中以双色渐变或三色渐变的形式直接显示数据，这帮助我们了解数据的分布和变化。

图标集可以根据数据的大小或特定条件在单元格中显示不同的图标。图标集可以使数据更加生动和易于理解，特别适用于展示数据的状态或进度。本规则在后文医院管理场景指标 3 和指标 4 中进行详细说明。

4．新建规则 新建规则的类型有很多种，可以对排名靠前或靠后的数值设置格式、对高于或低于平均值的数值设置格式、对唯一值或重复值设置格式、为符合某个公式的值设置格式等。如果同时使用多个规则，就要使用到管理规则。我们可以通过使用“条件格式规则管理器”对话框，在工作簿中创建、编辑、删除和查看所有条件格式规则。当两个或更多个条件格式规则应用于一个单元格区域时，将按其在对话框中列出的优先级顺序评估这些规则。列表中较高处的规则的优先级高于列表中较低处的规则。默认情况下，新规则总是添加到列表的顶部，因此具有较高的优先级，但是可以使用对话框中的“上移”和“下移”箭头更改优先级顺序。本规则在后文医院管理场景指标 5 中进行详细说明。

二、医院管理场景

公立医院绩效考核是引领公立医院高质量发展的重要指挥棒。我们对国家考核指标进行日常管理时，不仅需要计算准确，更需要突出显示需要重点关注的内容。国家三级公立中医医院绩效考核指标中，源于中医住院病案首页的国家监测指标共有5个，分别为“手术患者并发症发生率”“以中医为主治疗的出院患者比例”“出院患者中药饮片使用率”“出院患者使用中医非药物疗法比例”“Ⅰ类切口手术部位感染率”。下面我们通过这5个指标来举例说明具体操作过程。

1．手术患者并发症发生率

$$手术患者并发症发生率=\frac{手术患者并发症发生例数}{同期出院的手术患者人数}\times 100\%$$

该指标的分子是手术患者并发症发生例数，是指择期手术和择期介入治疗患者并发症的发生人数。这项指标中我们的管理重点是住院病案首页中出院诊断符合“手术并发症诊断相关名称”且该诊断入院病情为“无”的病例，所以我们需要在大量符合要求的病历中，突出显示入院病情代码为“4”的单元格，这时我们就可以使用突出显示单元格规则中的等于命令，如表2-3-13-1所示。

表2-3-13-1　突出显示单元格效果展示

病历号	入院病情
1	1
2	2
3	3
4	4
5	1

具体操作步骤如下：

（1）选定需要设置格式的单元格区域。

（2）选择【开始】⟶【样式】⟶【条件格式】按钮，在菜单中选择【突出显示单元格规则】⟶【等于】命令。

（3）在【为等于以下值的单元格设置格式】文本框中输入【4】。

（4）【设置为】列表框中选择【浅红填充色深红色文本】。

2．以中医为主治疗的出院患者比例

$$以中医为主治疗的出院患者比例=\frac{以中医为主治疗的出院患者人次数}{同期出院患者总人次数}\times 100\%$$

该指标的指标属性为定量指标，指标导向要求逐步提高。以中医为主治疗的出院患者比例能客观地评价医院使用中医药方法治疗疾病的能力与水平，是衡量医院中医治疗疾病的主要指标，也是目前中医医院核心竞争力的体现。

我们希望在若干个科室中，将以中医为主治疗的出院患者比例排名前2位的科室突出显示出来，可以使用最前规则中的前10项命令，如表2-3-13-2所示。

表2-3-13-2　最前规则突出显示效果展示

出院科室	以中医为主治疗的出院患者比例
A	86.0%
B	61.0%

续表

出院科室	以中医为主治疗的出院患者比例
C	52.0%
D	35.0%
E	91.0%

具体操作步骤如下：

(1) 选定需要设置格式的单元格区域。

(2) 选择【开始】⟶【样式】⟶【条件格式】按钮，在菜单中选择【最前 / 最后规则】⟶【前 10 项】命令。

(3) 在【为值最大的那些单元格设置格式】文本框中输入【2】。

(4)【设置为】列表框中选择【绿填充色深绿色文本】。

3．出院患者中药饮片使用率

$$出院患者中药饮片使用率=\frac{出院患者应用中药饮片的人次数}{出院患者总人次数}\times 100\%$$

我们希望将各科室的中药饮片使用率直观地显示出来，就可以使用数据条命令，这样哪些科室数值比较大，哪些数值比较小，就一目了然了，如图 2-3-13-1 所示。

出院科室	出院患者中药饮片使用率
A	72.0%
B	58.0%
C	42.0%
D	45.0%
E	93.0%

图 2-3-13-1　数据条效果展示

具体操作步骤如下：

(1) 选定需要设置格式的单元格区域。

(2) 选择【开始】⟶【样式】⟶【条件格式】按钮，在菜单中选择【数据条】命令。

(3) 选择【蓝色数据条渐变填充】。

4．出院患者使用中医非药物疗法比例

$$出院患者使用中医非药物疗法比例=\frac{出院患者使用过中医非药物疗法的人次数}{同期出院患者总人次数}\times 100\%$$

我们希望将各科室的出院患者使用中医非药物疗法比例用不同的颜色显示出来，就可以使用色阶命令，通过色阶来呈现科室数据的大小，绿色表示比例较高值的科室，黄色表示中间值的科室，红色表示较低值的科室，如表 2-3-13-3 所示。

表 2-3-13-3 色阶效果展示

出院科室	出院患者使用中医非药物疗法比例
A	92.0%
B	53.0%
C	68.0%
D	45.0%
E	85.0%

具体操作步骤如下：

（1）选定需要设置格式的单元格区域。

（2）选择【开始】⟶【样式】⟶【条件格式】按钮，在菜单中选择【色阶】命令。

（3）选择【绿 - 黄 - 红色阶】。

除了利用色阶形式展示上一案例科室数据外，还可以用不同的图标集展现，可以用绿色的上箭头代表较高值的科室，黄色的横向箭头代表中间值的科室，红色的下箭头代表较低值的科室，如表 2-3-13-4 所示。

表 2-3-13-4 图标集效果展示

出院科室	出院患者使用中医非药物疗法比例
A	↑ 92.0%
B	↓ 53.0%
C	→ 68.0%
D	↓ 45.0%
E	↑ 85.0%

具体操作步骤如下：

（1）选定需要设置格式的单元格区域。

（2）选择【开始】⟶【样式】⟶【条件格式】按钮，在菜单中选择【图标集】命令。

（3）选择【三向箭头（彩色）】。

5. Ⅰ类切口手术部位感染率

$$\text{Ⅰ类切口手术部位感染率} = \frac{\text{Ⅰ类切口手术部位感染人次数}}{\text{同期Ⅰ类切口手术台次数}} \times 100\%$$

该指标的指标属性为定量指标，指标导向要求逐步降低。监测Ⅰ类切口手术患者发生手术部位感染的频率，反映医院对接受Ⅰ类切口手术的患者医院感染管理和防控情况。

这项指标中我们的管理重点是Ⅰ类切口手术部位感染人次数，即出院患者手术为Ⅰ类切口且病案首页中切口愈合等级字段填报为“丙级愈合”选项的人数，所以我们需要在大量符合要求的病历中，突出显示切口愈合等级为“丙级愈合”的单元格，这时我们就可以使用“新建规则”命令，快速将病例查找出来，如表 2-3-13-5 所示。

表 2-3-13-5 通过新建规则进行病历的突出显示

病历号	愈合等级
1	甲级愈合
2	甲级愈合
3	丙级愈合
4	甲级愈合
5	甲级愈合

具体操作步骤如下：

（1）选定需要设置格式的单元格区域。

（2）选择【开始】⟶【样式】⟶【条件格式】⟶【新建规则】。

（3）在【选择规则类型】列表中选取【只为包含以下内容的单元格设置格式】，在【只为满足以下条件的单元格设置格式】下面选择【单元格值】⟶【等于】⟶【丙级愈合】，点击【格式】⟶【填充】，选择红色。

三、医学研究场景

【目的】对消化系统恶性肿瘤患者的癌种分布、住院期间的 KPS 评分、ECOG 评分、血常规等数据进行横断面收集分析，了解患者一般临床状况，为临床治疗提供数据参考。【方法】自 2021 年 3 月 1 日至 2022 年 2 月 28 日，共收集 35 家医疗机构的 568 例消化系统恶性肿瘤患者的研究数据，分析年龄、性别、癌种分布、ECOG 评分、KPS 评分、血常规三系及血红蛋白数值等。每位患者的入组顺序设置为患者编码，收集基本信息如出生日期、性别、诊断瘤种、此次治疗方案，并收集本次治疗后红细胞计数、白细胞计数、血小板计数、血红蛋白数值。本科室首次住院记为基线信息，同一位患者多次住院治疗时，记为随访。【结果】入组患者平均年龄 59.67 岁，男性（68.4%）比例明显高于女性（31.6%），占比在前三位的瘤种为胃癌、肝癌、胆管癌，93.3% 的患者入院期间 KPS 评分在 80 分及以上，99.4% 的患者 ECOG 评分≤ 2 分。入组患者中，男性与女性相比，贫血比例为 37%（男性）vs 41%（女性），红细胞减少比例为 42% vs 28%。全部患者中白细胞异常的比例为 23%，血小板异常的比例为 25%。【结论】此横断面研究发现，大部分肿瘤患者能自由活动及生活自理，1/3 以上患者合并贫血，白细胞异常及血小板异常比例接近 1/4，临床应密切关注三系及血红蛋白指标变化，对严重异常患者及时治疗，以改善临床结局。

1．查找患者编码重复的单元格 我们在基线表中，希望将有编码重复患者的单元格给予红色标红提示，避免编码重复，可用【新建规则】中的【仅对唯一值或重复值设置格式】命令，如表 2-3-13-6 所示。

表 2-3-13-6 突出显示重复编码的患者

患者编码	生日
1	1980/06/15
2	1955/07/07
3	1960/06/15
4	1941/07/19
4	1958/07/15

具体操作步骤如下：

（1）选定需要设置格式的单元格区域。

（2）选择【开始】⟶【样式】⟶【条件格式】按钮，在菜单中选择【新建规则】命令。

（3）在【选择规则类型】列表中选取【仅对唯一值或重复值设置格式】，在【全部设置格式】下面选择【重复】，点击【格式】⟶【填充】，选择红色。

2．用不同颜色对男性患者贫血程度进行分类　贫血是人体外周血红细胞减少，低于正常范围下限，不能运输足够的氧至组织而产生的临床症候群。由于红细胞容量测定较复杂，临床上常以血红蛋白浓度来代替。我国贫血的诊断标准：轻度贫血，91 ～男性 120（女性 110）g/L；中度贫血 60 ～ 90 g/L；重度贫血＜ 60 g/L。

我们在研究过程中，将男性患者血红蛋白浓度用不同颜色显示来体现贫血程度，可用到【突出显示单元格规则】中的【介于】命令，如表 2-3-13-7 所示（不同颜色以不同灰度示意）。

表 2-3-13-7　用不同颜色对男性患者贫血程度进行分类

患者编码	血红蛋白浓度	性别
1	125	男
2	119	男
4	96	男
13	59	男
14	94	男
18	61	男
19	125	男

具体操作步骤如下：

（1）选定需要设置格式的单元格区域。

（2）选择【开始】⟶【样式】⟶【条件格式】按钮，在菜单中选择【突出显示单元格规则】⟶【介于】命令。

（3）在【为介于以下值之间的单元格设置格式】的第一个输入框中输入【0】，第二个输入框中输入【59】，表示从 0 ～ 59 为重度贫血，重复步骤 3，分别在输入框中输入中度贫血 60 ～ 90，轻度贫血 91 ～ 120。

（4）【设置为】列表框中选择【浅红填充色深红色文本】，重复步骤 4，分别选择【黄填充色深黄色文本】和【绿填充色深绿色文本】。

3．用不同颜色整行突出显示红细胞、白细胞、血小板计数范围　红细胞、白细胞、血小板在血常规检查中属于 3 项较重要的检查指标。红细胞成年男性正常值为：（4.3 ～ 5.8）× 10^{12}/L，成年女性正常值为：（3.8 ～ 5.1）× 10^{12}/L。白细胞正常成人总数为（3.5 ～ 9.5）× 10^{9}/L。血小板正常成人总数为（125 ～ 350）× 10^{9}/L。

我们在研究过程中，将红细胞计数、白细胞计数、血小板计数、血红蛋白数值高于正常范围、正常范围和低于正常范围的整行数据，分别设置为红色、黄色和绿色，可用到【新建规则】中的【使用公式确定要设置格式的单元格】命令，本案例以白细胞计数为例进行说明，如表 2-3-13-8 所示（不同颜色以不同灰度示意）。

表 2-3-13-8 用不同颜色整行突出显示红细胞、白细胞、血小板计数范围

患者编码	生日	性别	诊断瘤种	白细胞计数	血小板计数	红细胞计数
1	1980/06/15	男	9	4.18	153	4.25
2	1955/07/07	男	4	6.20	128	3.56
3	1960/06/15	女	1	3.23	25	2.96
4	1958/02/20	男	1	4.48	195	4.48
8	1971/03/02	男	4	12.96	192	4.25
9	1944/06/15	男	4	6.47	140	4.36
10	1958/07/15	女	4	21.25	128	2.78

具体操作步骤如下：

（1）选定需要设置格式的单元格区域。

（2）选择【开始】⟶【样式】⟶【条件格式】按钮，在菜单中选择【新建规则】命令。

（3）在【选择规则类型】列表中选取【使用公式确定要设置格式的单元格】，在【只为满足以下条件的单元格设置格式】下面输入【=$E2 > 9.5】（本例中 E2 单元格为“患者编码为 1 的白细胞计数”），点击【格式】⟶【填充】，选择红色。

（4）在【选择规则类型】列表中选取【使用公式确定要设置格式的单元格】，在【只为满足以下条件的单元格设置格式】下面输入【=$E2 < 3.5】，点击【格式】⟶【填充】，选择绿色。

（5）在【选择规则类型】列表中选取【使用公式确定要设置格式的单元格】，在【只为满足以下条件的单元格设置格式】下面输入【=AND（$E2 < =9.5，$E2 > =3.5)】，点击【格式】⟶【填充】，选择黄色。

4．通过管理规则设置数据模型自动条件填充 上述案例中，通过使用【新建规则】中【使用公式确定要设置格式的单元格】设置单元格格式的方法，已将现有数据患者的白细胞计数整行设置为不同颜色。设置过程中选中的区域为前 10 行数据，但当数据集增大时，如数据由 10 行增加至 2000 行时，我们就会考虑到整个模型的预存量，这时就可以使用【管理规则】，在应用范围中调整为 2000 或者更大数值，当增加数据集时，自动填充条件规则，完成数据建模，如表 2-3-13-9 所示（不同颜色以不同灰度示意）。

表 2-3-13-9 通过管理规则设置数据模型自动条件填充

患者编码	生日	性别	诊断瘤种	白细胞计数	血小板计数	红细胞计数
1	1980/06/15	男	9	4.18	153	4.25
2	1955/07/07	男	4	6.20	128	3.56
3	1960/06/15	女	1	3.23	25	2.96
4	1958/02/20	男	1	4.48	195	4.48
5	1978/03/17	男	1	9.13	153	3.80
6	1941/07/19	男	1	4.98	196	4.11
7	1967/10/08	女	4	3.62	434	5.34
8	1971/03/02	男	4	12.96	192	4.25
9	1944/06/15	男	4	6.47	140	4.36
10	1958/07/15	女	4	21.25	128	2.78

具体操作步骤如下：

（1）选中 E 列（本例中 E 列为“白细胞计数”），点击【条件格式】→【管理规则】。

（2）在【条件格式规则管理器】列表中显示的 3 个规则，应用范围由【=$A$2：$E$10】，调整为【=$A$2：$E$2000】，则在 E10 单元格下方增加新数据时，自动完成规则设置。

（盛春蕊）

第十四单元　图表适配逻辑分析类型

一、基础知识

为了使数据分析结果更易于被理解，通常情况下能用图形展示的就不用表格，能用表格汇总就不用文字阐述。图形可以直观清晰地反映事件的发展趋势或相互关系，在认知上，人对于图形的敏感度远比表格和文字高。在医疗机构管理场景中经常需要将数据分析的结果用图表形式直观展示，使管理者更易理解数据分析者想要传达的信息。办公软件 Microsoft Office 中的 Excel 组件提供了多达 15 种图表类型来协助展示数据分析结果，包括柱形图、条形图、折线图、XY 散点图、饼图、直方图、箱形图、瀑布图、雷达图、股价图、面积图、曲面图、树状图、旭日图以及组合图。

在实际工作中我们遇到的场景或要解决的问题是多种多样的，面对不同的分析场景或数据类型，选择恰当的图形来展示尤为重要。对于图形选择外国学者安德鲁·阿伯拉（Andrew Abela）曾提出图形选择的指南，并被广泛引用，在国内也曾有学者将该指南翻译为中文版，对该指南进一步调整和优化，如图 2-3-14-1 所示。在此结合医疗管理工作中特定的数据分析场景对图形类型介绍和举例。

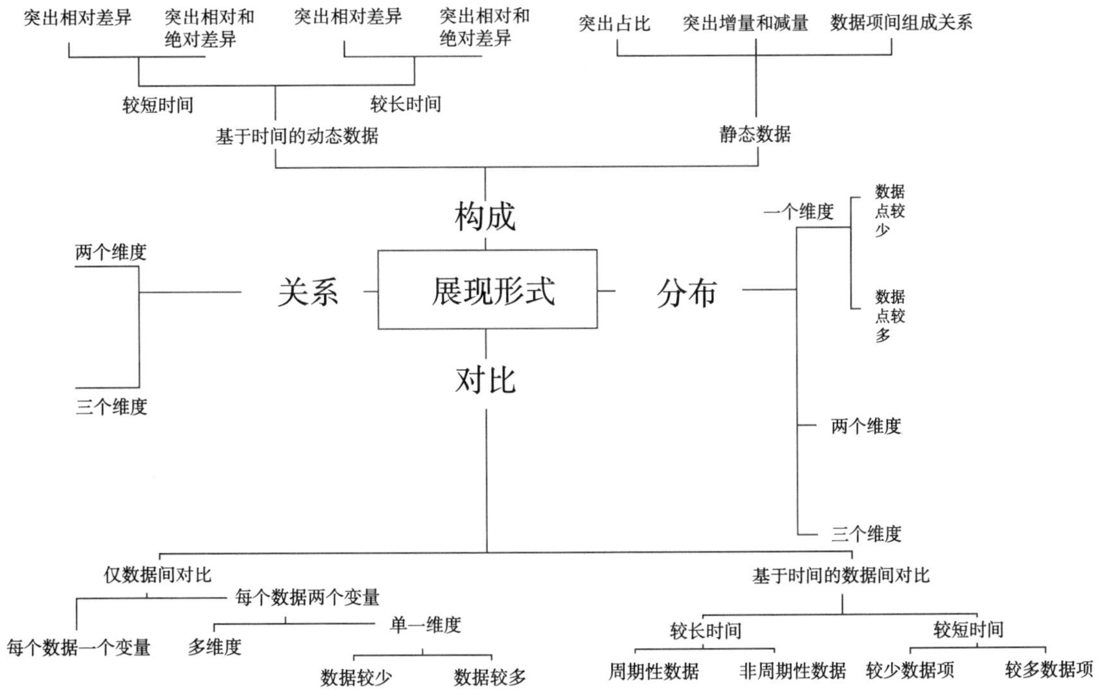

图 2-3-14-1　数据统计图表选择参考

1. 对比分析类型　当我们需要对某事件的相关指标基于时间维度（纵向）或空间维度（横向）进行比较来认识事件的客观状态以及是否存在差距时，为做出准确评价需要使用对比

（横向）进行比较来认识事件的客观状态以及是否存在差距时，为做出准确评价需要使用对比分析。基于横向不同分类数据比较时可以优先选择柱形图、条形图或雷达图。基于纵向时间趋势数据比较时可以优先选择折线图或面积图。

柱形图（column diagram）是利用柱子的高度，比较清晰地反映类别之间数据的差异。柱形图子类包括堆积柱形图和百分比堆积柱形图，其子类可以进一步显示某事件中整体的各个部分的相互关系。

条形图（bar chart）是用宽度相同的条形的长短来表示多个分类数据的数值大小的比较，能够快速简单直观地比较各个分类项目的数值差异性。条形图子类型包括堆积条形图或百分比堆积条形图，其子类可以显示整体与部分的关系。

雷达图（radar chart）又被称为蜘蛛网图，它没有直观的横纵垂直坐标轴。雷达图每个数据点的值表示到图表中心的距离，图中心点表示最小值，图表边缘表示最大值。每组数据可以在图表中绘制为一个完整的环路，因此雷达图可以看作圆环式分类指标折线图，以二维图表的形式显示基于整体中各个分类项目数据结果的比较。

折线图（line chart）用于显示数据在一个连续的时间间隔或跨度上的变化，它的特点是反映事物随时间而变化的趋势，可以用于单个或多个分类项目单个变量随时间趋势变化的定性或定量数据的展示。折线图子类包括堆积折线图和百分比堆积折线图。

面积图（area chart）强调数量随时间而变化的程度，可引起人们对数据变化趋势的注意。面积图是在折线图的基础上形成的，它将折线图中折线与自变量坐标轴之间的区域使用颜色或者纹理填充，对于数值正负变化可以选择不同颜色的填充以更好地突出趋势信息。面积图常用于表现单个分类单个变量变化趋势，其子类包括堆积面积图和百分比堆积面积图，当需要描述个体与整体两组数据关系随时间趋势变化情况时可以选择堆积面积图或百分比堆积面积图。

曲面图（surface plot）不同于其他二维图形，可以看作折线图和面积图的一种结合体，其利用 x、y 和 z 三个轴展示三维数据关系，分别代表分类、系列和数值表示数据。曲面图包含三维曲面图和三维线框曲面图，三维曲面图可以更立体地展示数据趋势特点。

2．分布分析类型 分布分析主要用来解释基于特定要求利用定量化数据对某事物的具体某方面的集中趋势与离散趋势，或评价某事物所处的客观状态。面对需要了解某事物发生频率或是否存在异常情况时可以优先选择直方图、XY 散点图、箱形图或股价图。

直方图（histogram）是一种由一系列高低不同的纵向条纹表示数据分布情况的统计图表。用纵轴表示各组频数或频率，横轴表示变量各组的界限。当需要了解某事物在不同阶段发生频率时可以优先选择直方图。

XY 散点图（X-Y diagram）其每一个数据点都由两个数值构成，分别对应于横轴和纵轴的位置。可用数据点帮助我们发现变量之间的变化趋势、离散程度以及不同系列数间的相关性，特别是异常值和离群点。XY 散点图依据特定的分割线（均值或目标值）进而转换为四象限图，从而判定事物目前所处的客观状态。如果在此基础上引入第三个变量，则可以选择气泡图，其中气泡的大小即代表第三个变量，气泡图是散点图的变体。

箱形图（box diagram）是 1977 年由美国统计学家约翰·图基发明的，因外观类似于箱子而得名。它能显示出一组数据的最大值、最小值、中位数及上下四分位数。通过箱形图可以观察数据是否有偏向性、是否对称、是否有异常值等。

股价图（stock chart）其外观形态与箱形图类似，用于展示股票价格走势变化。股价图包括盘高 - 盘低 - 收盘图、开盘 - 盘高 - 盘低 - 收盘图、成交量 - 盘高 - 盘低 - 收盘图和成交量 - 开盘 - 盘高 - 盘低 - 收盘图。制作股价图时要注意数据准备必须按照相应的指标顺序排序。

3．相关分析类型 相关分析是描述客观事物相互间有无关系并用随机变量间的相关关系的统计分析方法，对于两个变量相互之间关系的数据，可以选用散点图。散点图可用来说明两个变量间的相互关系，在回归分析中通过观察两个变量在散点图上数据点的分布情况可以推断出变量间是否具有线性相关性。

4. 结构分析类型　结构分析法是在统计分组的基础上，计算各组成部分所占比重，进而分析某一总体现象的内部结构特征及相互关系的统计方法。面对总体与部分构成关系的结构化数据时可以优先选择饼图、瀑布图或树状图、旭日图。

饼图（sector graph）利用圆形及圆内扇形面积来表示数值大小，主要用于表示不同分类占总体比重的结构性数据展示。饼图可以进一步衍生出子母饼图、复合条饼图或圆环图。面对构成比的数据时可以优先选择饼图。

瀑布图（waterfall plot）是在柱形图基础上的衍生图形。它具有自上而下的流畅效果，图表采取绝对值和相对值相结合的方式，能直观地反映出数据的增减变化过程。例如在核算科室运行是否有结余时，需要考虑门诊收入、住院收入、人力成本支出、耗材支出、继续教育支出和设备折旧等变量，此时可以选用瀑布图展示。

树状图（tree diagram）适用于展示层级结构、组织架构或分类关系。各个小矩形的面积表示每个子节点的大小，矩形面积越大，表示子节点在父节点中的占比越大，整个矩形的面积之和表示整个父节点。树状图通过父节点和子节点的连接清晰地呈现了数据的层次和关联。

旭日图（sunburst chart）可用于表示整体中各部分占比关系，还可以展示数据的层级关系，能清晰地表达具有父子层次结构类型的数据。旭日图可以看作饼图的升级版，相当于多个饼图的组合，饼图只能体现单层数据的比例，而旭日图能体现数据层级之间的关系。在旭日图中，一个圆环代表一个层级的数据，最内层的圆环级别最高，越往外级别越低，分类越细越具体；每层圆环内部占比越大，圆环部分的面积就越大。

以上共介绍了 14 种图形，在日常工作中选择图形展示时，可以根据不同数据不同分析场景，优先选择合适的图形。

Excel 中还存在一种特殊图形，即组合图（combination chart），其通过两种及以上图形的组合，从不同角度展示数据的特征。例如柱形图与折线图组合、条形图与折线图组合、条形图与饼图组合、散点图与折线图组合等。

二、医院管理场景

1. 疾病发病趋势场景：折线图　我们通过 GBD（Global Burden of Disease）官方网站可以下载特定国家特定疾病的所有数据，包括发病、死亡和患病负担等。我们整理好中国和全球脑卒中疾病发病率和死亡率数据，包括以下字段：年份、中国发病率和全球发病率。对于时间趋势场景，Excel 推荐使用折线图、柱形图或面积图。为了更直观地读取数据，将百分数换算成为十万分数。模拟数据如表 2-3-14-1 所示。

表 2-3-14-1　GBD 脑卒中发病率数据

	A	B	C	D	E
1	年份	全球发病率（%）	中国发病率（%）	全球发病率（/10 万）	中国发病率（/10 万）
2	2000	1.10	1.24	1100	1240
3	2001	1.11	1.26	1110	1260
4	2002	1.11	1.28	1110	1280
5	2003	1.11	1.30	1110	1300
…	…	…	…	…	…
21	2019	1.36	2.11	1360	2110

Excel 图表操作中选择相应字段插入相关图形，具体如图 2-3-14-2、图 2-3-14-3 和图 2-3-14-4 所示。为了方便读取，需要手动添加坐标轴标题，横坐标轴添加：时间 / 年，纵坐标轴添加：发病率 /10 万。

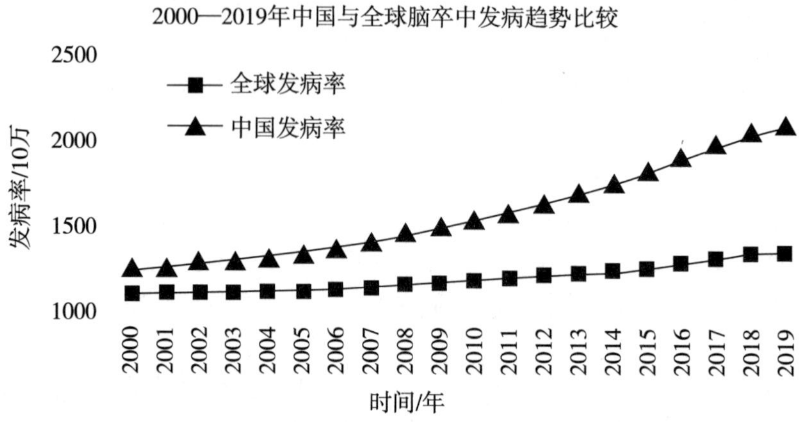

图 2-3-14-2　2000—2019 年中国与全球脑卒中发病趋势比较

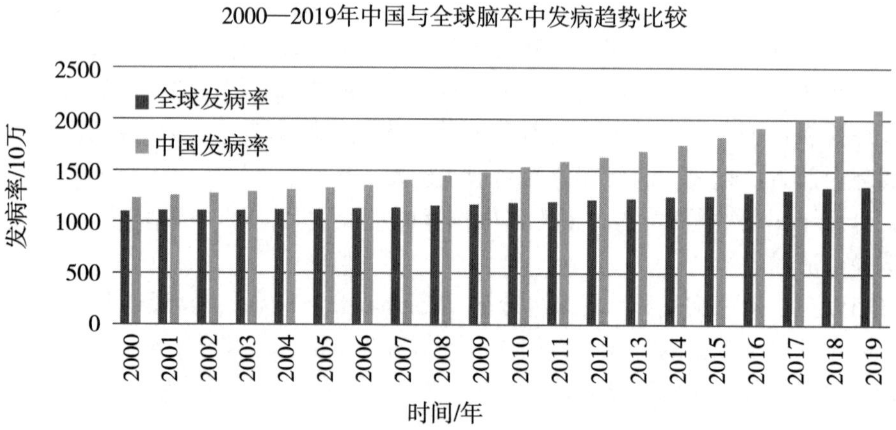

图 2-3-14-3　2000—2019 年中国与全球脑卒中发病趋势比较

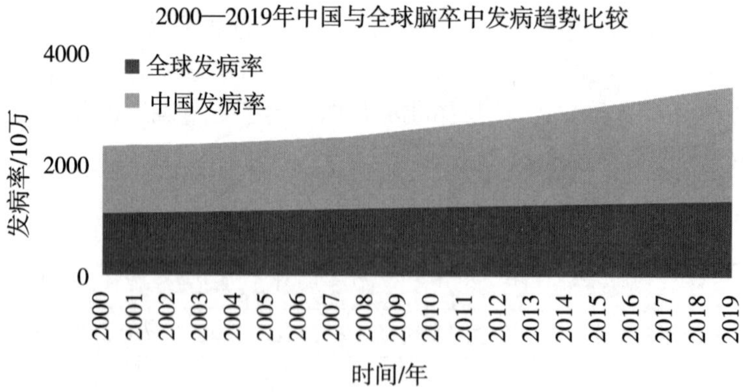

图 2-3-14-4　2000—2019 年中国与全球脑卒中发病趋势比较

从折线图中可以直观地读取到 2000—2019 年脑卒中疾病在中国呈快速上升的趋势，从 2000 年的 1240/10 万左右，上升到 2019 年的 2100/10 万多，翻了接近一倍；相同时间段内，全球趋势相对平缓。

柱形图主要适配的数据特征是无特殊顺序要求时的多个分类项目单个变量比较。虽然其也可以用于时间趋势的数据，但主要用在某个整体中内部各部分数量占比随时间趋势变化的数据。面积图主要适配的数据特征是单个分类项目单个变量，或整体中内部各部分数量占比随时间变化趋势变化的情况。

因此，本场景中数据特征是多个分类项目单个变量数据并且按时间（年份）顺序的变化，基于该数据特征应首选折线图。

2．DRG 重点病组筛选场景：雷达图　随着 DRG 管理工具普及，特别是 DRG 付费的改革，医保作为医疗服务的购买方，将医保目录中数万个诊疗项目、药品和耗材转换为数百个套餐式住院病组诊疗服务，医疗机构也需要将管理方向进行调整，转向对 DRG 病组来遴选和监管。在 DRG 病组管理方面需要熟悉 DRG 病组分布情况，遴选重点 DRG 病组，以便使科室发展规划和医疗资源配置有据可循。收治 1 例以上病例即为覆盖 DRG 病组，收治 5 例以上病例即为常规 DRG 病组，收治例数为病例数前 80% 即为重点 DRG 病组。

我们拿到全院 DRG 模拟数据时，包括以下字段：地区病组标杆，医院病组数，病例数≥ 5 病组数，重点病组数，病组覆盖率，病例数≥ 5 病组覆盖率，重点病组覆盖率。对于分类多维度的比较场景，可以使用雷达图或柱形图。模拟数据如表 2-3-14-2 所示。

表 2-3-14-2　DRG 模拟数据

	A	B	C	D	E	F	G	H
1	MDC	地区病组标杆	医院病组数	病例数≥ 5 病组数	重点病组数	病组覆盖率	病例数≥ 5 病组覆盖率	重点病组覆盖率
2	A 先期分组	8	3	2	1	37.50%	25.00%	12.50%
3	B 神经	62	60	46	12	96.77%	74.19%	19.35%
4	C 眼	21	19	17	4	90.48%	80.95%	19.05%
5	D 头颈五官	26	33	35	8	94.29%	74.29%	22.86%
…	…	…	…	…	…	…	…	…
27	Z 多发严重创伤	7	4	3	0	57.14%	42.86%	0.00%

Excel 图表操作中选择相应字段雷达图或柱形图，如图 2-3-14-5 和图 2-3-14-6 所示。

从雷达图中可以快速地读取到三个指标在各个 MDC 中覆盖情况，最外层的线圈指的是收

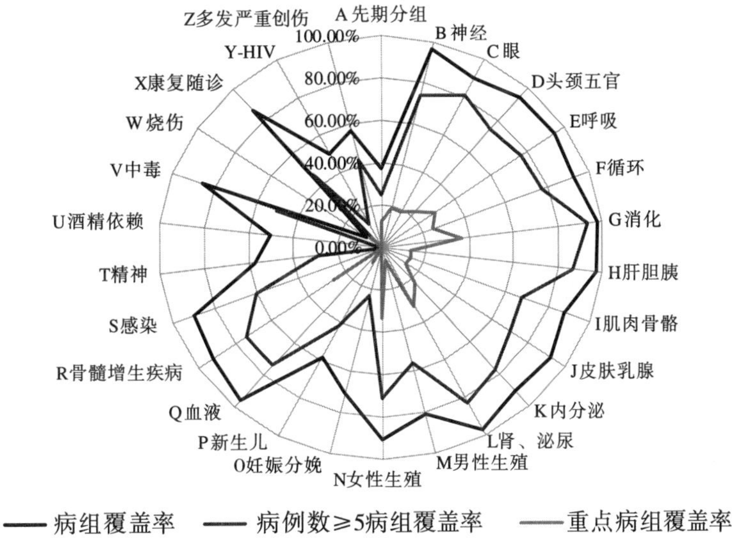

图 2-3-14-5　各 MDC 覆盖 DRG 组情况

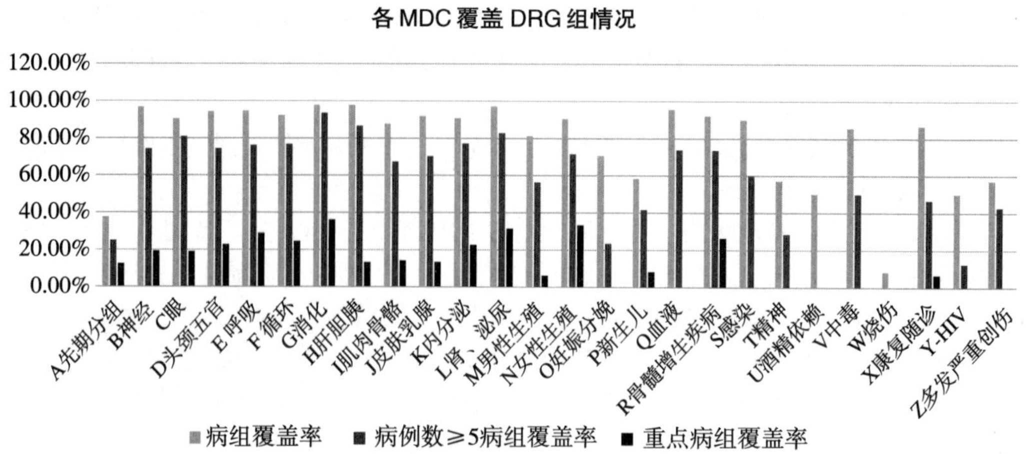

图 2-3-14-6　各 MDC 覆盖 DRG 组情况

治 1 例所覆盖的病组占比，内层的线圈指的是收治 5 例及以上所覆盖的病组占比，最内层的线圈是重点病组的覆盖情况，三层线圈逐步缩小，其含义是医院要重点监管的病组范围在逐渐缩小，让阅读者一目了然。

柱形图中展示各个 MDC 病组覆盖率等三个指标时，需要从左到右逐个观察三个不同灰度柱形的高度，26 个 MDC 使图形左右跨度非常长，往往会顾此失彼，无法兼顾，因此柱形图展示效果远不如雷达图。

因此，在本管理场景根据数据类型优先选择雷达图。

3．床位配置场景——象限图　床位属于医院运营管理的核心资源之一，医院科学合理配置床位资源一方面可以助推医院运营效率提高，相对缓解患者“一床难求”的现实；另一方面也可以间接助推医院重点学科持续发展，形成集聚效应。因此，床位管理是医院医疗管理中的重要基础性工作。在绩效评价引入 DRG 工具之后，管理者可以通过合理配置床位引导临床科室收治疑难复杂程度高的患者，进而提高医院整体相对权重（relative weight，RW）值。

全院各临床科室 DRG 模拟数据包括以下字段：科室、RW 值、床位使用率和时间消耗指数。床位配置原则需要考虑床位使用率、RW 值和时间消耗指数三个指标，三个指标都排在前列的科室应该配备更多的床位，模拟数据列表如表 2-3-14-3 所示。

众所周知，RW 值＞ 1 的科室是医院提升整体疑难复杂程度的“领头羊”，筛选原则即 RW 值＞ 1，床位使用率＞ 95% 和时间消耗指数＜ 1 的科室可以补充床位。将 RW 值＞ 1 的科室筛选出来，然后利用筛选的数据作图。对于分类项目变量分布分析场景应优先选择 XY 散点图，利用波士顿矩阵分析工具将散点图划分为四个象限，第一象限属于高负荷低效率，第二象限属于高负荷高效率，第三象限属于低负荷高效率，第四象限属于低负荷低效率，落在第二象限的科室符合补充床位的要求。

表 2-3-14-3　各科室 RW 值、床位使用率和时间消耗指数模拟数据

	A	B	C	D
1	科室	床位使用率	时间消耗指数	RW 值
2	心内合计	106.09	0.97	1.17
3	神经内科	99.82	1.28	0.95
4	消化内科	106.32	0.85	0.92
5	日间病房	62.49	0.16	0.53
…	…	…	…	…
38	眼　科	16.77	0.64	0.71

Excel 图表操作选中相应字段插入散点图，此处需要注意设置好分界线，在单元格中的值选择添加科室名称的数据标签，如图 2-3-14-7 所示。

本案例选择二维的四象限散点图，可以反映每个科室在床位使用率和时间消耗指数两个维度所处的象限。若引入 RW 值，可以选用气泡图，气泡图可以反映三个维度的数值，但气泡图所呈现的项目个数过多时，图形画面显示较混乱，导致可读性变差，因此选择先通过 RW 值筛选符合要求的科室。

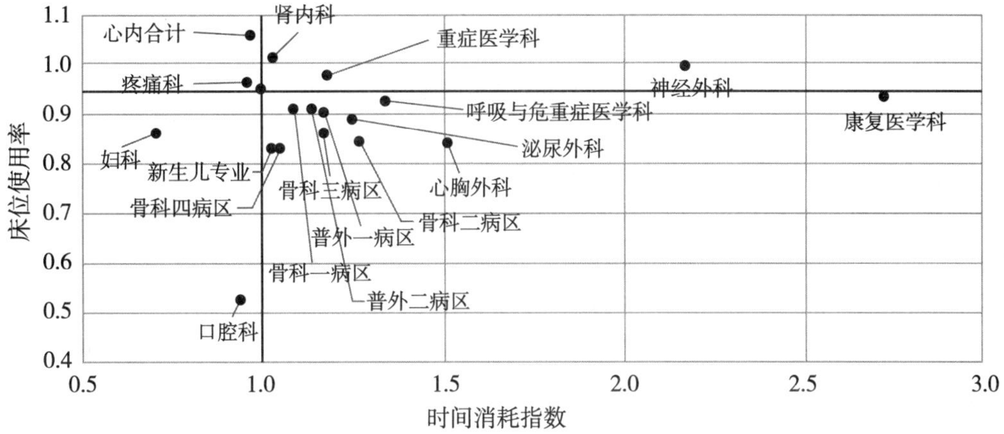

图 2-3-14-7　部分临床科室床位使用率和时间消耗指数对比图

4．肥胖与糖尿病相关性分析场景——散点图　在医学研究中，相关性分析是一种常用的分析方法。糖尿病是一种以高血糖为特征的代谢性疾病，它既有遗传因素，也有环境因素。进食过多、体力活动较少导致的肥胖是其中的影响因素之一。

准备要汇总分析的模拟数据，包括两个字段：体质指数（BMI）和空腹血糖水平（FBG），模拟数据如表 2-3-14-4 所示。

表 2-3-14-4　体质指数与空腹血糖水平模拟数据

	A	B
1	BMI（kg/m^2）	FBG（mmol/L）
2	21.2	4.56
3	23.1	4.65
4	26.8	5.67
5	28.9	6.5
…	…	…
21	26.9	5.44

Excel 图表操作中选择好相应字段插入散点图，如图 2-3-14-8 所示。添加趋势线，从图中可以看出，体质指数与空腹血糖水平之间存在线性相关性，随着体质指数的增高，空腹血糖水平在逐渐增高，两者之间关系属于正相关，可以判断体重是血糖的影响因素。本场景中，散点图为首选。

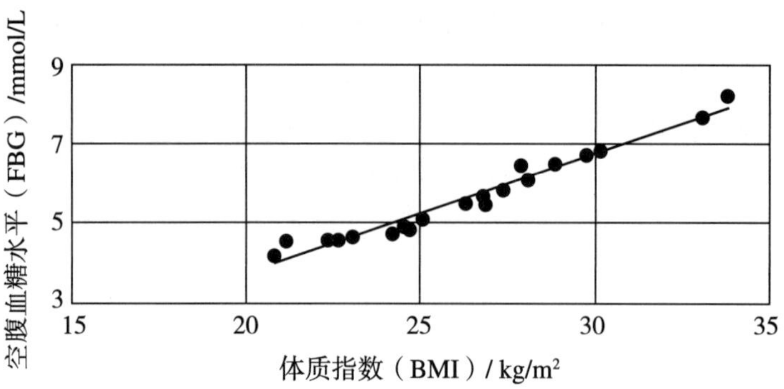

图 2-3-14-8 体质指数与空腹血糖水平关系

5．DRG 付费结余病组分析场景——旭日图 在进入 DRG 实际付费阶段后，要求管理者详细了解医保 DRG 结算后留有结余的病组具体在 MDC、ADRG 和 DRG 病组的构成情况。当我们拿到全院 DRG 反馈模拟数据时，包括以下字段：MDC、ADRG、DRG 收治例数，结余总额。在付费结余＞ 0 的病组中收治例数越多，说明该病组越需要进一步合理控制成本，保持良好态势，并为其他科室今后收治该类疾病提供依据。按例数递减顺序排列，结合黄金分割原则，筛选收治例数前 19 顺位列表，模拟数据如表 2-3-14-5 所示。

表 2-3-14-5 DRG 付费结算模拟数据

	A	B	C	D	E
1	MDC	ADRG	DRG	结余	例数
2	MDCB	BR2	BR23	52 439.45	35
3	MDCB	BZ1	BZ13	49 833.05	44
4	MDCF	FM1	FM19	537 730.12	67
5	MDCF	FM2	FM29	358 098.13	34
…	…	…	…	…	…
20	MDCT	TS2	TS29	30 721.24	25

Excel 图表操作中选择好相应字段插入旭日图或树状图，在标签设置选项中勾选类别名称和值的标签，如图 2-3-14-9 和图 2-3-14-10 所示。

从旭日图中看到最内层的是级别最高的 MDC，中间层是 ADRG，最外层是级别最低的 DRG 病组，从内到外，MDCR、RE1 和 RE13 占比分别为最大，旭日图的优势在于此，它不但可以承载更大的分类数据量，而且可以由内到外，完整地显示多层级的结构关系，还可以通过圆环面积显示各层的占比情况。

树状图虽然也可以显示层级结构关系和占比大小，但其承载的分类项目过多会导致图形的可读性下降，而且树状图不能完整地显示多层次结构关系，只能显示最高一级和最低一级的数据关系。

因此在面对分类项目多，数据量大，存在层级结构关系，同时层级结构超过 3 个的时候，旭日图是最佳的选择。

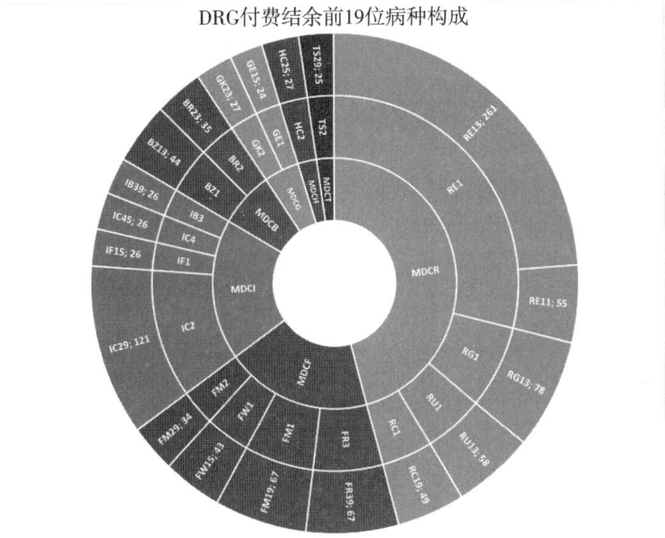

图 2-3-14-9　DRG 付费结余前 19 位病种构成

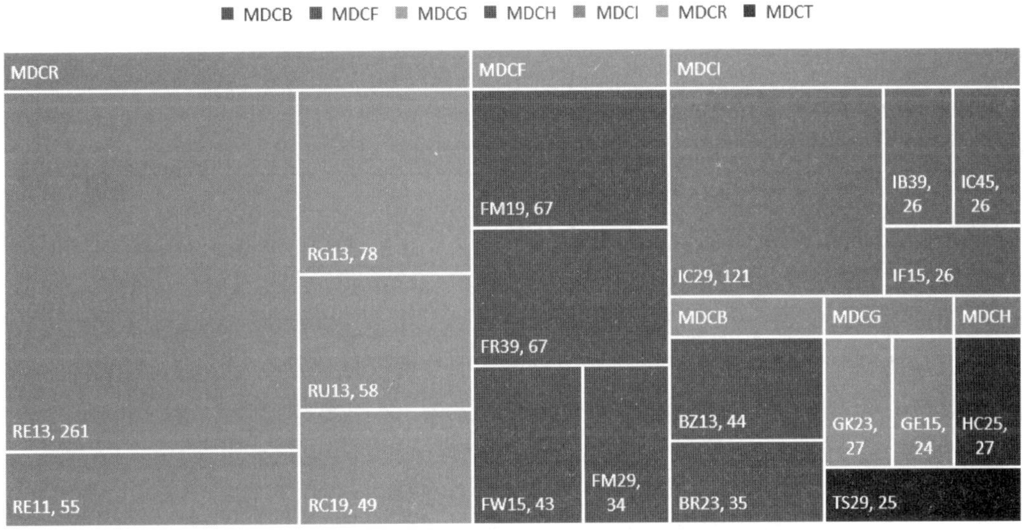

图 2-3-14-10　DRG 付费结余前 19 位病种构成

（贺　锋）

第十五单元　数据透视表与图表联动

一、基础知识

在医疗机构的日常管理工作中，经常遇到需要定期将全多源数据重复制作数据报表，并将数据报表转换成图形进行汇报展示。为了定期更新数据，需要将这些多源数据逐个复制粘贴到一张汇总表上，重复整理后进行汇总计算，再做同样的可视化工作，这就意味着定期进行繁琐重复的操作，并且还会经常出错误。

如果打开数据处理软件经过简单的操作就能自动生成报表，那将会节省非常多的时间成本和人力资源成本，其实利用 Excel 中的数据透视表和相关的查询与引用函数就可以实现图表联动。本单元将以图表联动自动化为例，介绍根据数据源选择图表插入途径。利用数据表格插入图形通常有两种途径。

第一种是根据数据类型和分析场景选择直接插入合适的图形。普通图表是基于数据表单元格区域，此途径通常适合于单个数据表，且此数据表属于不需要额外进行数据汇总处理的报表，而不适合于原始明细数据表。此种方法快速便捷，且普通数据报表插入图形时可以选用Excel中所有类型的图形，此种方法适用于信息系统直接导出的数据报表或其他已经完成汇总的数据表。

第二种是基于数据透视表，结合数据特征和分析场景插入合适的图形。此种途径适用于原始明细数据表，优势在于数据透视表强大的数据汇总能力，可以关联多个数据源进行数据透视。当原始数据需要改动时，或增减原始数据条目时，只需要在数据透视表上右键点击刷新即可完成汇总统计数据结果的更新，实现同步更新透视表关联的图表等内容。

通过对比，数据透视图表与普通图表之间区别如表2-3-15-1所示。

表2-3-15-1　普通图表与数据透视图表的区别

项目	普通图表	数据透视图表
数据源	本工作表的数据	本工作表内部和外部数据
交互性	静态图形，无法交互	可改变或刷新数据源，增减字段
图表类型	所有图形均可插入	散点图等部分图形不可用
图形界面	无多余字段需处理	含相关字段需处理

总之，以上两种方法都有各自的优势和劣势。实际工作中图形展示调取的数据可以是利用原始数据形成数据透视表，也可以是已经完成数据汇总的报表，因此在处理数据时，需要充分结合上述两种途径的优势，尽可能地规避两者的劣势。多个数据源的汇总涉及数据透视表汇总数据时，通常在设计菜单中选择对行列禁用总计，而且建议将其复制链接在空白页面，以便于后期汇总数据的更新和计算。表间传递数据方法详见第三单元和第四单元。

二、医院管理场景

当前，目标管理是医疗机构实现院科两级管理的重要方法和手段。医院的发展和品牌建设依赖于各科室目标任务的达成。目标的设定要讲究科学性，不仅可以参考区域内的学科发展最好标杆值，还要结合国家、省级相关专业学科中心建设发展的标准。同时医务部门或病案统计部门作为数据管理部门，定期要将数据报表汇总整理后与临床科室负责人进行沟通，反馈科室近期运行中的亮点和不足。数据采集需要整合本年本期指标值、上年同期指标值、本年上期指标值和目标值，让科室负责人和医护人员及时掌握发展状况，及时调整策略。基于以上研究目的医疗机构数据涉及住院病案首页、病案系统动态报表、DRG指标数据和科室目标考核数据。

1．数据源一　病案首页模拟数据如表2-3-15-2所示，通过数据透视表功能可以得到去年同期、本年上期和本年本期（9月）所有科室相应指标统计数据，包括出院人次、平均住院天数、次均费用、药占比和耗占比。然后通过数据透视表分析下的刷新键或鼠标右键刷新更新数据，如图2-3-15-1所示。

表 2-3-15-2　出院病案首页模拟数据

	A	B	C	D	E	F	G	H	I	J
1	住院号	出院科室	实际住院天数	离院方式	住院总费用	西药费	中成药费	检查用一次性医用材料费	治疗用一次性医用材料费	手术用一次性医用材料费
2	5xxxx	肿瘤科	3	1	3955.41	2221.34	0	3.29	28.78	0
3	4xxxx	普外科	9	1	12391.13	1359.71	0	17.95	199.08	5439.39
4	5xxxx	血液内科	7	1	5422.91	390.21	15.08	6.21	74.01	1.4
5	5xxxx	甲乳外科	1	1	4525.54	4051.53	0	1.33	105.22	1.46
6	5xxxx	产科	11	1	12837.32	2711.11	0	25.98	115.23	530.5

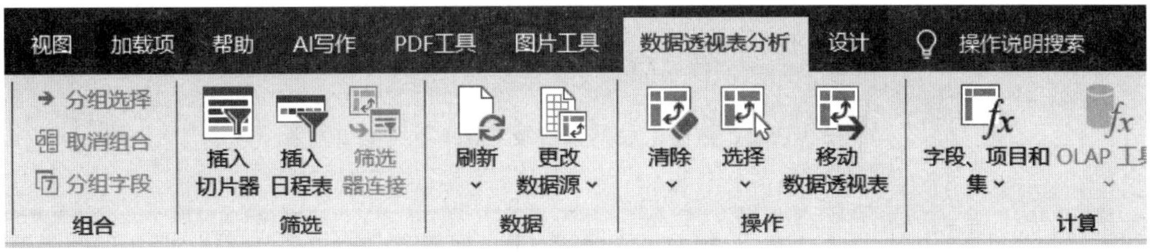

图 2-3-15-1　数据透视表数据刷新命令

2. 数据源二　在不同 Sheet 页面中准备好所有科室 DRG 指标数据、病床使用数据和目标值指标数据。

3. 通过表间数据传递实现不同表格间数据汇总　新建空白页面输入相应字段，包括科室、出院人次、DRG 组数和 RW 值等，此处要使用【数据】菜单下的【数据验证】制作科室下拉目录，设定为“序列”，来源选定为科室目录页面科室名称数据列，以便筛选科室。需注意所有数据页面的科室名称应统一规范，否则将会导致数据引用无法识别，如图 2-3-15-2 所示。

在各统计指标字段需要 VLOOKUP、INDIRECT 和 ROW 3 个函数嵌套使用，以实现从首页数据透视表页面、床位使用数据页面、DRG 指标数据页面和目标值数据页面引用到目标数据。例如在 RW 值单元格输入 =VLOOKUP（$B$1，INDIRECT（B$2&"DRG"&"!P：Z"），ROW（$B6），0），其中包含了 3 个函数，可以实现跨页面相同报表引用，VLOOKUP 函数是最外层查询函数，里面有 4 个参数，第一个参数 $B$1 就是指要查询的“科室名称”；第二个参数 INDIRECT（B$2&"DRG"&"!P：Z"）是指目标值所在的数据列表，嵌套的 INDIRECT 函数是指从去年同期 DRG 数据页面的 P 列到 Z 列的引用，B$2&"DRG" 是指去年同期 DRG 数据页面，可以向左拉拽将其变为本年上期 DRG 数据页面和本年本期（9 月）DRG 数据页面；第三个参数 ROW（$B6）是指目标数据所在数据列表的列序号，该嵌套函数返回数值“6”，向下拉拽可以变为“7”或“8”等序列号，第四个参数 0 是指精确匹配，如图 2-3-15-3 所示。相应地可以在其他字段输入函数公式，实现随科室的变化，所有字段数据自动更新。

到此所有数据汇总已全部完成，在今后月份所有原始数据页面修订相关数据或者增减数据条目时，在数据透视表汇总数据页面点击更新，便可实现该科室反馈数据表数据页面的整体数据变化。

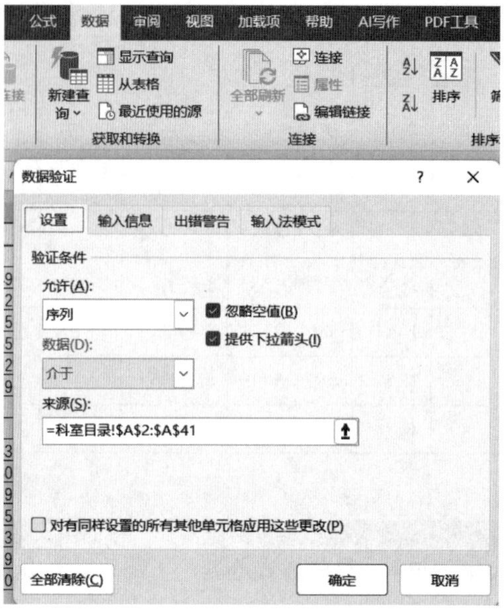

图 2-3-15-2　数据汇总科室目录 **Excel** 下拉菜单设置

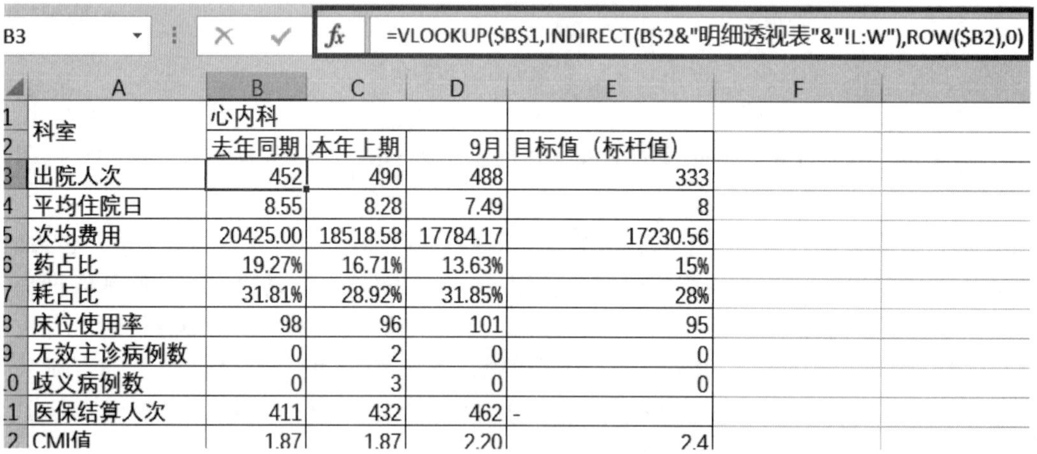

B3　=VLOOKUP($B$1,INDIRECT(B$2&"明细透视表"&"!L:W"),ROW($B2),0)

	A	B	C	D	E	F
1	科室	心内科				
2		去年同期	本年上期	9月	目标值（标杆值）	
3	出院人次	452	490	488	333	
4	平均住院日	8.55	8.28	7.49	8	
5	次均费用	20425.00	18518.58	17784.17	17230.56	
6	药占比	19.27%	16.71%	13.63%	15%	
7	耗占比	31.81%	28.92%	31.85%	28%	
8	床位使用率	98	96	101	95	
9	无效主诊病例数	0	2	0	0	
10	歧义病例数	0	3	0	0	
11	医保结算人次	411	432	462	-	
12	CMI值	1.87	1.87	2.20	2.4	

图 2-3-15-3　监测反馈指标数据汇总的 **Excel** 函数截图

当需要插入图形时，图形也可以实现随原始数据的修订而变化，举例在心内科页面下选中药占比指标，点击【插入】→【图表】→【条形图】，根据需要调整横纵坐标以及添加数据标签，如图 2-3-15-4 所示。

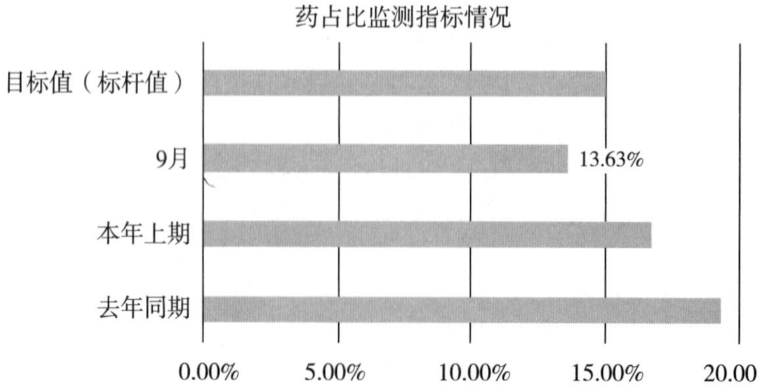

图 2-3-15-4　心内科药占比监测指标条形图

在工作中要制作幻灯片或形成文档报告时，在文档中粘贴链接，可以保证 Word 或 PowerPoint 文档中图表与 Excel 更新联动，可以实现数据图表的联动。

（贺　锋）

第十六单元　四象限分析图表的绘制

一、基础知识

波士顿矩阵（BCG matrix），又称作四象限分析法、市场增长率 - 相对市场份额矩阵等，源于管理学理论。波士顿矩阵认为一般决定产品结构的基本因素有两个，即市场引力与企业实力。市场引力包括整个市场的销售量（额）增长率、竞争对手强弱及利润高低等。模型将纵轴定义为销售增长率，横轴定义为市场占有率，通过两个因素的相互作用，将发展前景分为 4 种类型，因此称为四象限分析法。

在合成数据阶段，我们经常需要根据已有数据字段生成新的分类字段，即分析抓手，便于后续分析，详见第 5 单元。在生成新的分类字段基础上可进行四分象限的建立。

应注意的是，横轴与纵轴的指标应当具有区分度大、关联性弱等特点，销售增长率与市场占有率为两个相对的领域，即为合适准确的指标。反之，若横轴和纵轴两个指标差别性小、过于接近，如销售增长率和销售额两个指标，均属于销售量指标，则不适宜用于象限的构建。

在四象限分类上，可进一步将计算出的销售增长率与市场占有率数值代入，以该数据为依据在象限中添加 45° 线，即将产品分成 8 类，再具体分析每一类产品的后续管理措施。

二、医院管理场景

在 DRG 效率分析中，涉及两个指标，分别为时间消耗指数和费用消耗指数，通过四分类的方法将医院科室进行分类管理，找到医院重点问题科室，便于高效和精准管理。我们先来熟悉一下时间消耗指数和费用消耗指数的含义。

1．指标说明

（1）时间消耗指数（time consumption index，TEI）：时间消耗指数属于定量指标，评价内容为治疗同类疾病所花费的时间。

（2）费用消耗指数（charge consumption index，CEI）：费用消耗指数属于定量指标，评价内容为治疗同类疾病所花费的费用。

如果该医院的住院时间或医疗费用与全样本的平均水平相当，则 TEI 值或 CEI 值均为 1。相应地，当指数值＞ 1，表明该医院治疗同类疾病所需时间或所需费用高于标杆的平均水平；指数值＜ 1，表示该医院治疗同类疾病所需时间或所需费用低于标杆的平均水平。

2．四分象限分类管理

根据医院各科室的 TEI 值及 CEI 值，即表 2-3-16-1，代入四分象限中，横坐标为 CEI 值，纵坐标为 TEI 值，确定截断值为 TEI 值或 CEI 值是否＞ 1，定为 0/1 变量，以此分为 4 个象限，得到图 2-3-16-1。针对每个象限的科室分析出不同的管理、提升措施：①第一象限（TEI 值及 CEI 值均＞ 1）即时间和费用消耗均高于社会平均水平，在疾病诊治上可以对资金和人力物力资源上给予适当投入。②第二象限（TEI 值＜ 1 且 CEI 值＞ 1）即时间消耗低于社会平均水平，费用消耗高于社会平均水平。由于其已经在该疾病治疗范围内保持稳定，可对其持“保守发展态度”。③第三象限（TEI 值及 CEI 值＜ 1）即时间和费用消耗均低于社会平均水平，管理措施改进空间小。④第四象限（TEI 值＞ 1 且 CEI 值＜ 1）即时间消耗高于社会平均水平，费用消耗低于社会平均水平，可能会出现服务能力低等现象，应进一步提高治疗创新发展水平。

总体来说，从综合效率的角度看，第一象限整体消耗高，应发掘其中的管理问题，采取相应措施；第三象限整体消耗低，可总结相关经验。单独从费用消耗角度看，应当关注第一、四象限，合理分配有限资源，实现医院运行的良性循环、高质量发展；单独从时间消耗角度看，应当关注第一、二象限，针对其数据进行分析，提高医院床位利用率。

表 2-3-16-1 医院各科室资源消耗情况举例

科室名称	时间消耗指数	费用消耗指数
重症医学科	0.883	1.858
骨科	0.619	0.854
老年科	1.796	1.27
眼科	0.955	0.641
肾内科	1.765	0.551

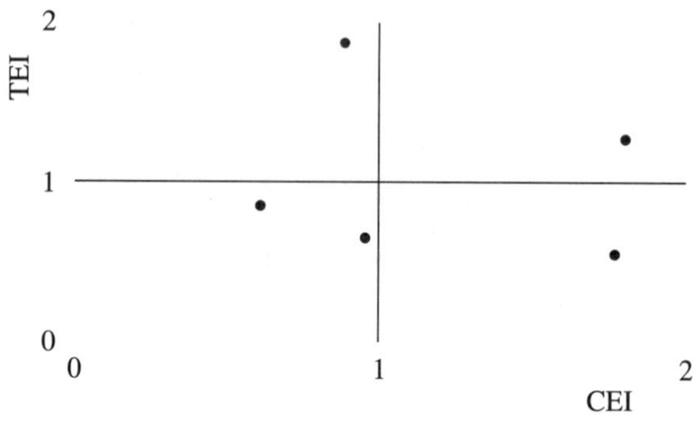

图 2-3-16-1 TEI 和 CEI 评分象限图

三、医学研究场景

从医院信息系统中导出神经内科某病区脑卒中患者出院准备照护评估表及 NRS-2002 营养风险筛查表风险评分（具体指标及评分如表 2-3-16-2、表 2-3-16-3 所示）。出院准备照护评估表从意识、活动能力、小便、大便、患者自我 / 家属照护能力、饮食 6 个方面评估患者有无出院照护需求，评估得分在 0 ~ 7 分为无出院照护需求，8 ~ 18 分为有出院照护需求。NRS-2002 营养风险筛查表从营养状态受损、疾病严重程度、年龄 3 个方面评估患者有无营养风险，评估得分在 0 ~ 2 分为无营养风险，3 ~ 7 分为有营养风险。

表 2-3-16-2 出院准备照护评估表

评估标准	分值	选项
意识	0	清醒
	1	嗜睡
	2	昏睡
	3	昏迷

续表

评估标准	分值	选项
活动能力	0	完全自主活动
	1	清醒时间有 50% 及以下受限于床上或椅子上
	2	清醒时间有 51% 以上受限于床上或椅子上
	3	无自我照顾能力，完全受限于床上或椅子上
小便	0	正常
	1	偶失禁（≤ 2 次 / 天）
	2	失禁（≥ 3 次 / 天）
	3	留置尿管或膀胱造瘘管
大便	0	正常
	1	偶失禁或辅助器排便（≤ 2 次 / 天）
	2	失禁（≥ 3 次 / 天）
	3	人工肛门
患者自我 / 家属照护能力	0	有自我照顾能力
	1	患者缺乏照顾能力，家属可协助完成
	2	患者及家属缺乏部分照顾能力，能寻求资源
	3	患者家属缺乏照顾及寻求资源能力
饮食	0	正常
	1	吞咽障碍，可经口进食
	2	吞咽障碍，可进行口饲
	3	留置胃管、空肠管、胃造瘘

表 2-3-16-3　NRS-2002 营养风险筛查表

评估标准	分值	选项
营养状态受损	0	营养状态正常
	1	3 个月内体重下降 > 5%，或近一周进食量减少 25% ～ 50%
	2	2 个月内体重下降 > 5%，或近一周进食量减少 51% ～ 75%
	3	1 个月内体重下降 > 5%（3 个月内下降 > 15%），或 BMI < 18.5 或因神志不清、无法站立、严重胸腔积液、水肿得不到准确 BMI 值者、白蛋白（ALB）< 30 g/L，或近一周进食量减少 76% 以上
疾病严重程度	0	营养需要量无明显变化
	1	营养需要量轻度增加。患者因疾病导致身体虚弱，但可定时下床，通过口服食物或补充剂基本维持体重，如关节骨折
	2	营养需要中度增加。患者因疾病基本以卧床休息为主，通过肠内肠外营养支持基本维持体重，如腹部大手术
	3	营养需要量重度增加。通过肠内肠外营养支持基本维持体重，如颅脑损伤、骨髓移植、重症机械通气患者、APACHE > 10 分的重症患者
年龄	0	年龄 < 70 岁
	1	年龄 ≥ 70 岁

同一患者，综合上述两项评估量表风险评分，并代入波士顿矩阵四象限中，测评判断相关风险程度，针对不同风险程度给予相应护理措施。表 2-3-16-4 列举了部分患者的两个评估表格得分，由此将患者分类，可生成如图 2-3-16-2 所示。

表 2-3-16-4　患者评估得分明细表

患者序号	出院准备照护评估表评分	NRS-2002 营养风险筛查表评分
1	3	6
2	15	1
3	8	6
8	6	1
9	10	5

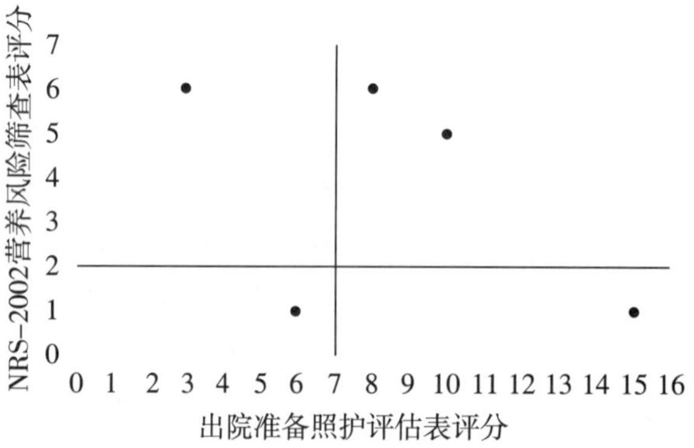

图 2-3-16-2　两项评估量表风险评分象限图

第一象限为重点人群，有出院准备照护需求且有营养风险的患者。根据以上两表，分别需要从不同方面进行评估。患者自理能力欠缺，有营养缺乏的风险，需要对患者同时提供护理措施与营养支持。第二象限为观察人群，无出院照护需求但有营养风险的患者。患者自理能力正常，有营养缺乏的风险，主要提供针对营养缺乏风险的护理措施即可。第三象限为普通人群，无出院照护需求且无营养风险患者。患者自理能力和营养供给良好，关注患者预后情况，做好康复指导。第四象限为关注人群，有出院照护需求但无营养风险的患者，主要提供给患者出院照护需求的护理措施即可。

（刘皓冉）

第十七单元　逻辑分析形成分类管理

一、基础知识

第 16 单元介绍了波士顿矩阵（四象限分析法）的知识与应用，本单元将进一步对其他分类方法进行扩展举例，以帮助我们处理文本数据。通过对管理对象、管理过程的特征进行分类，可以使大量繁杂的文本数据材料条理化、系统化，让我们对文本数据有更直观的认识，发现并掌握其中的逻辑规律。

其他分类方法如五分类、六分类、八分类等，意为按照不同指标将管理对象分成五类、六类、八类等。通过分类，形成定量指标，识别重点的管理对象和管理组，进行后续分析。

具体而言，六分类可以从病例组合指数（CMI）进行三分类，从死亡风险进行二分类，综合两个维度指标分成六类，例如CMI数值高且死亡风险高的组别应重点密切管理，CMI数值低且死亡风险高的组别应进行持续性看护管理。八分类可以分别从费用消耗指数、药占比、耗材占比分别进行二分类，最终综合三个维度指标把患者分为八类，例如费用消耗指数高、药品占比低、耗材占比低的患者应考虑出现服务支出占比过高的问题，费用消耗指数高、药品占比高、耗材占比低的患者应考虑药品支出过高的问题，此标准下管理者可对相关部门进一步分析。

相同地，以上每种分类的指标应当具有差异性大的特点，使分类结果更多样化，对多个组合产生不同的统筹管理。针对利用CMI和死亡风险进行六分类的例子，在Excel操作过程中，我们可以用IF函数和AND函数来区分对象所在象限，如图2-3-17-1所示。

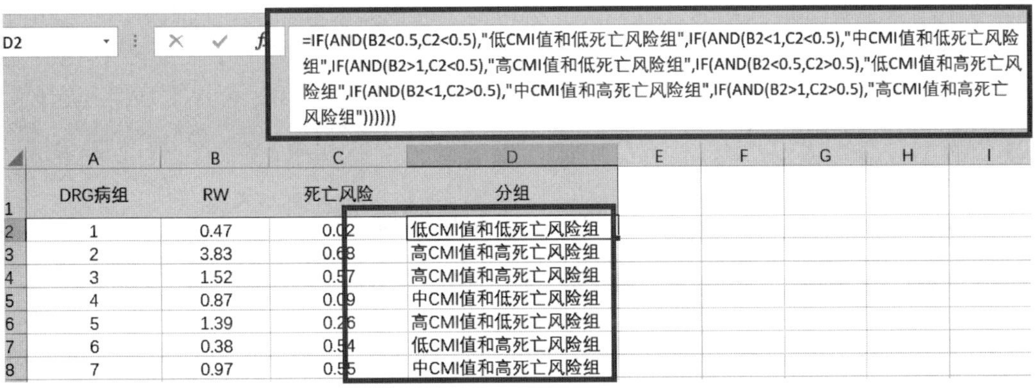

图2-3-17-1 利用函数定义象限

但是我们可以看到，如果区分象限数量较多，那么Excel中的公式会冗长，在定义函数时容易出错。此时我们可以在需要换行的地方使用强制回车符“Alt+Enter”，换行书写函数，看上去一目了然，如图2-3-17-2所示。

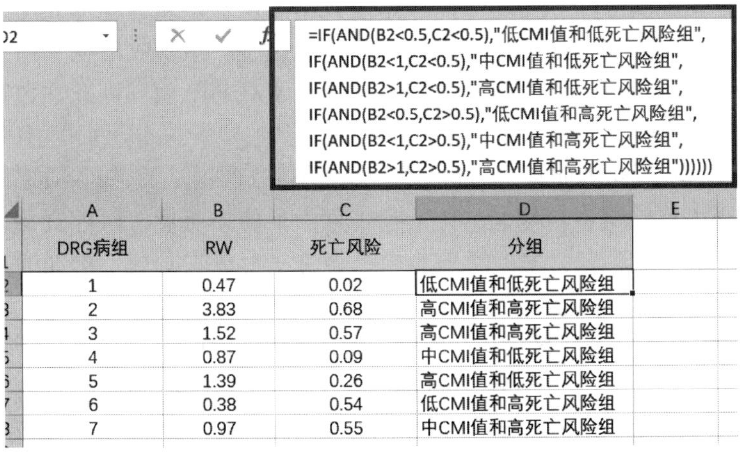

图2-3-17-2 通过换行利用函数定义象限

二、医院管理场景

我们可对DRG相关评价指标进行二分类、六分类、八分类等。相关评价指标，如组数、病组费用权重（RW）、病例组合指数（CMI）等，近几年逐渐进入医院管理实践中，成为评价和展示医疗服务技术水平的主要维度。其中RW值与医院统筹管理有着密切关联，通常适用于医院的资源消耗强度。而住院患者资源消耗越多，往往意味着疾病严重程度越高，因此也用于衡量医院收治疾病的疑难复杂程度、医疗服务整体技术难度。基于此，可以用该指标来表示医院疑难重症患者的收治情况以及医院的诊治水平，若住院费用权重高的病例占比越多，四级手术占比越多，治疗难度就越大，RW值越高；反之，接诊过多非疑难重症患者，三四级手术病例占比低，RW值就低。

在医院管理的具体实践中，以六分类为例，可运用该分类方法对患者组别进行RW值相关分类。如前文所述，提取医院相关数据，RW可按照1.5以上、0.5 ~ 1.5、0.5以下分三类，死亡风险按照低风险和非低风险分为两类，综合RW的三分类和死亡风险的二分类最终实现六分类，由此针对每类组别的患者开展不同的管理措施。

CMI作为疾病诊断相关分组（DRG）应用体系中的核心指标之一，代表了医院收治疾病的疑难危重情况，在三级公立医院绩效考核中成为各三级医院关注的重点。在三级医院公立绩效考核成绩公布中某院CMI不足1，值偏低。为了进一步提高CMI，可根据病组死亡风险高低、RW值是否高权重以及是否重点病组，将病组进行六分类管理，如表2-3-17-1所示。

表 2-3-17-1　六分类病组管理

重点管理	是否低风险	RW	病组数	病组占比	病例数	病例数占比	时间消耗指数	费用消耗指数
2	低风险	RW ＞ 1.5	161	22.71%	2254	26.12%	0.96	0.97
	低风险	0.5 ≤ RW ≤ 1.5	129	18.19%	1677	18.14%	0.99	0.58
1	低风险	RW ＜ 0.5	151	21.30%	1661	19.60%	0.82	0.56
	高风险	RW ＞ 1.5	135	19.04%	2160	18.98%	0.89	1.05
	高风险	0.5 ≤ RW ≤ 1.5	86	12.13%	1118	12.09%	0.91	1.46
	高风险	RW ＜ 0.5	47	6.63%	470	5.08%	1.12	2.76

在此背景下，要提高医院CMI，可以从各组数据出发，重点管理低RW值和低死亡率组别、高RW和低死亡率组别、高RW值和高死亡风险组别。减少收治低RW值和低死亡率组别患者，增加高RW值和低死亡率组别收治。同时对于高RW值和高死亡风险组别患者，在增加收治的同时要注意提高医疗质量，降低患者死亡风险。

通过分类，可以实现对不同科室、病种的问题进行分类，从而进行不同管理。具体来说，①高RW值和高死亡风险组别：病人整体治疗难度大，应重点投入医疗资源，做到全流程密切管理。由于医疗成本较高，针对此类病组也要做好医疗成本管控，例如通过调整药品消耗结构，使其尽可能变为优势病种。在此基础上可一定程度扩大病源，增加诊疗数量。②高RW值和低死亡率组别：病人治疗难度大但生存率高，花费时间和医疗资源较前一组少，但仍需重点关注，这些病种可作为重点学科进行战略发展，给予重点扶持和激励倾斜。③中RW值和高死亡率组别：该病组为较为严重病种，对其要保持重视程度，管理方面应将减少死亡率作为目标进行资源投入。④中RW值和低死亡率组别：该病组多为普通病种，患者基数较大，可将医院资源重点投入到医疗服务等方面，提高患者对诊疗过程的满意度。⑤低RW值和高死亡率组别：该患者群体基数较小，对其进行专业化、精细化管理有利于科室与医院提高整体声誉。⑥低RW值和低死亡率组别：病种难度小，患者基数大，应注重对医疗成本的有效控制，以较低的成本实现对疾病的诊治。

三、医学研究场景

高血压是一种常见的慢性心血管系统疾病，是导致患者并发充血性心力衰竭、脑卒中、冠心病的主要危险因素，有较高的致死率和致残率。同时，住院患者跌倒是护理安全管理的重要问题，尤其是心内科住院患者。由于患者病情严重，加之环境、年龄、合并症等因素的影响，增加了患者跌倒的风险，造成患者骨折、软组织损伤及其他身体危害，严重时甚至可能危及患者生命安全。以心内科为例，根据患者有无高血压病史及跌倒风险评估，制定相应护理措施，降低因高血压、跌倒所致的相关并发症，优化患者的健康管理和治疗效果，改善患者预后。

从医院信息系统中导出心血管病区患者信息，依据患者有无高血压诊断和跌倒风险等级进行分类。将患者有无高血压病史分为合并高血压患者、无高血压病史者两类；跌倒风险等级来源于圣托马斯跌倒风险评估得分，分为无跌倒风险、跌倒低风险、跌倒高风险三类，综合以上两个维度指标将患者进行六分类，即合并高血压、无跌倒风险组，合并高血压、跌倒低风险组，合并高血压、跌倒高风险组，无高血压病史、无跌倒风险组，无高血压病史、跌倒低风险组，无高血压病史、跌倒高风险组。

根据分类结果，制定相应护理措施。具体护理措施如下。

1．合并高血压、无跌倒风险组　患者活动能力良好，重点做好血压管理和控制，护理措施主要包括：①评估患者目前高血压的临床症状。②患者取合适体位。③持续监测血压，指导家属正确监测血压。④用药指导。⑤饮食指导。⑥运动指导。⑦心理指导。

2．合并高血压、跌倒低风险组　患者行动能力稍有受限，做好血压管理和控制，定时巡视监测，预防患者跌倒发生，护理措施主要包括：①做好血压管理和控制。②做好跌倒低风险患者跌倒预防集束化护理措施。

3．合并高血压、跌倒高风险组　患者行动能力受限，做好血压管理和控制，加强巡视监测，预防患者跌倒发生，护理措施主要包括：①做好血压管理和控制。②做好跌倒高风险患者跌倒预防集束化护理措施。

4．无高血压病史、无跌倒风险组　患者行动能力良好，无高血压病史，定期监测血压，维持健康的生活方式，如适度锻炼、健康饮食、控制体重、戒烟。

5．无高血压病史、跌倒低风险组　患者行动能力稍有受限，无高血压病史，定期监测血压，保持健康的生活方式，定时巡视监测，预防患者跌倒发生，护理措施同“合并高血压、跌倒低风险组”中的跌倒低风险患者跌倒预防集束化护理措施。

6．无高血压病史、跌倒高风险组　患者行动能力受限，无高血压病史，定期监测血压，加强巡视监测，预防患者跌倒发生，护理措施同“合并高血压、跌倒高风险组”中的跌倒高风险患者跌倒预防集束化护理措施。

（刘皓冉）

第十八单元　逻辑分析突出重点管理

一、基础知识

前 17 单元分别从数据类型和规范入手，通过数据传递将原始数据和数据字典形成合成数据，然后利用数据透视表或函数汇总计算形成数据报表，最后通过逻辑分析形成分类管理。因此本单元在前面逻辑分析的基础上，重点讲解如何在逻辑分析形成分类管理的基础上确定主要问题，通过细分类思想进行问题剖析和定位，从而进行重点管理。

重点管理的流程如下：通过分类管理等逻辑分析方法寻找重点管理问题，定位核心指标，然后通过建立不同维度的细分类，寻找细分类下问题发生的原因，提出对应的管理措施，提炼可以量化管理措施效果的子指标，核心指标与子指标形成了一个指标体系。随着管理措施的实施，指标随之改善，这样就形成了数据驱动。这是一套重点管理的方法论。

二、医院管理场景

1．死亡病例的管理 国家卫生主管部门为了引导医院自我管理和健康可持续发展，制定了《三级医院评审标准（2022 年版）》和《三级医院评审标准（2022 年版）实施细则》，突出了数据质量管理和医疗质量安全的管理，其实数据质量管理最终也是为了医疗质量安全管理。死亡病例的管理是患者安全管理一项重要的组成部分。在 DRG 管理体系中，根据不同病种死亡风险的级别，可以将病例死亡（按风险级别由低到高）分为低风险组病例死亡、中低风险组病例死亡、中高风险组病例死亡和高风险组病例死亡。

某院年度 DRG 报表显示，低风险组病例死亡率为 0.02%。某省平台公布：33 家三级综合医院低风险组病例死亡率中位数为 0。通过对标分析，该院低风险组病例死亡率为 0.02%，高于标杆，低风险组病例死亡率高提示该院医疗安全管理有问题，引起了医院高层的高度重视，院方要求对低风险病种进行分析管理并且维持在较低水平，因此低风险病种的管理成为了院、科两个层面的管理问题。

（1）低风险组病例死亡事件的发生，可以通过低风险组病例死亡率进行量化。因此低风险组病例死亡率成为本次管理问题的核心指标。

从客观来说导致病人死亡的原因大致可以分为两类：临床过程和疾病本身。低风险组病例提示很可能是“疾病本身”不至于导致死亡的病患，因此，此类病例的死亡与临床过程的失误密切相关。另外也有人为主观原因造成的低风险组病例死亡率的统计错误，比如病案首页主要诊断选择错误等。由于低风险组病例本身并不危重，一旦发生死亡，意味着死亡原因很可能不在疾病本身而在临床诊疗过程。因此低风险病组死亡病例是医疗管理的重点对象。

“低风险组病例死亡率”作为一种质量筛查工具，在一定程度上反映了医疗安全和服务质量。在我国，低风险病种以住院死亡率低于总体均值负一倍标准差作为标准。实际上，在美国和澳大利亚以死亡率 0.5% 作为低风险病种纳入标准，同时把外伤、癌症或免疫功能低下三种死亡风险更高的病种排除在外。因各国和组织关于“低风险病种”在纳入标准、排除标准和编码标准上有所不同，所以该指标并不适用于比较不同国家和组织之间的医疗质量水平。

低风险组病例死亡率计算公式：低风险组病例死亡率 = 低风险组死亡病例数 / 低风险组病例数。

（2）由于低风险病组的权重不同，在医院中收治规模不同，管理的方法也不同。对于三级医院，低权重病组不符合三级医院的功能定位，原则上可以不进行收治，如果医疗安全可以保证，可以暂时留在本院收治，如果还发生低风险组病例死亡，可以考虑通过分级诊疗进行分流；对于收治规模极小的病组，如果是低权重，还有低风险病组死亡病例，可以考虑放弃。因此将低风险病组根据是否重点病组和是否低权重将低风险病组分为四类，同时把低风险病组死亡患者在各类中的分布也进行了统计，如表 2-3-18-1 所示。

表 2-3-18-1　低风险病组四分类管理及数据统计情况

是否低风险	是否重点病组	是否低权重	病组数	病组占比	病例数	病例数占比	死亡例数
1	1	1	48	13.26%	6377	19.07%	1
1	0	1	38	10.50%	348	1.04%	0
1	1	0	127	35.08%	25 667	76.76%	5
1	0	0	149	41.16%	1048	3.13%	1

第一类：低风险、重点、低权重病组。有 1 例死亡病例。鉴于病例数较多，不能简单放弃，需引起管理重视。

第二类：低风险、非重点、低权重病组。虽然病组权重较低不符合功能定位，但没有死亡病例，可以暂时不管。

第三类：低风险、重点、高权重病组。有 5 例死亡病例。作为三级医院，高权重且重点病组符合医院功能定位，必须通过管理进行改善。这类患者就是本次管理的管理重点，将病例进行细分类进行具体原因分析。

第四类：低风险、非重点、高权重病组。有 1 例死亡病例，根据实际情况进行取舍，看是不是科室新技术项目和医院潜力病种，关注临床过程、人力配置等要素。

(3) 在四分类的基础上，再根据是否手术、有无合并症 / 并发症对低风险病组进行细分类，进行关键问题和关键环节剖析，制定整改措施。通过细分类，低风险病组共分为 16 类，细分类结果如表 2-3-18-2 所示。

表 2-3-18-2 低风险病种细分类（根据是否手术和有无合并症 / 并发症）

序号	是否低风险	是否重点病组	是否低权重	是否手术	有无合并症 / 并发症	病组数	病组占比	病例数	病例数占比	死亡例数
1	1	1	1	1	1	6	1.66%	1269	3.79%	0
2	1	0	1	1	1	8	2.21%	67	0.20%	0
3	1	1	0	1	1	28	7.73%	3660	10.94%	2
4	1	0	0	1	1	40	11.05%	319	0.95%	1
5	1	1	1	0	1	9	2.49%	938	2.81%	0
6	1	0	1	0	1	12	3.31%	99	0.30%	0
7	1	1	0	0	1	41	11.33%	9824	29.38%	0
8	1	0	0	0	1	45	12.43%	275	0.82%	0
9	1	1	1	1	0	9	2.49%	1557	4.66%	0
10	1	0	1	1	0	3	0.83%	32	0.10%	0
11	1	1	0	1	0	29	7.73%	6247	18.68%	1
12	1	0	0	1	0	33	9.12%	232	0.69%	0
13	1	1	1	0	0	24	6.63%	2613	7.81%	1
14	1	0	1	0	0	15	4.14%	150	0.45%	0
15	1	1	0	0	0	30	8.29%	5936	17.75%	2
16	1	0	0	0	0	31	8.56%	222	0.66%	0

从表 2-3-18-2 可以看出，病例数占比高于 10% 且存在死亡病例主要集中在第 3 类、第 11 类和第 15 类，因此这三类对应病组是本次重点管理病组。

第 3 类病组为重点病组、高权重、手术、有合并症 / 并发症共有 28 个病组。本类病组应加强围手术期的管理。

第 11 类病组为重点病组、高权重、手术、无合并症 / 并发症共有 29 个病组。本类病组除了应加强围手术期的管理，还应注重病案首页诊疗信息的填写。

第 15 类病组为重点病组、高权重、非手术、无合并症 / 并发症共有 30 个病组。本类病组应加强病案首页诊疗信息的填写。其中两例患者入院的目的是手术，术前便发生的死亡，与手术适应证的把控、术前评估不到位有关，也与围手术期的管理质量有关，再次提示该院应加强围手术期的管理。

经过综合分析，该院发生低风险组病例死亡的原因主要有两个：一是病案首页填写问题，主要诊断选择错误和其他诊断填写遗漏；究其原因还是死亡病例讨论制度落实不到位，流于形式，编码员也没有详读病历，没有与临床医生深入沟通。二是围手术期管理存在安全隐患，术前病例讨论和评估不到位，术后患者并发症处置不及时。

针对以上问题，提出以下管理措施：

（1）加强病案首页宣教和管理。

（2）加强手术相关核心制度的落实。核心制度是确保医疗质量、规范诊疗行为、杜绝医疗事故发生的重点规范制度，是医疗质量管理的核心内容。

（3）加强低风险病组死亡病例的考核。

基于以上管理措施，我们关注死亡病例 3 个指标：主要诊断编码正确率、其他诊断填写完整率、核心制度落实完成率。因此，低风险组病例死亡率、死亡病例主要诊断编码正确率、死亡病例其他诊断填写完整率、死亡病例核心制度落实完成率构成了本次死亡管理的指标体系。

随着医务、病案和临床以上管理措施的逐渐落实，以上指标均正向发展，整改效果明显，近几年该院低风险死亡率维持在 0。

2．费用控制的管理 疾病诊断相关组 - 预付费（DRG-PPS）是对各疾病诊断相关组制定支付标准，预付医疗费用的付费方式。包括 DRG 分组和 DRG 支付两个环节。DRG 付费亏损的直接原因就是患者的总费用超出了相应 DRG 病组支付标准，超出的部分即为亏损金额。在 DRG 付费下，必然表现为一部分 DRG 病组是盈余的，另一部分 DRG 病组是亏损的，如果亏损金额大于盈余金额，医疗机构整体表现为亏损。所以，治理亏损必然要从亏损病组下手。该医院 DRG 覆盖病组数为 527 组，其中盈余和持平病组 258 组，亏损病组 269 组。如果同时管理 269 组亏损病例，平均用力，势必会消耗很多管理资源，效果也未必理想。现实问题是管理资源也是有限的，管理应该讲究效率，优先解决重点问题，因此可通过对亏损病组进行有效分类，并寻找重点管理，把有限的管理资源用在刀刃上。

某医院于 2021 年开始进行 DRG 付费，根据当年本市 DRG 病组支付标准 1—4 月共亏损 1034 万元。根据 CHS-DRG 1.0 分组方案，该院 2021 年 1—4 月共有 DRG 医保结算 10 521 人次。因此亏损成为了当时一个重要的管理问题，不合理费用的控制成为本次管理的焦点。

（1）通过分类管理寻找主要问题和核心指标：第十六单元讲述了可以根据时间消耗指数和费用消耗指数进行病组四分类以及分类管理下的对策。时间消耗指数和费用消耗指数均小于 1 的病组是高效的，可以暂时不管；时间消耗指数和费用消耗指数均大于 1 的病组是低效的，应该重点关注，尤其是在 DRG 付费条件下，低效率的病组是优需要先进行管理的。但是在该市没有对标杆住院天数和标杆住院费用进行公布的情况下，无法将病组根据时间消耗指数和费用消耗指数进行病组分类，考虑到药品和耗材费用属于纯成本，因此将亏损病组根据药品 / 耗材费用占比是否高于 40% 分为两类，然后再根据是否重点病组分为四类。本管理场景中亏损病组的四分类以及数据统计情况如表 2-3-18-3 所示。

表 2-3-18-3 亏损病组的四分类及数据统计情况

病组盈亏	分类编号	药品 / 耗材费用占比	是否重点	病组数	病组占比	病例数占比	亏损金额占比
亏损	1	低	非重点	133	49.4%	13.8%	15.1%
亏损	2	低	重点	40	14.8%	48.3%	23.5%
亏损	3	高	非重点	70	26.0%	8.0%	17.1%
亏损	4	高	重点	26	9.7%	30.0%	44.3%

通过表 2-3-18-3 可看出，第 4 类（药品 / 耗材费用占比高、重点病组）亏损金额占比 44.3%，病例数占比 30.0%，病组占比为 9.7%，说明亏损问题集中，病例数较多，病组集中。第 4 类中 26 个病组的管理是我们本次管理的重点。亏损金额是本次管理的核心指标。

（2）在四分类的基础上，再根据是否低权重细分类发现关键问题和关键环节，制定整改措施和子指标，形成指标体系。通过细分类，亏损病组共分为 7 类，细分类结果如表 2-3-18-4 所示。

表 2-3-18-4　亏损病组细分类

病组盈亏	分类编号	药品 / 耗材费用占比	是否重点	是否低权重	病组数	病组占比	病例数占比	亏损金额占比
亏损	1	低	非重点	高权重	109	40.5%	11.5%	14.2%
亏损	2	低	非重点	低权重	24	8.9%	2.3%	0.9%
亏损	3	低	重点	高权重	38	14.1%	45.7%	23.4%
亏损	4	低	重点	低权重	2	0.7%	2.6%	0.1%
亏损	5	高	非重点	高权重	66	24.5%	7.6%	16.9%
亏损	6	高	非重点	低权重	4	1.5%	0.4%	0.2%
亏损	7	高	重点	高权重	26	9.7%	30.0%	44.3%

通过表 2-3-18-4 可看出，第 7 类（药品 / 耗材费用占比高、重点病组、高权重）亏损金额占比 44.3%，病例数占比 30.0%，病组占比仅为 9.7%。且第 7 类中 26 个病组的管理是我们本次管理的重点。亏损金额是本次管理的核心指标。这类病组管理要加强药品处方的点评，或对耗材的合理使用进行管控。

（3）随着整改措施的不断落实，监测指标均在不断优化，成效明显。

与低风险病组死亡管理场景结合来看，BR25（脑缺血性疾病，不伴合并症与并发症）属于低风险病组，有低风险病组死亡事件发生，在 DRG 付费下还是亏损病组，本市医保结算也将该病组纳入分级诊疗病组。这样一来，医院对于 BR25（脑缺血性疾病，不伴合并症与并发症）病组收治方面，可积极做好门诊系统预警和识别，做好医联体分级诊疗工作。同时专科做好脑梗死病种的规范化管理，全科医疗科不建议收治脑血管疾病患者。

（王　娟）

第三章

办公组件强化 EXCEL 功能

第三章　视频讲解

第一节　VBA 提高 EXCEL 模型自动化

第一单元　批量合并工作表数据

在数据收集阶段，经常需要收集不同科室发送过来的表格文件，将所有文件中的相关数据提取后进行汇总和整理。在手工操作流程中，通常需要新建一个空白工作簿作为汇总表，随后打开待汇总数据的原始表格，选中需要进行数据合并的区域，将数据复制到汇总表中。在这一流程中，工作人员需要不断地重复打开原始工作表、选定数据区域、复制数据、粘贴数据到汇总表的操作，直至所有数据汇总完毕。尽管这项工作看起来并不复杂，但在实际工作中采用人工的方式合并表格因需要进行大量的重复操作，不仅影响工作效率，数据复制的准确性也无法得到保障。而 Visual Basic for Application（VBA）作为一种编程语言，可以通过编写脚本来自动执行繁琐的、重复性的、流程明确的复杂任务，显著提高工作效率。

一、基础知识

1．简介　利用 Excel 实现多个表格数据的批量合并，首先需要获取各 Excel 表格的文件名和路径，接着打开每个等待合并的 Excel 表格，每个 Excel 表格根据汇总表的列标题依次将匹配列数据复制到对应的列上，完成数据的合并过程。

2．Excel VBA 循环语法　尽管 Excel 本身自带一系列非常强大的函数，可以便捷地完成各项操作，但当需要反复进行重复性操作时，手工书写函数的方式则显得过于繁琐和低效。针对这类问题，可以通过编写 VBA 的循环语法，让计算机自动完成这种繁复的工作。在 VBA 中有多种循环语法，以下将列举最常用的 2 种循环结构帮助您了解相关语法。

（1）For… To… Next… 循环结构：本循环结构用于有规律性的数列。本循环先设定一个初始值和结束值，如果 i 介于初始值和结束值的这个范围（含初始值和结束值）中时，则进入循环语句。当 i 值每次运行到 next 语句后会自动加一个步长值（step），直至 i 值超出了初始值到结束值这个范围，循环才会结束。在循环时，系统会不断重复执行先前设计的一个或几个步骤，不断地输出结果。

举例：在 sheet1 工作表第 1 例中，隔行输出 1、3、5、7、9（步长为 2 的数字序列）。

```
Sub 循环语句 1 ( )
Dim i As Integer
‘初始值为 1，结束值为 10。当 i 介于两者之间时循环继续。步长为 2。
For i = 1 To 10 step 2
    Sheet1.Cells ( i, 1 ) .Value = i
```

```
Next
End Sub
```

(2) Do While…循环结构：用于不知道具体的循环次数和范围，只知道判断的条件，只要条件为真就进行一次循环，否则终止。该条件可以在循环开始时或循环结束时检查。

举例：用 Do While…语句计算 1 到 100 的自然数的和。

```
Sub 循环结构 ( )
Dim Sum As Long, i As Long
i = 1
Do While i < = 100
    Sum = Sum + i
    i = i + 1
Loop
MsgBox "1 到 100 的自然数和为: " & Sum
End Sub
```

3. Excel VBA 判断语法　在书写 VBA 语句时，经常会需要程序根据不同的情况进行判断并做出不同的操作。以下将列举一种最常用的判断结构帮助您了解相关语法。

If... Then... ElseIf... Then... 判断结构：如果条件为 True，则运行特定语句；如果条件为 False，则运行下一个语句。可以根据需要将 If...Then...Else 语句嵌套到多个级别。如果所有 If 和 Elseif 语句中的条件都为 False，则运行紧跟 Else 语句的语句。

举例：如图 3-1-1-1 所示，需要判断库存量（C2）单元格是否小于最低库存（D2）单元格，如果小于，则在补货提醒（E2）单元格中显示“需要补货”，否则显示“无需补货”。

	A	B	C	D	E
1	商品简称	规格	库存	最低库存	补货提醒
2	棉签	双头型，7.5cm*100支	168	200	需要补货
3	医用棉签双头型	型号SJC-02(灭菌);8cm*100支	240	200	
4	医用棉签双头型	7.5cm*180支	149	200	
5	医用棉签	12cm*50支	104	200	
6	医用棉签	型号SJC-01(灭菌);10cm*50支	261	200	

图 3-1-1-1　库存数据表样式

```
Sub 判断语句 ( )
  If Range ("C2") .Value > = Range ("D2") .Value Then
    Range ("E2") = " 无需补货"
  ElseIf Range ("C2") .Value < Range ("D2") .Value Then
    Range ("E2") = " 需要补货"
  End If
End Sub
```

4. 通过 Microsoft Scripting Runtime 获取文件名称和路径　Microsoft Scripting Runtime 是一个 VBA 库，它提供了许多用于文件和文件夹操作的函数和对象，包括创建、删除、复制、移动、重命名等操作，帮助使用者在 VBA 中实现更加灵活和高效的文件管理功能。

（1）启用 Microsoft Scripting Runtime：在 Excel VBA 中启用 Microsoft Scripting Runtime 的步骤如下。

打开 Visual Basic Editor，选择菜单栏的“工具（T）”→“引用（R）”，如图 3-1-1-2 所示。

在出现的“引用”对话框中，找到并勾选 Microsoft Scripting Runtime，然后点击“确定”按钮，如图 3-1-1-3 所示。

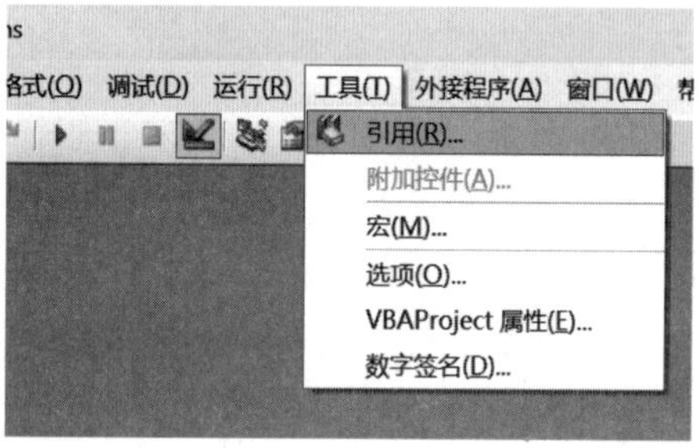

图 3-1-1-2　在 VBA 中添加类库引用

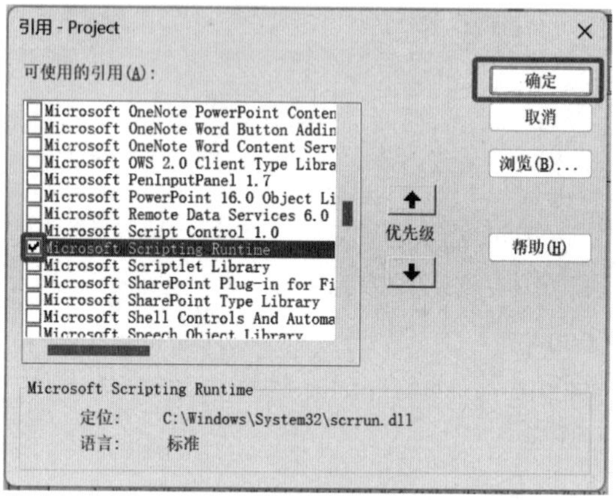

图 3-1-1-3　类库列表

（2）Folder 与 File：Folder 用于表示一个文件夹，可以使用它来获取文件夹的属性，如名称、大小等。folderPath 是一个字符串变量，它包含了要打开的文件夹的路径。

File 表示一个文件，可以用于访问特定路径下的单个文件，可以通过 fileName = file.Name 获取文件名称。此外，还可以使用 File 对象来打开（File.Open）、关闭（File.Close）或删除（File.Delete）文件。

（3）获取文件夹中所有文件的名称和路径：在 Folder 对象的 Files 集合中包含了该文件夹下所有的文件对象（File），可以通过 For Each ... Next 语句实现对该集合中所有元素的遍历，从而实现列出文件夹中所有文件的名字，如下面代码：

```
Sub ListFilesInFolder ( )
    Dim fso As New FileSystemObject '创建 FileSystemObject 对象实例
    Dim folderPath As String
    Dim file As File
    Dim fileName As String
Dim filePath As String
folderPath = "C: \Users\Username\Documents\TestFolder\"  '包含待处理文件的文件夹
    Set folder = fso.GetFolder ( folderPath ) ' 获取文件夹的对象实例
    For Each file In folder '循环遍历文件夹中的所有文件
        fileName = file.Name  ' 获取文件名
        filePath = folderPath & file.Name  ' 获取文件名的完整路径
    Next file
End Sub
```

二、应用场景

1．场景介绍　职能部门在职称评审或福利发放时需要收集职工信息，方便后期处理。通常采用通知科室相关人员下载模板表格，填写完成后将表格发送到指定邮箱的方式来收集数据。在后期处理过程中，如果一张表格接一张表格地复制、粘贴，不仅效率低下，还容易出错。本单元介绍通过引用 VBA 中 Microsoft Scripting Runtime 库来获得所需合并数据的全部表格的名称和路径，结合之前学过的 For 循环和 If 条件判断，实现多表格数据的批量合并。

2．将多个表格数据合并到同一工作簿的同一个表单中

（1）工作表功能介绍

汇总表：汇总表作为合并数据的模板，仅需包含需要收集数据的标题行即可。同时汇总表也是发给各人员填写的模板表格，汇总表如图 3-1-1-4 所示：

	A	B	C	D	E	F	G	H	I
1	姓名	性别	身份证号码	出生时间	参加工作时间	当前岗位	当前等级	户口所在地	联系电话
2									
3									
4									
5									

图 3-1-1-4　汇总表样式

分表：分表是各人员填写完信息后反馈回来的表（原始数据表），包含标题行和数据行，统一保存在同一路径下。由于有时会出现多个人员将信息填写在同一张分表上的情况，因此分表可能含有一条数据，也可能含有多条数据。分表如图 3-1-1-5 所示：

	A	B	C	D	E	F	G	H	I
1	姓名	性别	身份证号码	出生时间	参加工作时间	当前岗位	当前等级	户口所在地	联系电话
2	魏*	女	4210**********4540	1984/7/1	2009/7/1	专技	中级	荆州市沙市区********************	189******96
3	可**	男	4211**********0013	1984/4/1	2009/7/2	专技	中级	荆州市沙市区********************	189******15
4									
5									

图 3-1-1-5　分表样式

（2）应用实例：在将所有分表保存到一个相同路径下后，将根据汇总表的列标题将所有分表数据汇总到汇总表中。此时，需要利用到 VBA 的循环语句、Microsoft Scripting Runtime 和 For Each 循环来进行表格合并。合并后的表格如图 3-1-1-6 所示：

	A	B	C	D	E	F	G	H	I
1	姓名	性别	身份证号码	出生时间	参加工作时间	当前岗位	当前等级	户口所在地	联系电话
2	卢**	男	1422**********3812	1991/12/1	2020/9/1	专技	初级	西安市莲湖区****************************	181******65
3	戴*	男	3604**********5811	1973/12/3	1996/7/1	专技	副高	武汉市洪山区****************************	139******52
4	李*	女	4204**********1827	1973/12/4	1995/8/1	护理	副主任护师	深圳市南山区****************************	138******09
5	韦**	男	4502**********131X	1986/5/14	2010/7/1	护士	护师	广西省柳州市****************************	181******02

图 3-1-1-6　合并后表格数据样式

到这里，就通过 Excel VBA 将所有分表的数据合并到汇总表上。

3．将多个工作表数据合并到一起　Excel VBA 不仅可以根据列标题将数据合并到同一个工作簿的同一工作表中，还可以将多个工作簿中的工作表进行合并。

（1）工作表功能介绍

汇总表：汇总表在 VBA 的运行过程中新建，并在接下来根据路径下分表的数量和名称，新建若干表单，每个新建的表单都按照分表的名称进行命名。

分表：分表是待合并数据的表格，包含标题行和多条数据行，统一保存在同一路径下。

（2）应用实例：例如年底需要将全年所有分布在不同文件中的各月份的表格合并到同一个工作簿文件内，保持原工作表名称和内容布局。

在本章节中，探讨了如何利用Excel VBA程序实现指定路径下多个表格的汇总操作。这一功能在数据处理阶段中具有极其重要的应用价值，VBA的自动化处理能力，能够快速、准确地整合不同表格中的数据，使汇总过程更加精确和高效，从底层机制上杜绝人为因素对数据准确性带来的影响，有助于提升整个组织的运营效率和决策质量。

注：本单元完整程序代码详见数字资源。

（孙力伟）

第二单元　多元化数据源的自动读取

在日常工作中，汇总各类数据是医院管理人员的日常工作，前面的章节介绍了处理相同表结构数据的方法，但也会遇到另一类问题，即需要定期处理不同来源、内容不同的表格，例如每个月需要收集多个部门提交来的表格，然后从这些表格中粘贴不同位置的数据到模型中进行计算。记忆不同表格的数据位置是非常困难的，注意力稍微不集中就会出现错误。针对这类问题，可以依靠VBA将这些文件中的数据位置记录下来，只要打开这类文件就直接从指定位置取值，提高工作准确性和工作效率。

一、基础知识

1．多元化数据源处理的困难　通过对多元化数据处理过程进行分析，其对医院管理人员造成的困难，主要来源于如下3个方面：

（1）文件来源于多处、内容结构不同。

（2）每个文件中需要提取内容的位置不同。

（3）每个文件中数据处理步骤不同。

要解决上述这3个方面的问题，需要医院管理人员对工作流程、操作步骤进行大量的记忆，造成一定的认知负担。为了避免各个环节出错，还需要进行额外的操作对各环节形成的数据进行校验，进一步加重了负担。此时就可以利用VBA将固定、重复的工作固化下来，简化操作、减轻认知负担、提升工作效率、提高工作质量。

2．Excel文件的访问

（1）显示“打开文件”对话框：Excel VBA提供了可以直接读取文件的方法，通过对话框提示需要具体打开哪个文件能够帮助管理人员理清思路，明确当前所处的操作步骤。此外，对话框还可以根据操作的结果返回不同的值，通过程序可以判定用户是否点击了“取消”按钮，需要中止后面程序的执行。对话框的使用方法如下：

```
Dim objBook as WorkBook
If Application.Dialogs（xlDialogOpen）.Show（ ）then
   Set objBook = Application.Workbooks（Application.Workbooks.Count）
Else
   Msgbox"您未选择任何文件！"
endif
```

如果选择了文件并成功打开 Show（）函数会返回 True，否则返回 False，可以据此判断进行后续操作。如上述代码所示，如果选择了文件可以通过 Set objBook = Application.Workbooks（Application.Workbooks.Count）语句获得该工作簿文件的引用进行数据读取的操作，反之如果点击了对话框的“取消”按钮，则系统提示“您未选择任何文件！”。

（2）关闭 Excel 工作簿文件：读取完数据，可以调用 Close 方法关闭文件，该方法有一个参数，即是否在关闭文件时进行保存。因为打开文件只为了读取数据，因此该参数赋值为 False。如下所示：

```
objBook.Close（False）
```

3．Excel 数据操作

（1）获取 Excel 工作簿文件中工作表的引用：引用是对需要操作的工作表等对象的抓手，有了这个“抓手”即可对该对象进行各种操作，可以通过工作表的名称获得对工作表的引用，如下代码获取 Sheet1 的引用。

```
Dim objSheet as WorkSheet
Set objSheet = Application.Worksheets（"Sheet1"）
```

（2）读取工作表中的数据

① Cells 集合：Cells 集合代表工作表的单元格，可以用行、列坐标引用一个单元格，例如希望读取 Sheet1 工作表 A5 单元格的值进入 tValue 变量（第 5 行第 1 列），可以这样书写代码：

```
tValue = Sheet1.Cells（5,1）.Value
```

② UsedRange 对象：UsedRange 对象本质上是一个 Range 对象，可以用来获取整个工作表中已经使用的部分，这样方便程序感知一个工作表中数据量的大小，经常用于循环语句中。其中 Rows 集合代表数据行集合，Columns 集合代表列集合，这些集合都有 Count 属性用来获取集合的大小。

```
Dim intRow As Integer
Dim intCol As Integer
For intRow = 1 To Sheet1.UsedRange.Rows.Count
    For intCol = 1 To Sheet1.UsedRange.Columns.Count
        '获取单元格数据
        tValue = Sheet1.UsedRange.Cells（intRow, intCol）.Value
    Next
Next
```

（3）复制工作表中的数据

①复制单个单元格的值：这种方法常用于复制单个单元格的值到另一个单元格，例如将 Sheet1 的 B5 单元格复制到 Sheet2 的 C6 单元格可以按照如下写法：

```
Sheet2.Cells（6, 3）.Value = Sheet1.Cells（5, 2）.Value
```

②复制某一区域单元格数据：有时需要复制一片区域的数据到指定位置，虽然可以用前面介绍的方法逐个单元格进行复制，但是为了操作方便和执行效率，可以使用 Range 对象的 Copy 方法。具体方法是先用 WorkSheet 的 Range 集合获取这块需要复制的区域，Range 集合可以通过左上角、右下角两个单元格确定一个矩形区域，例如可以给 Sheet1 的 Range 集合分别指定第 2 行第 2 列的单元格（即 B2 单元格）以及第 5 行第 3 列（即 C5 单元格）确定这片选区。可以按如下方法书写代码：

```
Set objRange = Sheet1.Range (Sheet1.Cells (2, 2), Sheet1.Cells (5, 3))
```

下一步就是数据复制，Range 对象包含一个 Copy 方法，其参数就是数据复制的目标区域，即希望将数据复制到的位置，可以是一个单元格，Excel 会以这个单元格为目标的左上角，将数据完整复制过去，例如下面的程序将上面获得的区域中的数据复制到 F2 单元格中（第 2 行第 6 列）：

```
Set objRange = Sheet1.Range (Sheet1.Cells (2, 2), Sheet1.Cells (5, 3))
objRange.Copy Sheet1.Cells (2, 6)
```

二、应用场景

1．场景介绍 在院内综合目标管理体系中门诊部负责许多指标的考核工作，这些指标涉及门诊量、预约门诊、次均药费、药占比等多个方向，需要处理门诊部内部、信息中心、药剂科等多个部门的数据，并且数据表格各式各样。数据部分摘录如图 3-1-2-1、图 3-1-2-2 所示：

B	C	D	E
	[redacted]年11月数据		
	就诊患者数	使用抗菌药物人数	抗菌药物使用率
病理科	894	0	0.00%
肠道门诊(新)	167	39	23.35%
超声波门诊	858	0	0.00%
儿科 门诊	26313	10493	39.88%
耳鼻喉科门诊	7409	934	12.61%

图 3-1-2-1 科室指标示例

	A	B	C	D	E	F	G	H	I
1	患者号码	患者姓名	科室编码	科室	工号	医师	金额	日期	具体问题
2	4180632	[redacted]	10100	消化	101-[redacted]	[redacted]	50.00	2015-11-6	无医师签章
3	450872	[redacted]	10100	消化	101-[redacted]	[redacted]	50.00	2015-11-6	无医师签章
4	4293870	[redacted]	10100	消化	111-[redacted]	[redacted]	100.00	2015-11-6	诊断腹痛开具和爽
5	4223165	[redacted]	10100	消化	101[redacted]	[redacted]	100.00	2015-11-6	诊断腹痛开具和爽
6	100863	[redacted]	10100	消化	101[redacted]	[redacted]	50.00	2015-11-3	无医师签章

图 3-1-2-2 质量数据示例

门诊部需要将上述数据收集、汇总，计算每个科室各项指标的结果，按科室进行汇总，如图 3-1-2-3、图 3-1-2-4 所示。

在汇总各部分指标结果后，根据每个指标的计分原则核算出各个科室的每项指标的运行值、得分。

可以看出，门诊部工作人员需要付出大量的时间和精力完成数据汇总和处理工作，面对不

科室名称	门诊人次	急诊人次	门诊量	西药费	中成药费	中草药费	小计	去年次均药费指标值	次均药费	药占比	次均药费与去年比值	X5	次均药费得分	单纯开药百分比	总预约率%	复诊预约率%	应用抗菌药物比例	门诊输液比例	去年同期门诊量	门诊量同期对比%
儿科	26297	5496	31793	1749702.92	481203.13	360.46	4480456.86	99.07	70.18	49.80%	(0.29)	-0.15	7.15	38.20%	4.94	21.60	39.88	7.31	24815.00	0.06
风湿内科	3044	0	3044	511765.24	373668.22	0	1218449.95	282.94	290.88	72.67%	0.03	0.01	6.99	71.61%	42.46	35.26	1.45	0.76	2797.00	0.09
肾内科	5483	0	5483	1877281.06	893466.14	0.05	3398260.25	495.29	505.33	81.53%	0.02	0.01	6.99	54.33%	46.65	49.15	1.44	0.10	5124.00	0.07
消化内科	13540	0	13540	2138027.94	97233.21	0	4897868.21	158.02	165.09	45.64%	0.04	0.02	6.98	55.91%	61.82	69.44	1.98	5.88	12021.00	0.13
心内科	16600	5611	16600	4796659.5	591192.3	0	7006672.11	341.67	324.57	76.90%	(0.06)	-0.03	7.03	70.20%	91.86	92.72	0.13	0.00	14787.00	0.12

图 3-1-2-3　数据汇总示例

2015年综合目标管理考核反馈表（门诊办）

编号	科室	门诊药占比（5）			门诊静脉输液比例（4）			门诊量（5）			门诊预约挂号率（3）			门诊抗菌药物使用率（3）		
		目标值	完成值	考核得分	目标值	完成值	考核得分	目标值	完成值	考核得分	目标值	完成值	考核得分	目标值	完成值	考核得分
	全院															
10100	消化内科	54.32%	45.64%	5.00	5.58%	5.88%	3.98	3.00%	12.64%	5.00	64.07%	61.82%	2.99	2.60%	1.98%	3.00
10200	感染内科	44.52%	43.24%	5.00	14.92%	16.22%	3.97	1.00%	9.22%	5.00	43.74%	38.45%	2.96	53.62%	53.56%	3.00
10300	心内科	77.45%	76.90%	5.00	0.01%	0.00%	4.00	5.00%	12.26%	5.00	57.01%	91.86%	3.00	0.26%	0.13%	3.00
10315	心外科	63.19%	48.83%	5.00	0.01%	0.00%	4.00	1.00%	25.41%	5.00	66.89%	40.63%	2.88	0.13%	0.00%	3.00
10318	血管外科	63.79%	67.69%	4.97	0.67%	0.88%	3.87	1.00%	19.54%	5.00	52.15%	43.83%	2.95	0.70%	0.68%	3.00

图 3-1-2-4　指标汇总

同科室、不同表格、不同数据处理办法差异较大的问题，需要利用 VBA 将不同表格的差异化处理步骤形成模型，减轻手工处理的压力。

2．操作步骤　该工作簿中包含的数据表有很多，按功能可以分为两类：第一类是承载各部门提交考核结果的原始数据表，第二类是计算考核结果的计算表。分数核算主要依靠本书前面章节介绍的各类公式、函数，针对这些原始数据表数量众多、内容差别巨大的特点，采用 VBA 进行差异化处理，将每个表格的数据读取办法固化成程序，方便使用。

（1）工作表的搭建

①“科室对照”表：每个部门提交的数据中科室名称不尽相同，由于表格是人工填报所以统一科室名称的约束力较差，遂要求各部门内部科室名称固定，在模型中建立起科室对照表，确保能够将各科室报来数据中的不统一的名称统一对应到模型中。科室对照表格式如下：

如图 3-1-2-5 所示，左侧各列为不同报表中的科室名称，这些科室名称对应到 P 列模型中的名称。Q 列“行标”表示在分数核算表中的行号，该列用 Match 函数查询到“科室”表中对应科室所在行。

统计科室	HIS系统科室(费用表)	经管办格式表科室	单纯开药科室名	门诊静脉输液	预约统计	科室名称	行标
儿　科	12100儿科	儿科	儿科门诊	儿科门诊	儿　科	儿科	3
风湿科	10700风湿内科	风湿内科	风湿门诊	风湿门诊	风湿科	风湿内科	4
肾内科	10802肾内科	肾内科	108肾内门诊	肾内门诊	肾内科	肾内科	5
消化科	10100消化内科	消化内科	消化门诊	消化门诊	消化科	消化内科	6
心内科	10300心脏中心	心内科	心脏内门诊	心脏内门诊	心内科	心内科	7

图 3-1-2-5　不同报表间科室对应关系维护

②“科室”表：原始数据表包含了纳入综合目标管理考核的所有科室列表，每一项考核的指标项目运行值，以及核算指标得分需要的各项中间结果（图 3-1-2-6）。为了能够将各部门提交来的数据准确对应到本表中的科室中，这部分需要通过 VBA 完成数据的读取、对应以及填入原始数据表，如图 3-1-2-7 所示：

可以看到图 3-1-2-7 中最明显的就是第一行的一排按钮，每个按钮都负责导入一类数据，通过这些按钮可以看出数据来源的多样性。

③“综合目标表”：这个表包含了最终提交给绩效办的数据，遵照与绩效办约定的格式设置科室代码、名称、各项指标的目标值、完成值、得分项目。该表的数据来源是上文介绍的“科室”表，将其中的各项中间结果按照计分规则核算得分。样式图 3-1-2-8 所示：

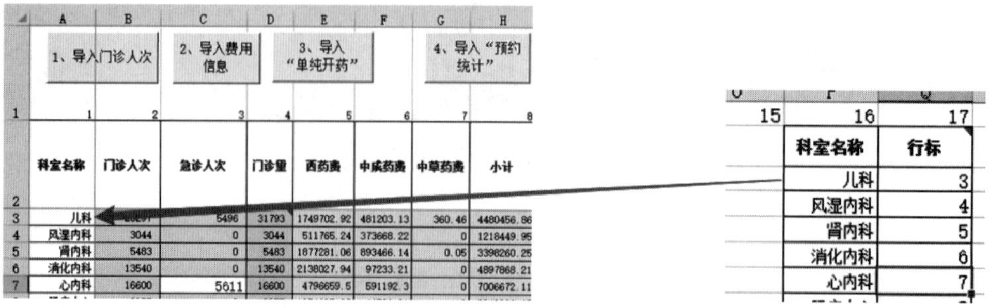

图 3-1-2-6　科室对应关系效果

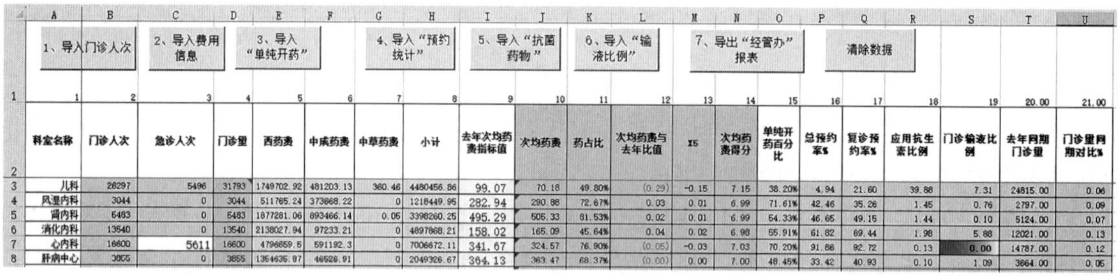

图 3-1-2-7　控制按钮列表

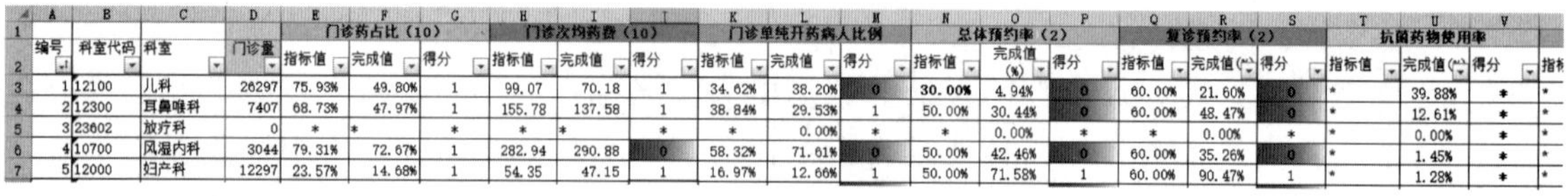

图 3-1-2-8　指标计算结果汇总

这个表格主要使用了 Vlookup、If、IfError 等函数，可以参考前面章节中相关内容，在此不再赘述。

（2）VBA 代码的编写

①科室对照字典的处理：由于在处理每个科室报送的数据表时都需要将该表中的科室与模型中的科室进行对照，所以需要将科室对照处理的程序编写成单独的函数，方便后面进行调用。方法是：

新建科室对照类模块文件：科室对照信息包含了报送报表名称与模型科室两个属性，因此需要新建一个类模块文件保存这两个属性的值。方法是在 Visual Basic 编辑器中的资源管理器中选择“模块”节点，然后在快捷菜单中选择“**插入**”→“**类模块**”，如图 3-1-2-9 所示。

点击类模块中新建立的文件，在下面的属性窗口中将新建的类模块文件命名为“clsDep”，如图 3-1-2-10 所示。

双击该文件，在右侧代码窗口中编写类的属性代码：

```
Public DepName As String
Public MapName As String
```

上述两行代码第 1 行为报送数据的科室名称，第 2 行为模型中的科室名称。

新建模块文件：在 Visual Basic 编辑器内的资源管理器中，右键点击“模块”节点，然后

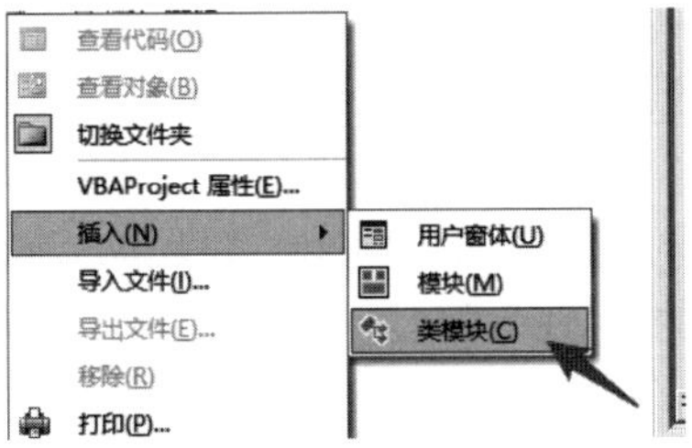

图 3-1-2-9　新建类模块文件

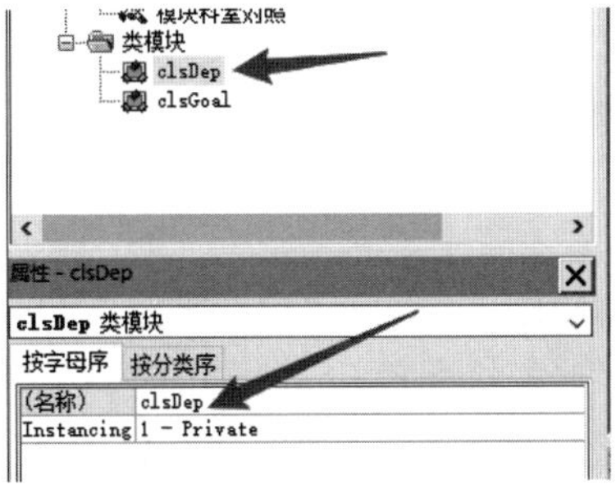

图 3-1-2-10　类模块设置

在快捷菜单中选择“**插入**”→“**模块**”。

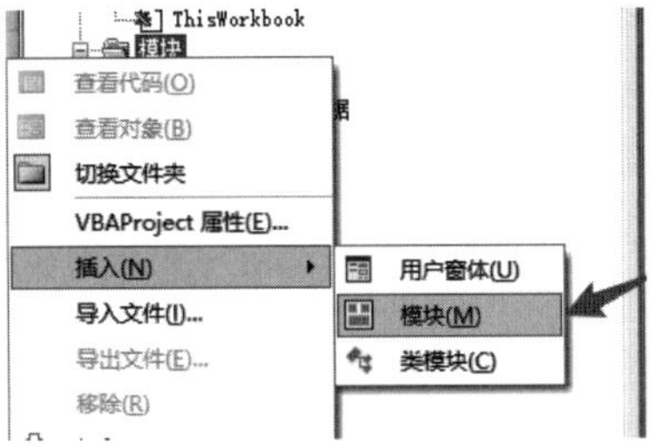

图 3-1-2-11　新建模块文件

编写程序：整个科室对照字典函数需要面对不同的科室报送数据，因此需要设立一个参数 MapCol，该参数为整型，标识科室对照表中对应的报送数据列列号，如图 3-1-2-12 第 1 行数字所示：

	A	B	C	D	E	F
1	1	2	3	4	5	6
2	统计科室	HIS系统科室(费用表)	经管办格式表科室	单纯开药科室	门诊静脉输液	预约统计
3	儿　科	12100儿科	儿科	儿科门诊	儿科门诊	儿　科
4	风湿科	10700风湿内科	风湿内科	风湿门诊	风湿门诊	风湿科
5	肾内科	10802肾内科	肾内科	108肾内门诊	肾内门诊	肾内科
6	消化科	10100消化内科	消化内科	消化门诊	消化门诊	消化科

图 3-1-2-12　不同数据报表中科室对应关系

函数声明如下：

```
Public Function GetDepMap ( MapCol As Integer ) As Collection
'程序处理逻辑
End Function
```

其返回值是一个 Collection，即一个集合，这个集合包含了所有数据对应项目，也就是“科室对照”表（在程序中该表的变量名称是 gridDepMap）中的每一行数据，都是这个集合中的一个数据项。读取数据需要使用 For … To … Next …语句循环，该部分知识在本章第一单元有具体介绍，使用 Sheet1.UsedRange.Rows.Count 来确定该 Sheet1 工作表的具体行数，这样能够确保读取对照表中每一行有效数据。

```
For intRow = 3 To Sheet1.UsedRange.Rows.Count
  '循环读取每一行数据
Next
```

在循环语句中，将每一行数据都“装配”成一个数据项，即刚才新建的 clsDep 类。如下面代码所示，首先将变量 objDep 指向一个新创建的 clsDep 类实例，然后将“科室对照”表中每一行的对应列数据填入新实例的 DepName 属性（报送科室名称）、MapName 属性（模型字段）、Row（模型中科室所在行）属性，最后将这个新实例变量加入集合中。读取科室字典数据的代码如下：

```
intRow = 2 '存储获取数据行号
Set objDep = New clsDep '创建一个科室字典的对象
objDep.DepName = gridDepMap.Cells ( intRow, 16 ) .Value
objDep.MapName = gridDepMap.Cells ( intRow, MapCol ) .Value
objDep.Row = gridDepMap.Cells ( intRow, 17 ) .Value
arry.Add objDep
```

读取所有科室对应关系数据后，将集合作为函数返回值返回：

```
Set GetDepMap = arry
```

②读取科室报送数据：虽然在“科室”表中的按钮较多，其实数据读取程序内容相近，仅针对不同指标存入不同的列方面进行了程序调整，因此只选取一处程序为例。

打开科室报送文件：程序首先使用 Application.Dialogs（xlDialogOpen）.Show 显示文件打开对话框，此时如果用户点击对话框中的“取消”按钮则退出程序执行，如果用户选择好科室报送文件，则将 objBook 变量指向新近打开的文件实例，将 objSheet 变量指向其第一个工作表。这里需要指出的是，由于科室报送的数据不同，需要根据实际情况确定 objSheet 所在的位置，由于工作表顺序是可以调整的，因此建议采用工作表的名称获得工作表实例变量。

```
Dim objBook As Workbook
If Not Application.Dialogs ( xlDialogOpen ) .Show Then Exit Sub
Set objBook = Application.Workbooks.Item ( Application.Workbooks.Count )
Dim objSheet As Worksheet
Set objSheet = objBook.Worksheets ( 1 )
```

获取科室对照字典：调用前面编写的获取科室对照字典函数，将结果保存到 arry 变量中备用。

```
Dim arry As Collection
Set arry = GetDepMap ( 1 )
```

读取科室报送数据文件，将数据对应到“科室”表（在代码中是 gridFeeList 变量）中：敏锐的读者一定能够注意到程序的主要部分包含了 2 个 For ... Next 循环。这是一个嵌套的

For 循环，在外部循环中用来读取科室报送数据中每个科室的数据，内部循环利用 If objDep. MapName = strDepName Then 语句从前面的科室对照列表中找到匹配的对应关系。当找到对应关系后，将报送数据填入“科室”表中对应行中。

完整代码如下：

```
'导入门诊人次
Sub ImportOpNumber ( )

Dim arry As Collection
Set arry = New Collection
Dim intRow As Integer
Dim intCurrRow As Integer
Dim intCol As Integer
Dim objDep As clsDep
Set arry = GetDepMap ( 1 )
Dim objBook As Workbook
If Not Application.Dialogs ( xlDialogOpen ) .Show Then Exit Sub
Set objBook = Application.Workbooks.Item ( Application.Workbooks.Count )
Dim objSheet As Worksheet
Set objSheet = objBook.Worksheets ( 1 )
Dim strDepName As String
Dim blnFlag As Boolean
Dim i As Integer
For intRow = 2 To objSheet.UsedRange.Rows.Count
   strDepName = objSheet.Cells ( intRow, 1 ) .Value
   For i = 1 To arry.Count
           Set objDep = arry ( i )
           If objDep.MapName = strDepName Then
                   gridFeeList.Cells ( objDep.Row, 2 ) .Value = Val ( objSheet.Cells
( intRow, 2 ) .Value ) '门诊人次
                   gridFeeList.Cells ( objDep.Row, 3 ) .Value = Val ( objSheet.Cells
( intRow, 5 ) .Value ) '急诊人次
                   gridFeeList.Cells ( objDep.Row, 20 ) .Value = Val ( objSheet.Cells
( intRow, 3 ) .Value ) '去年人次
           End If
   Next i
Next
objBook.Close False
End Sub
```

清除数据：当每月新的数据导入前，为了避免旧数据的存在引起计算错误，需要对数据进行清除。其核心就是将“科室”表中各科室（每一行）的每个指标对应列的值设置为“0”，程序如下（假设 gridFeeList 是工作表对应变量名）：

```
Sub ClearData ( )
Dim intRow As Integer
For intRow = 3 To gridFeeList.UsedRange.Rows.Count
    gridFeeList.Cells ( intRow, 2 ) .Value = 0
    gridFeeList.Cells ( intRow, 3 ) .Value = 0
    '清空其他列数据
Next intRow
End Sub
```

添加快捷按钮：为了后续使用方便，在“科室”表中最上方，按照读取科室报送数据文件的顺序添加按钮，如图 3-1-2-13 所示。鼠标右键点击一个按钮，在快捷菜单中选择“指定宏”命令，将其与先前编写的过程进行关联，如图 3-1-2-14 所示。

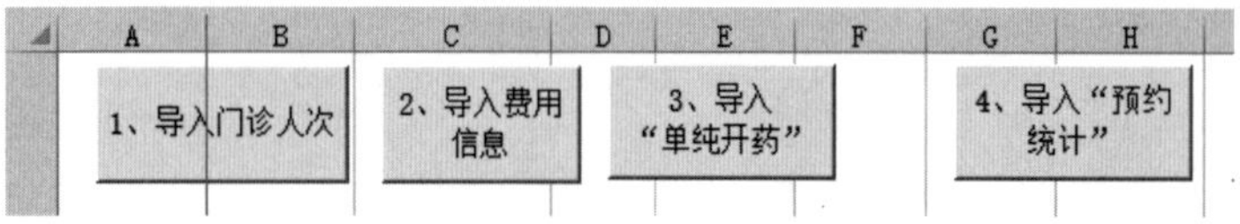

图 3-1-2-13 增加按钮列表

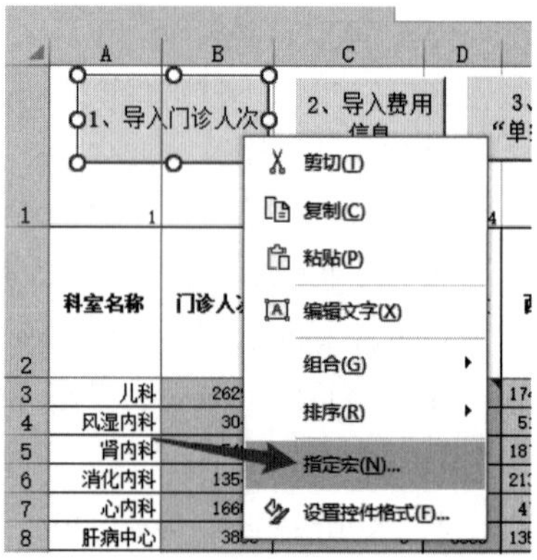

图 3-1-2-14 为按钮指定对应的宏

③导出报送绩效办的数据表

新建一个空的工作簿：调用 Application 对象中 Workbooks 集合的 Add 方法建立一个空的工作簿，然后将 objSheet 变量指向该工作簿的第一个工作表，如下面代码所示：

```
Dim objBook As Workbook
Set objBook = Application.Workbooks.Add
Dim objSheet As Worksheet
Set objSheet = objBook.Worksheets ( 1 )
```

复制数据到新工作簿中：可以通过对 Range 的 Copy 方法将“综合目标表”中的数据复制到 Windows 剪贴板中，然后利用 PasteSpecial 方法分别将剪贴板中的数据先以数值形式（xlPasteValues）复制到新工作簿中，再将其格式（xlPasteFormats）复制过去，最终实现报表的生成。

```
gridPerformance.UsedRange.Copy
objSheet.Cells ( 1, 1 ) .PasteSpecial xlPasteValues '粘贴值
objSheet.Cells ( 1, 1 ) .PasteSpecial xlPasteFormats '粘贴格式
```

注：本单元完整程序代码详见数字资源。

（李　阳）

第三单元　使用录制宏解决模型中透视表的数据刷新问题

一、基础知识

前面章节中介绍的通过数据透视表制作年份、DRG 病组数据索引等，虽然数据透视表功能非常强大，但是其数据刷新必须依靠手工操作，而且对于在透视表的基础上再进行数据的二次透视，还需要把握好数据刷新的次序才能保证刷新后的数据是准确的。如此繁琐的操作过程依靠人脑记忆是非常复杂的，针对此类问题使用 Office 的“宏”功能将透视表刷新的顺序记录下来，在需要的时候运行这个宏，让计算机自动按照预定顺序刷新各个透视表，即可使该问题迎刃而解。

1．“宏”的简介　简单地说，宏是将用户在 Office 组件中一系列操作步骤以程序代码的形式记录下来，在需要的时候可以按需执行，重放先前记录下来的操作步骤完成相应的工作。记录宏使用的语言是 Visual Basic for Applications（VBA），是功能强大的 Visual Basic 编程语言的子集，Office 的各项功能均能在 VBA 中进行调用，可以说所有可以手工完成的操作均可以转换为 VBA 代码，让 Office 组件自动进行任务处理。为了填平普通人不会编程这道鸿沟，Office 组件提供了宏录制器这个工具，使得用户可以在不太了解编程相关知识的情况下将各项具体的操作步骤自动转换为程序代码并执行。这些操作步骤可以包括键入文本或数字，单击功能区或菜单上的单元格或命令，设置单元格、行或列的格式，甚至是从外部源（例如 Microsoft Access）导入数据。

2．显示“宏”的开发工具　您可能非常好奇宏到底长什么样，在“开发工具”选项卡下点击“Visual Basic”编辑器或按快捷键 {ALT} + {F11} 即可进入 Visual Basic 编辑器（VBE）开发环境，在其中可以查看、编辑宏的 VBA 代码。如果尚未开启“开发工具”选项卡，则可以按照下面步骤打开：

在“文件”选项卡上，转到“选项”→“自定义功能区”。在“自定义功能区”和“主选项卡”下，选中“开发工具”复选框，如图 3-1-3-1 所示，然后点击“确定”按钮关闭设置界面。“开发工具”选项卡包括宏的录制、维护、Visual Basic 代码编辑器以及界面设计的工具栏，如图 3-1-3-2 所示。

在“代码编辑区”可以看到宏的真正代码。初次看到程序的用户无需担心代码难以理解，其实宏录制的结果是一个线性的操作步骤流程，代码和操作是对应的。在后面单元中将详细对各行代码的含义以及如何书写代码进行详细阐释。如果“代码编辑区”没有显示程序代码，则可以在“资源管理器”窗口中依次展开“工程”（Project）、“模块”，然后即可打开所需的模块文件查看程序代码了。

3．做好操作排练、准备好数据　由于在录制宏时 Excel 几乎可以捕获所有操作，因此如果操作序列中出现错误，在本例中，如果搞错了数据透视表的刷新次序，就只能重新录制整个操作序列，或修改宏代码本身。为了减少返工的风险，需要提前做好操作排练，操作序列的录制越流畅，播放时宏的运行就越高效。建议提前做好如下准备：

（1）对数据进行核对：手动操作一遍整个数据刷新流程，确保操作动作序列烂熟于心且操作过程中不会遇到报错等问题，避免宏录制过程中进行排查和解决问题。

（2）对操作步骤进行提炼：剔除任何无关的操作，确保操作动作序列中全部都是必要的操作。

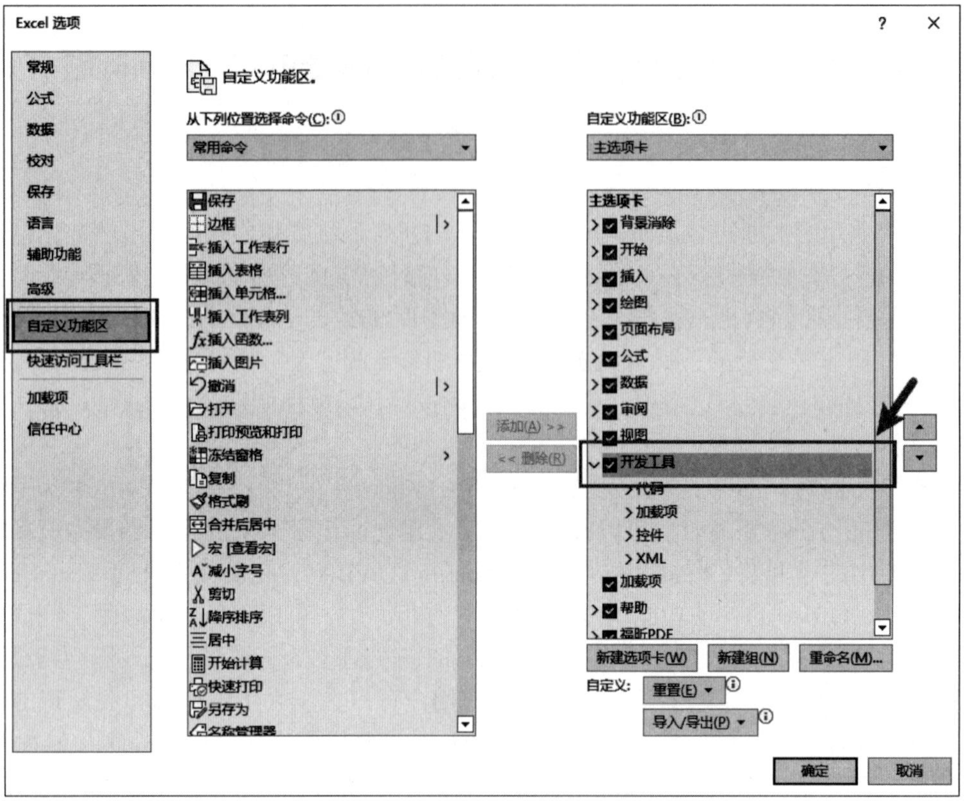

图 3-1-3-1　在 Excel 选项卡中显示“开发工具”选项卡

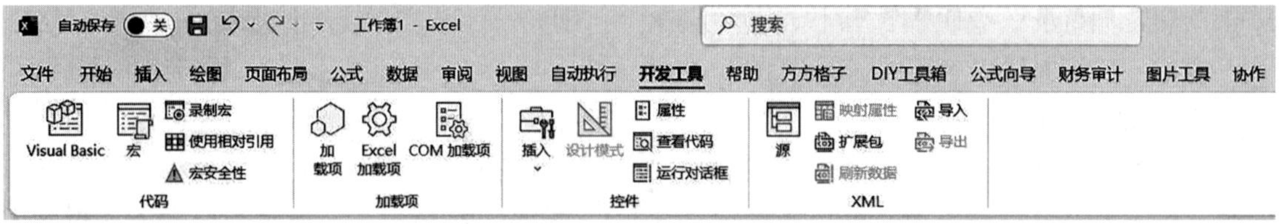

图 3-1-3-2　开发工具选项卡

二、应用场景

1．案例 1：模型中的数据透视表刷新问题　在前面介绍的 DRG 分析模型中，需要将多行 DRG 病组数据通过数据透视表聚合成为 1 条 ADRG 病组。此时如果原始数据刷新了，例如导入了新出院的病例数据，透视表中的 ADRG 病组信息并不会随之自动更新，这是因为数据透视表是自带数据缓存的，必须手工刷新透视表才会让 Excel 重新将新出院数据缓存到数据透视表中并刷新显示内容。

图 3-1-3-3 中可以看到 C2 单元格处有一个数据透视表，其功能是将模型原始数据中多个科室的 DRG 病组数据聚合成按年、ADRG 病组的组织形式。

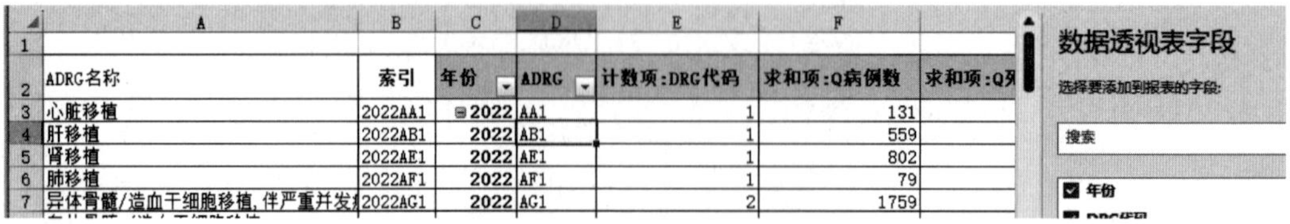

图 3-1-3-3　待刷新透视表示例

如果需要手动刷新这个透视表，需要鼠标右键点击这个数据透视表，然后点击“刷新”按钮，如图 3-1-3-4 所示。对于包含少量数据透视表的模型，可以点击菜单中的“数据”选项卡中的“全部刷新”按钮，强制 Excel 将工作簿中所有的数据透视表刷新数据，如图 3-1-3-5 所示。

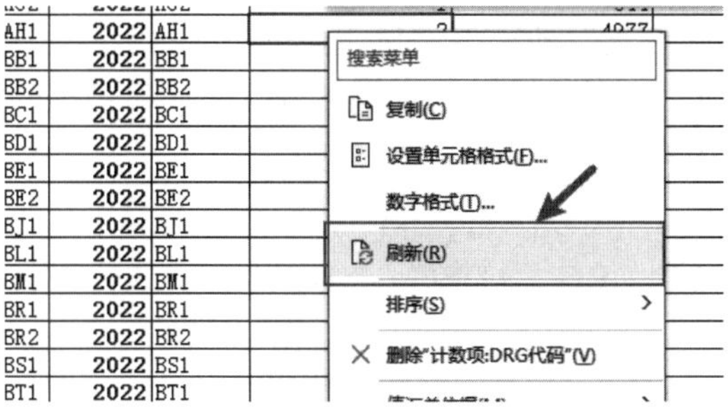

图 3-1-3-4　透视表刷新快捷菜单

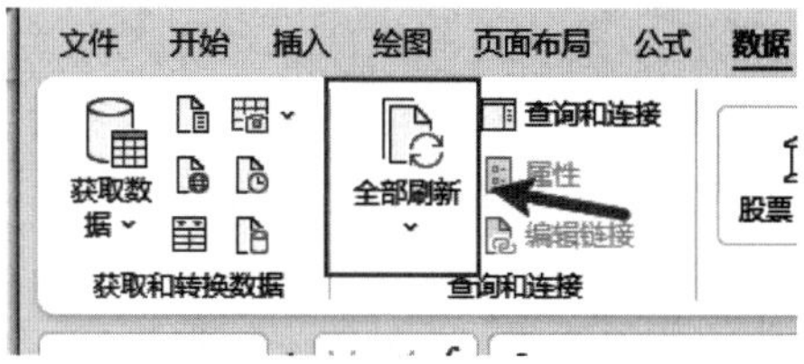

图 3-1-3-5　数据选项卡中刷新全部透视表按钮

但是，这个 DRG 模型中包括了许多数据透视表，而且透视表之间可能存在一定的相互引用关系，即某个数据透视表是以其他数据透视表的结果作为数据源的。此时，按照上面的方法刷新数据是不会正确显示数据的，需要根据数据透视表的数据引用关系依次刷新。此时，录制宏的功能就派上用场了，它可以记录数据刷新的顺序，在需要的时候将这一系列动作重放，实现自动化操作。

（1）录制宏：在做好各项准备后开始录制宏，具体操作步骤如下：

①在“开发工具”选项卡上的“代码”组中，单击“录制宏”，如图 3-1-3-6 所示。

②在“宏名”框中，输入宏的名称，本案例中宏名为“刷新透视表”。建议宏名称尽可能提高描述性，后续随着录制宏的数量增加，方便快速找到所需的宏，如图 3-1-3-7 所示。

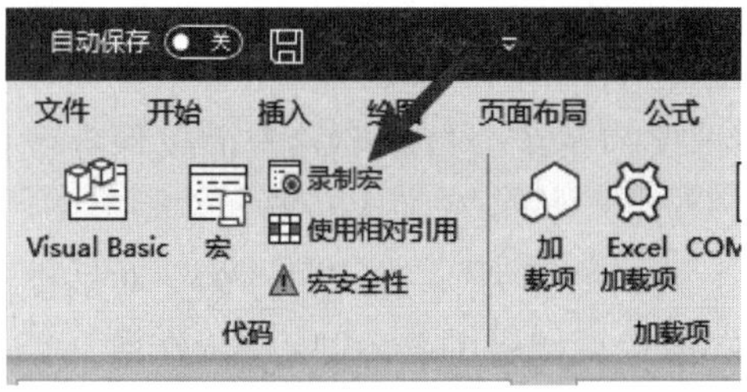

图 3-1-3-6　Excel 录制宏按钮

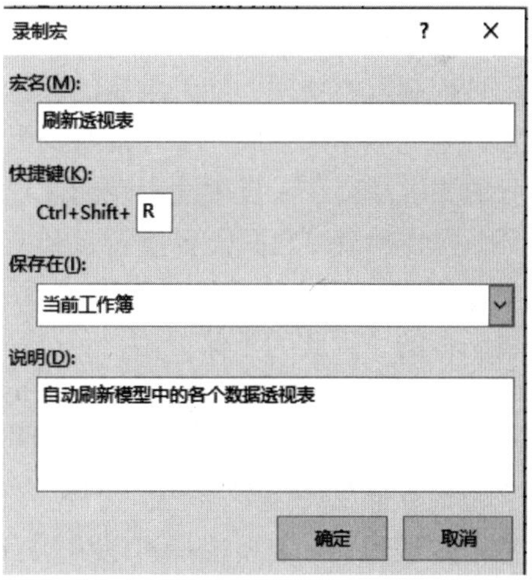

图 3-1-3-7　Excel 录制宏选项

注意：宏名的第一个字符必须是字母或汉字。后面的字符可以是字母、数字或下划线字符。宏名中不能有空格，下划线字符可用作单词的分隔符。如果使用的宏名同时还是单元格引用，则可能会出现错误消息，指示宏名无效。

若要分配用于运行宏的键盘快捷方式，在“快捷键”框中输入大写字母或小写字母。最好使用 {Ctrl}+{Shift}+（大写字母）组合键，因为在打开包含宏的工作簿时，宏的快捷键设置将覆盖任何等效的默认 Excel 快捷键。例如，如果使用 {Ctrl}+{Z}（撤消），将失去在实例中撤消前面误操作的功能。

在“保存在”列表中，选择保存宏的位置。该列表包含三个选项，分别是个人宏工作簿、当前工作簿、新工作簿，本案例选择第二项“当前工作簿”。其他两个选项的作用分别是让Excel将宏保存在一个隐含的工作簿中或者保存在一个新建的工作簿中，由于录制的宏仅在本模型中运行是有意义的，不具备针对其他模型的适用性，所以该宏只能保存在当前工作簿中。

在“说明”框中，可以输入该宏作用等信息便于今后维护，尤其是随着时间推移录制的宏越来越多且有些宏名称相似，对宏良好组织的作用将凸显出来。

③单击“确定”开始录制。

在本案例中，需要根据数据引用关系依次切换到DRG、ADRG、MDC等分析的数据页签下，逐个完成所有透视表的数据刷新操作。

④在“开发工具”选项卡上的“代码”组中，单击“停止录制 ■”。

注意：

①注意宏的操作作用范围：录制宏的过程中，会首先选定一个要操作的区域或者某个单元格，例如本案例中就是选中C2单元格中的数据透视表进行刷新。在运行宏的过程中，Excel也会自动将活动单元格定位到该位置然后进行后续操作。

②注意引用类型：宏录制的“使用相对引用”选项需要根据数据和实际需要进行选择。使用绝对引用和相对引用的区别在于：

使用绝对引用：Excel将按照录制宏时点选的单元格坐标寻找到该位置进行操作，如本案例中的C2单元格处表格等，在宏执行时也会自动定位到C2单元格的数据透视表进行刷新。

使用相对引用：Excel将记录录制宏时活动单元格与实际操作单元格的行、列坐标差值，在执行宏时根据当时的活动单元格坐标（此时的活动单元格可能与录制时不一样）并按照先前记录坐标差值定位到新单元格进行后续操作。例如录制宏时活动单元格是A1，然后对B1单元格进行操作，现在在D1单元格执行宏，如果选择绝对引用则运行宏时仍然对B1单元格进行操作，使用相对引用则会根据A1、B1的坐标差，定位到E1单元格进行操作。

③注意控制宏的规模：如果录制的宏包含大量操作步骤，建议将这些步骤拆分为多个规模较小的宏，避免整体录制成一个规模特别大的宏。主要有两方面原因，首先是操作步骤越多对录制过程的要求越高，一旦中途出现问题只能返工；其次则是较小的宏容易进行后期维护，例如某些环节操作出现变化只需要重新录制该环节的宏即可，无需整体重新录制。

当宏录制完毕后建议立即保存文件，尤其是新建的Excel工作簿。此时需要注意，宏是可以传播病毒的，因此为了保护用户免受病毒和危险宏代码的影响，传统的Excel工作簿格式（扩展名*.xlsx、*.xls）是不能承载宏的，如果强行保存系统会自动删除宏而仅保存数据，同时系统也会显示相应的提示信息。

为了正确存储宏，需要点击“文件”选项卡上的“另存为”，在“另存为”对话框中，下拉“文件格式”列表，需要选择可以承载宏的文件格式，如启用Excel宏的工作簿（扩展名为“.xlsm”）或者Excel二进制工作簿（扩展名为“.xlsb”），如图3-1-3-8所示。

注：这个问题在所有Office组件中均存在，所以如果您在其他Office组件例如Word中也录制了宏，则也需要注意选择能够承载宏的文档类型（扩展名为“.docm”）来保存文档。

（2）运行宏：打开包含宏的工作簿Excel会有宏安全性的警告（图3-1-3-9），此时点击该警告信息选择允许运行宏即可，如果仍然有问题也需要在设置中心中将该工作簿所在文件夹设置为授信的，具体方法请参考微软官方文档。

运行宏的具体步骤为：首先在菜单栏上转到“开发工具”选项卡，在“代码”组中找到“宏”按钮或按键盘快捷键，即可打开宏列表。

在“**开发工具**”选项卡上，单击“**宏**”或按 {**Alt**} + {**F8**}，打开“**宏**”对话框查看与工作

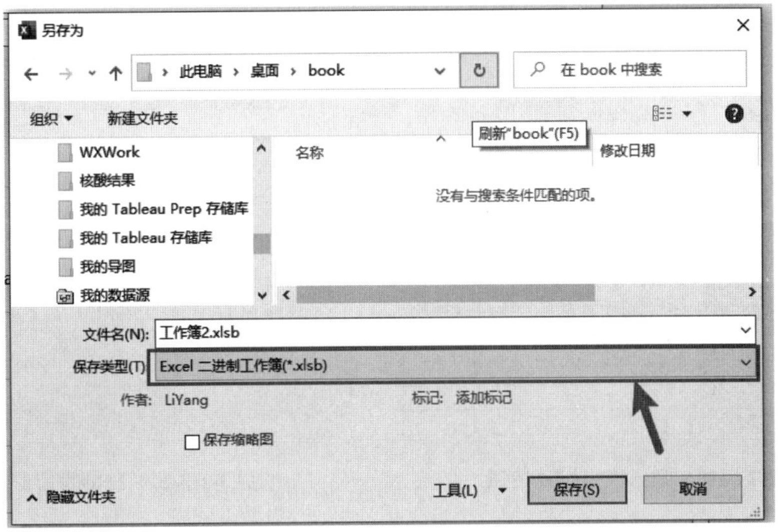

图 3-1-3-8　Excel 文件格式保存选项

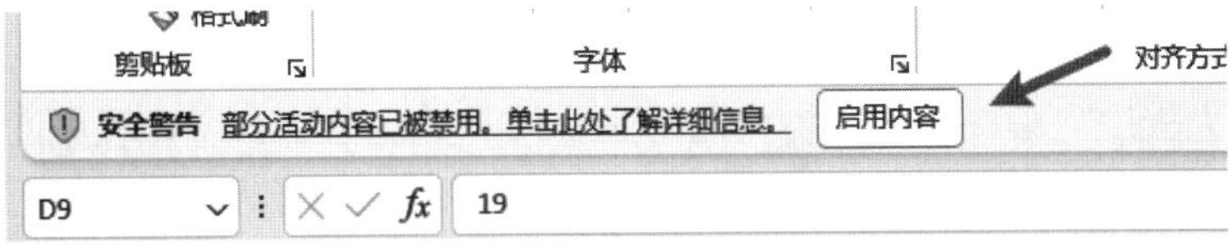

图 3-1-3-9　Excel 宏安全提示

簿关联的宏。点击“执行”按钮即可运行之前录制的宏。

注意：由于一个宏可以进行多步操作，所以一旦宏运行，其对数据进行的操作及更改不能被撤消。因此首次运行录制的宏之前，请确保已保存要运行宏的工作簿，或者最好在工作簿副本上运行，以防不需要的更改。如果运行了宏，但运行过程中出现了问题，比如 Excel 报错、刷新数据透视表时覆盖了其他单元格的数据，此时可以直接关闭工作簿而不保存。

(3) 在表格中添加宏的快捷启动按钮：前面介绍了通过录制宏解决模型中自动刷新透视表中数据的问题，但是如果每次都需要手工按前文介绍的方法来运行宏是非常繁琐的。Excel 允许用户将一些在应用程序中才能见到的文本框、按钮、下拉框等控件插入工作表中，并能够和之前编写的宏进行关联，省去手工点选菜单的步骤。

放置按钮的位置选择：按钮一般放置在参数区域旁边，这是因为参数调整后模型完成各部分公式的运算从而形成透视表的数据源，此时调用宏完成数据刷新可以满足后续透视表附带计算的需要，也能确保没有对包含“旧数据”的透视表进行任何操作或者获取到有错误的信息。具体方法如下：

①在“开发工具”选项卡上，找到“控件”组，然后点击“插入”按钮，如图 3-1-3-10 所示箭头处的图标“▭”就是按钮，点击。

②此时鼠标箭头会变成十字形状，在需要放置按钮的位置按住鼠标左键，会画出按钮形状，松开鼠标就会在该位置插入按钮，并且弹出指定宏的对话框，此时点选需要与按钮关联的宏，然后点击“确定”按钮，如图 3-1-3-11 所示。

此时，当用户点击刚生成的按钮后，就会自动运行对应的宏了。

③给按钮起个名字：新生成的按钮是以“按钮 1”“按钮 2”的形式命名的，表意不清晰，建议根据实际功能给按钮命名，如本案例的“复制环比数据”。方法如下：

右键点击新生成的按钮，然后选择“编辑文字”，此时就可以给按钮命名了。

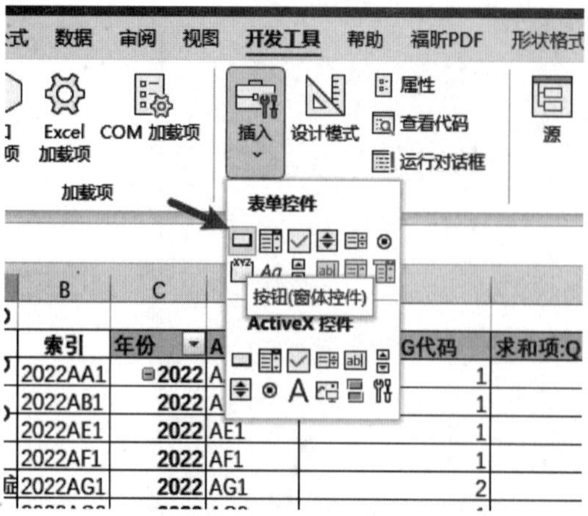

图 3-1-3-10 插入表单控件按钮

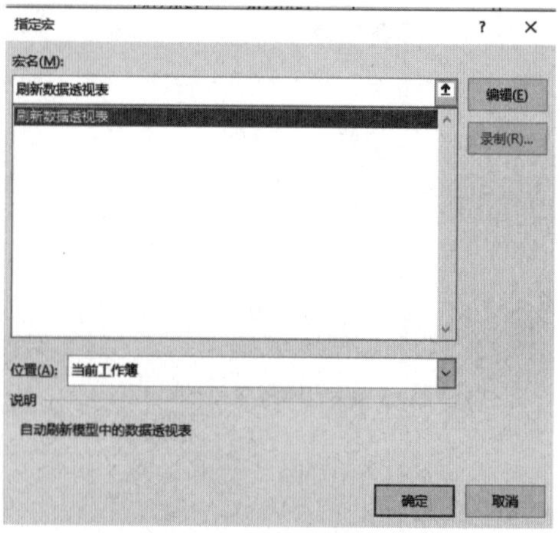

图 3-1-3-11 按钮指定宏选项

注意：

①如果在前面的步骤中没有给按钮指定宏，则后续点击该按钮什么事情都不会发生，此时可以用鼠标右键点击这个按钮，选择“指定宏…”项目来重新为按钮指定点击后执行的宏。

②宏可以很大程度上解决重复性操作的问题，但是其也会成为恶意程序的载体，“宏病毒”就是其中一种。因此，打开包含宏的文件时需要确认其来源是可靠的，否则在 Excel 提示宏安全性的时候一定不要允许这些宏运行。

2．案例 2：模型中结果复制导出 模型中的结果表往往包含大量的计算公式，在使用其结果时经常需要反复进行复制数据、排版等工作，此时可以依靠“宏”将复制数据和排版的各项操作固化下来，在需要的时候执行，让 Excel 自动完成这一系列操作。例如在 DRG 模型中许多模块要生成最终的结果数据，如图 3-1-3-12 所示，该表格是待导出的诸多结果之一，如果依次将这些结果表拷贝到新表格中是非常繁琐的操作，此时就可以通过录制宏将这些数据以及格式复制出来，在需要的时候能够实现“一键导出”。

R	S	T	U	V	W	X	Y
	24	74	32323	23993	198838	165766354	
象限	专业数	DRG数	总例数	总权重	总住院日	总费用	费用占比
1	3	3	793	207	4206	4662133	2.8%
2	1	3	3096	1488	9919	14268672	8.6%
3	13	60	26606	21044	168762	133115830	80.3%
4	7	8	1828	1254	15951	13719719	8.3%

图 3-1-3-12 待导出数据示例

操作方法：

（1）启动“录制宏”功能：在“开发工具”选项卡上的“代码”组中，单击“录制宏”，如图 3-1-3-13 所示。

（2）为宏命名：在“**宏名**”框中，输入宏的名称，本案例中宏名为“导出模型结果”，如图 3-1-3-14 所示。

（3）进行要录制的操作

①选中图 3-1-3-12 中表格部分，然后点击鼠标右键在快捷菜单中选择“复制”，如图 3-1-3-15 所示。

②新建一个空白的 Excel 工作簿。

③选择 A1 单元格。

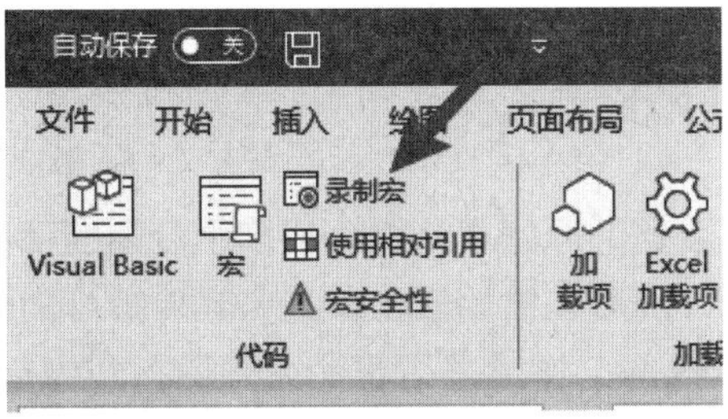

图 3-1-3-13　录制宏按钮

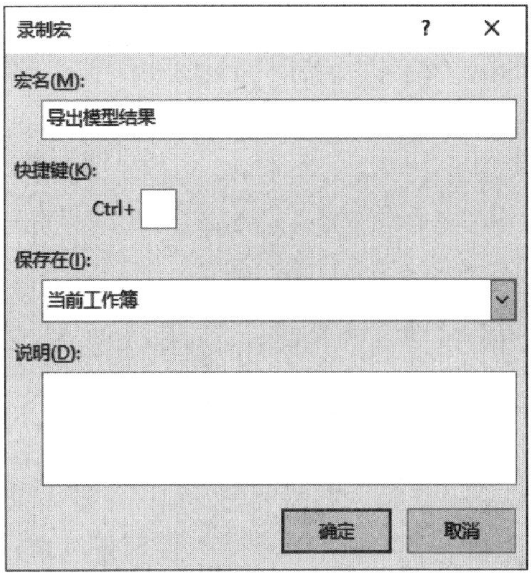

图 3-1-3-14　录制宏选项

④然后选择性粘贴，粘贴值，如图 3-1-3-16 所示。

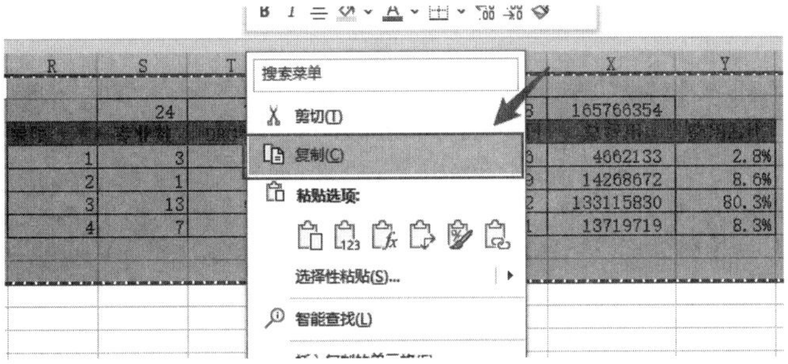

图 3-1-3-15　复制数据

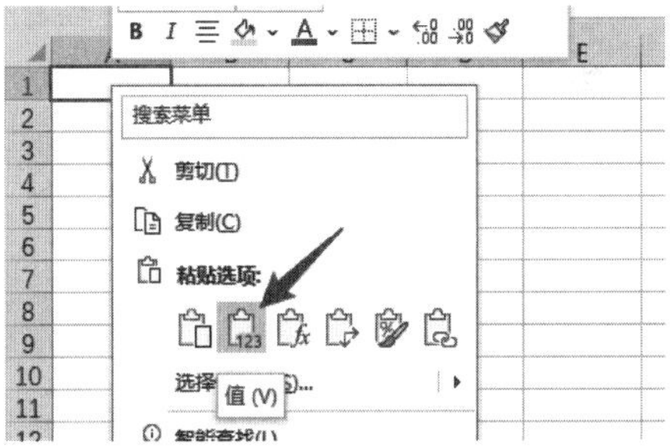

图 3-1-3-16　粘贴数据（值）

⑤选择性粘贴，粘贴格式，如图 3-1-3-17 所示。

⑥重复 1 ~ 5 步，完成所有需要导出数据的复制操作。

（4）停止录制宏：如图 3-1-3-18 所示。

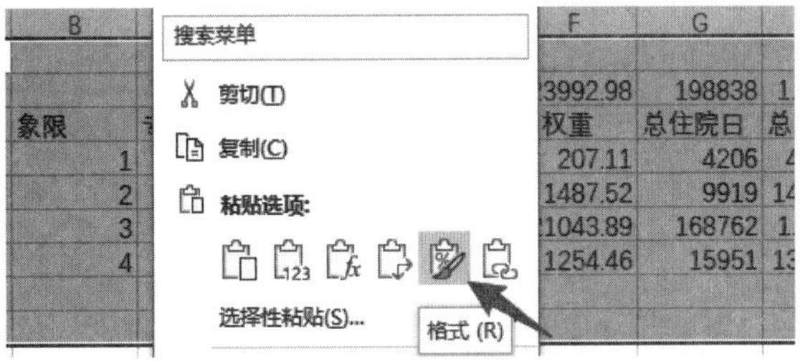

图 3-1-3-17　粘贴数据（格式）

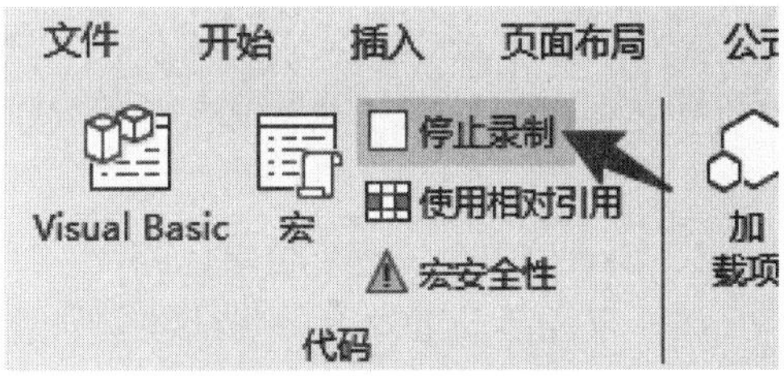

图 3-1-3-18　停止录制宏

（5）根据需要增加快捷启动按钮。

三、小结

本单元对录制宏的步骤以及各个环节的注意事项进行了阐释，读者可以根据案例结合实际工作使用录制宏的功能将重复的操作步骤记录下来，在需要的时候执行。虽然本书主要介绍了宏在 Excel 环境中的应用，但宏过程可以扩展到其他 Office 应用程序，以及支持 Visual Basic Application（VBA）的任何其他应用程序。例如，在 Word 中可以利用宏实现自动排版，在 Outlook 中可以通过宏实现邮件的自动发送，本书后续章节将陆续介绍一些比较经典的应用案例。

（李　阳）

第四单元　自动拆分数据表

在数据整理阶段，经常会遇到需要将包含全部数据的原始表格拆分成多个分表的情况。通常在手工操作流程中，需要先新建一个空白工作簿，随后在原始表格中选中需要拆分的数据区域，将其复制到空白工作簿中，接着将包含拆分数据的工作簿进行重命名并保存到指定位置，最后不断地重复以上新建、复制、重命名和保存的步骤直至所有数据拆分完毕。尽管这项工作看起来并不复杂，但通过人工的方式拆分表格存在自动化程度低、可操作性差、数据复制的错误无法避免等现实问题。为了提高工作效率、保证数据的准确性，可以借助 Excel VBA 的强大功能，通过简单的编程语言让计算机替我们自动地完成这一系列复杂、重复、枯燥的工作。

一、基础知识

1．简介　利用 Excel 拆分原始表格，其中包括获取表格拆分时所依据的拆分列的值，根据拆分列的值将原始数据拆分成若干表单并命名，对所有拆分后的所有表单进行统一的格式整理，最后将拆分后的所有表单进行保存并命名。

2．Excel VBA 新建和删除工作表

（1）新建工作表：在 Excel VBA 中，可以使用 Sheets.Add 来新建一个工作表，并在随后选定该新建表格重命名。

```
Set newSheet = Sheets.Add  '在活动工作表后新建工作表
newSheet.Name = "医务部"  '将新建的工作表命名为"医务部"
```

（2）删除工作表：这个语句会删除指定的工作表。其中，SheetName 是要删除的工作表的名称：

```
Sheets("SheetName").Delete
```

3．Excel VBA 快速定位单元格

（1）定位活动工作表中连续数据列最后一行：End（xlUp）相当于常用的 {Ctrl}+{ ↑ } 快捷键，利用它定位到表格最后一个单元格。同理，xlDown 相当于 {Ctrl}+{ ↓ }，xlToRight 相当于 {Ctrl}+{ → }，xlToLeft 相当于 {Ctrl}+{ ← }。

```
ActiveSheet.Range("a" & Rows.Count).End(xlUp).Row
```

（2）定位活动工作表中连续数据列结束后的第一个空单元格

```
ActiveSheet.Range("a1").End(xlDown).Offset(1, 0).Select
```

Offset 函数（a，b）表示上下移动 a 行，左右移动 b 列。

(3) 定位使用的单元格范围

```
Worksheets("Sheet1").UsedRange.Select
```

选择 Sheet1 中所有已使用的单元格，包含着带格式的、空白的单元格。

4．Excel VBA 字典的应用　VBA 字典（Dictionary）是一种非常有用的数据结构，可以用于存储和管理数据。字典包含两个特性，第 1 个特性是关键字 key 值具有唯一性，同一个字典变量中不允许存在重复的 key 值。第 2 个特性是关键字 key 与 item 条目成对出现，这个是字典特有的关联性，可以通过 key 值查找到对应的条目 item，item 值是可以重复的。

以下为一个字典的使用案例，希望能够帮助您更好地了解相关知识。假设有一张表格，其中第 3 列为科室名称，第 4 列为患者姓名，第 5 列为患者年龄，可以通过字典来储存所有科室名称作为 key 值，并将 key 值与该科室内的所有患者和患者年龄（item）进行关联。

第一步：创建一个空字典，用于存储科室名称及其对应的出现次数。

```
Dim dict As Object
Set dict = CreateObject("Scripting. Dictionary")
```

第二步：遍历 Excel 表格中的每一行，获取第 3 列的科室名称作为 key 值，如果该科室名称已经在字典中存在，则将其对应的出现次数加 1；否则，将该科室名称添加到字典中，并将其出现次数设置为 1。

```
Dim ws As Worksheet
Dim dict As Object
Dim lastRow As Long
Dim i As Long
Set ws = ThisWorkbook.Worksheets("Sheet1")'假设表格名称为 Sheet1
lastRow = ws.Cells(Rows.Count, 3).End(xlUp).Row '获取表格最后一行
'遍历表格中的每一行，将科室名称作为键，将患者姓名和年龄作为值添加到字典中
For i = 2 To lastRow
    If Not dict.Exists(ws.Cells(i, 3).Value) Then
      dict.Add ws.Cells(i, 3).Value, Array(ws.Cells(i, 4).Value, ws.Cells(i,
5).Value)
    Else
    '如果字典中已经存在该科室名称，则将该患者姓名和年龄添加到该科室名称对应的数组中
    dict(ws.Cells(i, 3).Value) = Array(dict(ws.Cells(i, 3).Value)(0), ws.Cells(i,
5).Value)
    End If
    Next i
```

此时，就在字典中储存了所有科室的名称，并记录了每个科室的患者信息。

5．Excel 增加宏按钮　在 Excel 中，宏按钮的主要作用是允许用户执行预定义的宏。通过创建宏按钮，用户可以在工作表上创建一个按钮，当单击该按钮时，它会运行预先定义的宏。

这种功能特别适合那些需要频繁使用某些特定操作的用户，例如自动填充数据、拆分数据等。通过创建宏按钮，用户可以将这些操作封装到一个简单的步骤中，从而提高工作效率。

在 Excel 中增加宏按钮的步骤如下：

（1）打开 Excel 文件，选择“开发工具”选项卡。如果找不到“开发工具”选项卡，需要右键单击工作表标签，然后选择“自定义功能区”选项。

（2）在“开发工具”选项卡下，点击“插入”选项卡。

（3）在“插入”选项卡下，点击“按钮”图标。

在弹出的“指定宏”对话框中，选择想要运行的宏。点击“确定”按钮，完成宏按钮的添加，如此在之后就可以通过点击按钮运行宏了。

二、应用场景

1．场景介绍 疾病顺位表作为能够反映医院或科室诊疗水平和医保付费情况的综合数据，常常需要定期上报给管理层和各科室，以便有针对性地优化和改进科室管理模式，提高医疗效率和经济效益。制作疾病顺位表的数据来源于 HQMS 文件，工作人员需要将 HQMS 文件根据需求制作数据透视表，接着在数据透视表中按照科室将数据拆分成若干张分表，随后将分表按照模板表格整理格式，最后将整理好的每张分表分别按照“科室 - 时间 - 疾病顺位表 .xlsx”命名并储存到指定位置。疾病顺位表的整个制作流程充满了大量重复的、流程性的操作，若采用传统手工方法制作疾病顺位表，需要占用一个工作人员半天到一天的时间，不仅造成人力浪费，还不能保障数据的准确性和上报的及时性。相比于人工在处理大量数据、执行复杂任务方面的力不从心，Excel VBA 非常擅长处理这种重复的流程性操作，可显著提高工作效率和准确性。

2．Excel VBA 根据某列数据进行拆分、整理和保存

（1）整理数据透视表：根据原始数据和模板表格，通过添加字段、更改单元格格式、排序等方式制作出包含所需数据的如下数据透视表，如图 3-1-4-1。

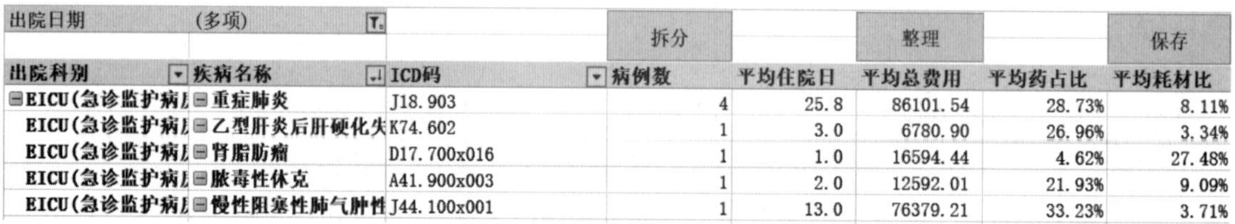

出院日期	(多项)		拆分		整理		保存
出院科别	疾病名称	ICD码	病例数	平均住院日	平均总费用	平均药占比	平均耗材比
⊟EICU(急诊监护病)	⊟重症肺炎	J18.903	4	25.8	86101.54	28.73%	8.11%
EICU(急诊监护病)	⊟乙型肝炎后肝硬化失	K74.602	1	3.0	6780.90	26.96%	3.34%
EICU(急诊监护病)	⊟肾脂肪瘤	D17.700x016	1	1.0	16594.44	4.62%	27.48%
EICU(急诊监护病)	⊟脓毒性休克	A41.900x003	1	2.0	12592.01	21.93%	9.09%
EICU(急诊监护病)	⊟慢性阻塞性肺气肿性	J44.100x001	1	13.0	76379.21	33.23%	3.71%

图 3-1-4-1　待拆分的数据表样式

（2）将数据透视表进行拆分：在制作完毕后的数据透视表上，将根据出院科别（第 1 列）把整张数据透视表按不同的出院科别拆分为若干表单。此时，需要利用到 VBA 的循环语句和字典来进行拆分，程序运行结束后，可以发现从表单“模板”以后出现了几十个新表单，他们均以各自第一列的出院科别命名，如图 3-1-4-2。

（3）对工作表进行批量整理：通过将拆分后的表单与模板比较，发现拆分表单和模板表格的格式还有一定差距，并且每张表单的格式调整步骤基本一样。因此同样可以通过 VBA 中的相关功能予以实现，例如可以将之前学过的宏录制和循环语法相结合，将同一次格式调整过程遍历到每一张工作表。

首先将模板表格放在工作簿中，打开宏录制记录将表单“EICU（急诊监护病房）”整理为与模板表格相同格式的过程。根据之前学过的基础知识，写一个循环，将该宏录制的内容遍历到从第 4 个表单及其往后的每一张表单。该 VBA 语句如下：

①从第 4 个表单开始，依次往后遍历接下来第二步的表格整理步骤。

出院科别	疾病名称	ICD码	病例数	平均住院	平均总费	平均药占	平均耗材比
EICU(急诊	重症肺炎	J18.903	4	25.8	########	28.73%	8.11%
EICU(急诊	乙型肝炎	K74.602	1	3.0	6780.90	26.96%	3.34%
EICU(急诊	肾脂肪瘤	D17.700x(	1	1.0	########	4.62%	27.48%
EICU(急诊	脓毒性休	A41.900x(	1	2.0	########	21.93%	9.09%
EICU(急诊	慢性阻塞	J44.100x(	1	13.0	########	33.23%	3.71%
EICU(急诊	开放性颅	S06.700x(	1	13.0	########	22.73%	1.80%
EICU(急诊	甲状腺功	E05.900x(	1	2.0	5918.34	5.77%	4.10%
EICU(急诊	急性呼吸	J96.000x(	1	7.0	########	8.24%	2.89%
EICU(急诊	急性非ST	I21.401	1	11.0	########	29.03%	2.62%
EICU(急诊	股骨转子	S72.100x(	1	21.0	########	21.44%	21.10%
EICU(急诊	低钠血症	E87.102	1	56.0	########	13.05%	2.88%

< > >| 2022原始数据 数透表 模板 EICU(急诊监护病房) 不孕不育科 产科

图 3-1-4-2 拆分完成后的新表单

```
ReDim arr1 ( 4 To Worksheets.Count )'创建一个循环
For i = 4 To Worksheets.Count '从第四个表单开始，依次往后运行
    arr1 ( i ) = Worksheets ( i ) .Name
Next
```

②通过宏录制来进行录制，将某个分表整理成与模板表格相同格式的步骤转化为 VBA 语言，并使上一步的循环执行宏录制内容直至所有表单整理完毕（图 3-1-4-3）。操作方法请见基础知识：宏录制。

	A	B	C	D	E	F	G
1	出院科别：不孕不育科						
2							
3	疾病名称	ICD编码	出院人数	平均住院日	人均住院费用	药占比	耗材比
4	盆腔子宫内膜异位	N80.302	24	4.8	17485.3	10.78%	15.20%
5	异常子宫出血	N93.901	12	1.8	5911.9	14.70%	7.07%
6	卵巢过度刺激综合	N98.100x001	11	6.3	3457.0	16.44%	0.72%
7	女性盆腔粘连	N73.602	9	5.1	13353.9	13.73%	14.69%
8	早期先兆流产	O20.000x002	6	6.5	3737.8	50.49%	0.08%
9	输卵管系膜囊肿	N83.800x010	6	4.8	13288.4	11.44%	15.23%
10	子宫内膜息肉	N84.001	5	2.0	6576.8	14.95%	6.23%
11	异位妊娠	O00.900	5	9.6	3873.2	34.89%	0.33%
12	先兆流产	O20.000	5	7.8	4859.6	47.82%	0.11%
13	流产后宫腔粘连	O08.803	4	2.0	7742.7	14.88%	11.46%
14	稽留流产	O02.100	4	4.5	2440.0	3.10%	0.46%
15	子宫内膜复杂性增	N85.002	3	2.7	6041.2	20.06%	6.52%
16	左侧输卵管积水	N70.100x009	2	5.5	19400.0	9.92%	21.84%
17	子宫内粘连	N85.600	2	2.0	8614.1	15.69%	10.50%
18	早期轻度妊娠剧吐	O21.001	2	4.5	1951.7	14.98%	0.23%
19	宫颈粘连	N88.102	2	2.0	7148.7	13.70%	5.43%
20	多胎妊娠	O30.900	2	9.0	7330.0	9.86%	3.34%
21	左侧输卵管梗阻	N97.100x009	1	5.0	18120.0	10.46%	20.34%
22	子宫腔积液	N85.800x009	1	3.0	1130.6	14.34%	0.00%

|< < > >| EICU(急诊监护病房) 不孕不育科 产科 创伤外科及矫 … + 100%

图 3-1-4-3 通过宏格式化的表格样式

（4）对表单进行批量命名和保存：在按照模板表格整理好所有表格后，接着要将各拆分好的表单都按照 sheet 名称进行命名，并依次保存在指定位置。该步骤如之前一样，是机械性的重复性劳动，同样也可以把这个步骤交给 VBA 来实现，效果如图 3-1-4-4 所示。

到这里，就通过 Excel VBA 将全院所有出院科室的疾病顺位表制作完成了。

> 2022年住院患者信息表-文档-Saved

名称	修改日期	类型	大小
EICU(急诊监护病房)_2022年第4季度主要疾病...	2023/9/24 17:45	XLSX 工作表	12 KB
不孕不育科_2022年第4季度主要疾病顺位.xlsx	2023/9/24 17:45	XLSX 工作表	15 KB
产科_2022年第4季度主要疾病顺位.xlsx	2023/9/24 17:45	XLSX 工作表	24 KB
创伤外科及矫形骨科_2022年第4季度主要疾病...	2023/9/24 17:45	XLSX 工作表	18 KB
儿内科_2022年第4季度主要疾病顺位.xlsx	2023/9/24 17:45	XLSX 工作表	16 KB
耳鼻喉科_2022年第4季度主要疾病顺位.xlsx	2023/9/24 17:45	XLSX 工作表	18 KB
风湿免疫科_2022年第4季度主要疾病顺位.xlsx	2023/9/24 17:45	XLSX 工作表	17 KB

图 3-1-4-4　按出院科别拆分后的文件

3．Excel VBA 根据某几列数据进行多重拆分　Excel VBA 不仅可以根据某一列数据进行拆分，还可以根据多列数据进行拆分，其多重拆分功能在应用 Excel 进行初步的数据分析方面具有广泛应用的潜力。该功能在医学研究中常见的应用场景多见于：①人群分类和分析：医学研究经常需要根据不同的人群特点对数据进行分类和分析。利用 Excel VBA 的多重拆分功能，研究人员可以根据特定的人口学特征将调查对象数据分割到不同的工作表中，以便对各类人群的研究指标进行分析。②治疗效果评估：医学研究需要评估不同治疗方法或药物的效果。利用 Excel VBA 的多重拆分功能，可以根据患者的治疗方案和观察指标，将数据拆分到不同的工作表中。通过对不同治疗组的数据进行比较和分析，可以评估不同治疗方法对患者的疗效和生活质量的影响。

不妨通过一个案例来更好地了解多重拆分功能。假设有一个包含调查对象基本人口学特征指标和血糖、血脂、BMI 等临床指标的数据，希望根据性别（数据列 C）和每周吃早饭的频率（数据列 D）将人群进行划分，获取不同人群的个体状况，以便进行进一步的分析。原始数据如下图 3-1-4-5 所示：

患者编号	年龄	性别	吃早饭频率	身高（cm）	BMI	空腹血糖（mmo	收缩压（mmHg）	舒张压（mmHg）	甘油三酯（mmo	总胆固醇（mmo	低密度脂蛋白（r	高密度脂蛋白（mmol/L）
1	28.00	女	5	160.00	24.10	3.9	115	75	1.5	5.2	1.3	1.8
2	35.00	男	4	175.00	27.20	5.2	135	85	2.2	6.4	1.7	2.1
3	42.00	女	7	165.00	23.80	3.7	120	80	1.5	4.8	1.4	1.9
4	31.00	女	4	155.00	23.50	4.2	125	85	1.8	5.4	1.5	2.1
5	46.00	男	2	170.00	24.60	4.8	130	90	2.1	6.1	1.6	2.3
6	29.00	女	0	160.00	23.10	4.1	120	80	1.4	4.7	1.3	1.8

图 3-1-4-5　原数据格式

通过 VBA 程序，将源工作表中的数据按照性别和早餐频率进行分类，新建了性别（男 / 女）和吃早饭频率（0/1/2/3/4/5/6/7）共计 2*8=16 个新的工作表，并以性别 _ 吃早饭频率的格式进行命名和拆分数据，将每个分类的数据复制到单独的工作表中，拆分后的表格如下图 3-1-4-6 所示：

A	B	C	D	E	F	G	H	I	J	K	L	M
2	35.00	男	4	175.00	27.20	5.2	135	85	2.2	6.4	1.7	2.1
25	29.67	男	4	162.00	23.41	4.0	114	80	1.4	6.1	1.3	1.8
27	29.19	男	4	160.00	23.31	6.0	110	70	1.5	5.6	1.4	1.9
117	7.37	男	4	153.00	18.72	7.0	105	77	1.9	5.6	1.4	2.3
119	6.88	男	4	199.00	18.62	8.0	134	68	2.2	5.8	1.6	2.1
142	1.31	男	4	150.00	17.45	8.0	137	64	1.8	6.4	1.5	1.8
165	-4.27	男	4	186.00	16.28	7.0	135	80	1.4	6.1	1.4	2.3

原始数据表　男_4　女_7　女_4　男_2　女_0　女_5

图 3-1-4-6　多重条件拆分后的表格样式

借助 Excel VBA 快捷的多重拆分语句，可以将一个包含大量信息的原始数据表格按照多个维度进行拆分生成多个表单，减少数据处理的时间和复杂度，便于进行各表单间的数据分析和比较，避免人为主观因素对数据处理结果的影响，保证了数据分析的精度和客观性。

综上所述，Excel VBA 在处理批量拆分表格时，较传统手工制表方式具有很多优势：①自动化处理：Excel VBA 可以通过编写宏来自动化处理批量拆分表格。用户只需要运行宏，即可将表格自动拆分为多个表单，可以规避因人工操作造成的错误，提高数据真实性和准确性。②灵活性：Excel VBA 可以根据实际需求进行编写，且编写好的程序可以通过改写相对基础的部分就能使其适配需求相似的另一张表。③可重用性：编写好的 Excel VBA 程序可以在需要时进行调用或改写，让用户方便、快捷地用同一个程序处理多个类似表格，成倍地提高工作效率。

注：本单元完整程序代码详见数字资源。

（孙力伟）

第二节　第三方插件丰富 EXCEL 功能

第五单元　使用方方格子插件实现数据清洗

新拿到的数据可能包含各种问题，在真正导入模型进行分析前，需要对这些问题进行纠正，这些问题包括在手工录入、排版以及系统导出数据等环节中产生的诸如非法数据、行列转置、合并单元格等。数据清洗和预处理就是为了把这些带错误的、不精准的数据转化成可以输入模型的形式。针对这些数据，一些第三方的插件可以快速定位有问题的数据，或者直接对数据进行处理，使其能够快速达到满足建模需求的状态。方方格子是一款方方格子工作室自主开发的大型 Excel 工具箱软件。界面简洁，功能强大，操作简单，支持撤销，支持 DIY 工具箱。其极大地加强了 Excel 功能，提高了数据处理效率。

一、基础知识

1．安装方方格子

(1) 下载方方格子安装包：登录方方格子官网（http：//ffcell.com/）下载“方方格子工具箱”安装包，下载的安装包是一个压缩文件。目前方方格子仅支持 Windows 系统，支持 Excel2007、2010、2013、2016、2019、2021、365 各个版本的 32 位、64 位 Office。

(2) 安装前准备：安装前关闭 Excel 软件，如之前装过，则需卸载原先安装的方方格子。

(3) 进行安装：将下载的压缩文件解压缩到一个文件夹下，运行安装程序。

安装步骤：

①先关闭安全软件，许多系统安全软件将向 Office 系统安装插件视为高危操作进行提示和拦截，因此需提前将此类软件关闭以降低安装失败的风险。

②以管理员身份运行，安装时尽量安装在默认位置，以免弹出拒绝访问的对话框。

③提示安装 VSTOR 环境时点击“是”。

④安装成功后，打开 Excel 时会有加载，同时菜单栏有显示（仅显示方方格子和 DIY 工具箱），代表安装成功。

注意：如果显示安装成功，但是打开 Excel 没有方方格子则需要检查：

① Office 版本是否符合要求；

②检查 Office 加载项，确保允许方方格子运行；

③修复 Office 安装。

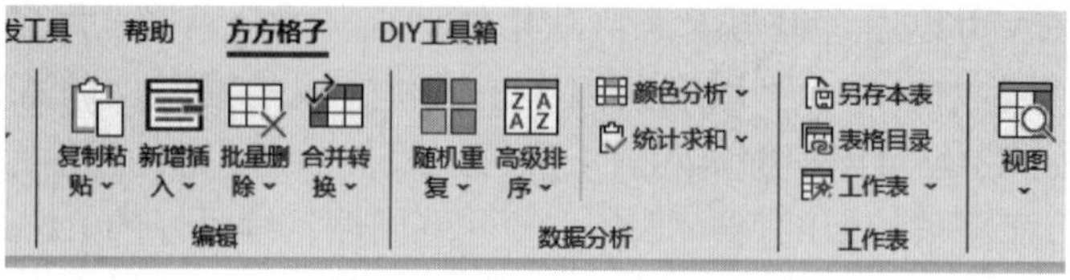

图 3-2-5-1　方方格子选项卡

2．基础操作

(1) 选择单元格：在处理较大数据量时，如何选定表格的数据区域是备受困扰的问题，单纯利用 Excel 的快捷键也需要多次滚屏，操作繁琐。方方格子提供了快速操作选区的功能，可以让用户根据需要快速调整选定区域进行后续操作。

①打开“快速选择”窗口：在 Excel 菜单栏中选择**“方方格子”选项卡→视图→选择**

②系统显示“快速选择”窗口：如图 3-2-5-2 所示。

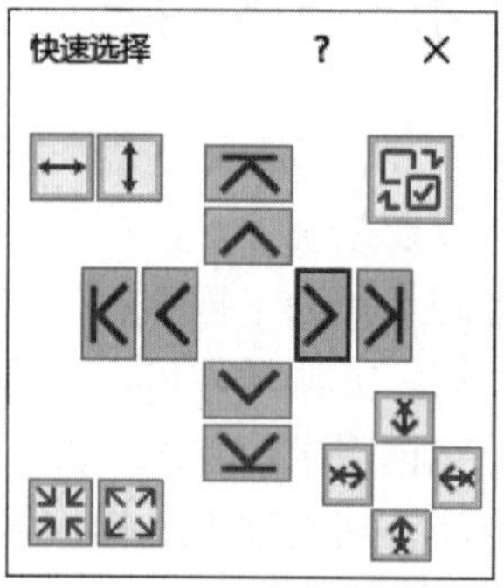

图 3-2-5-2　单元格选择工具栏

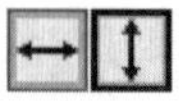 整行、整列选择：点击后 Excel 会自动选中当前选中单元格对应的整行或整列。

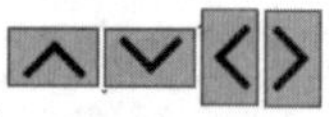向上、下、左、右步进：点击后当前选中区域会分别向上、下、左、右移动一格。

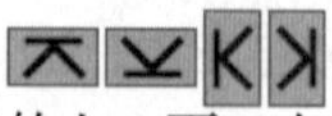向上、下、左、右移动至数据边缘：点击后当前选中区域会分别跳转至数据区域的上、下、左、右的边缘。

 缩小、扩大选区到整个数据区域：当选择区域大于数据区域时，点击会让选区正好覆盖数据区域；当选区在数据区域内部，点击会让选区扩大至正好覆盖数据区域。

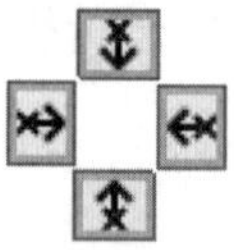 向内缩小选区：根据箭头所示，当点击对应的按钮后，选区边缘会向内缩小一行或一列，该功能适合用于去除表头、首行、首列、汇总行的选择。

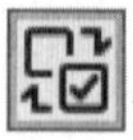：反向选择：点击后会反选数据区域。

(2) 聚光灯：在操作较大表格时“聚光灯”功能能够辅助显示行、列坐标，防止处理数据

时出现“看串行”的问题。点击方方**格子菜单中的视图→聚光灯**，可以开启该功能，如图 3-2-5-3 所示。

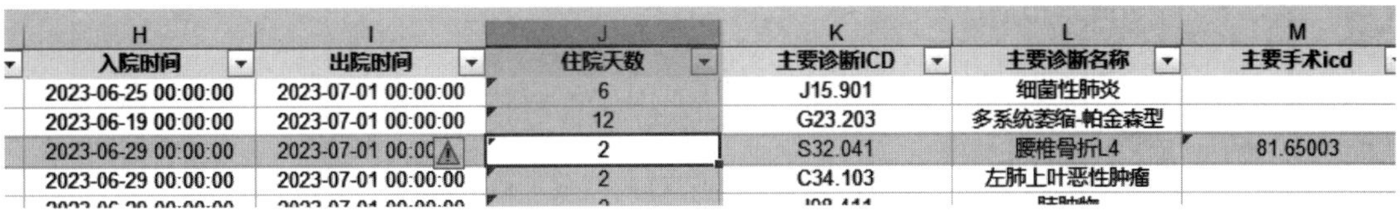

图 3-2-5-3　聚光灯功能效果

二、应用场景

数据分析模型对导入的数据有着严格的要求，虽然 Excel 本身提供了强大的公式、函数功能，但是在处理空行、文本型的数值转换、字段拆分、透视表的逆透视等问题时显得力不从心。如果使用方方格子中相应的功能，则可以轻而易举地完成。

1．删除表格中影响分析的内容

（1）删除表格中的控件：如果从网页上粘贴数据，有可能会将网页上的各类控件（例如输入框、复选框、单选框、下拉框、超链接等）一并粘贴到数据表中，干扰对后面数据的操作。此时，可以通过方方格子的删除控件功能，删除这些不需要的内容。方法是：

①选择需要删除各类控件的区域，如图 3-2-5-4 区域中包括 1 个输入框以及 1 个按钮。

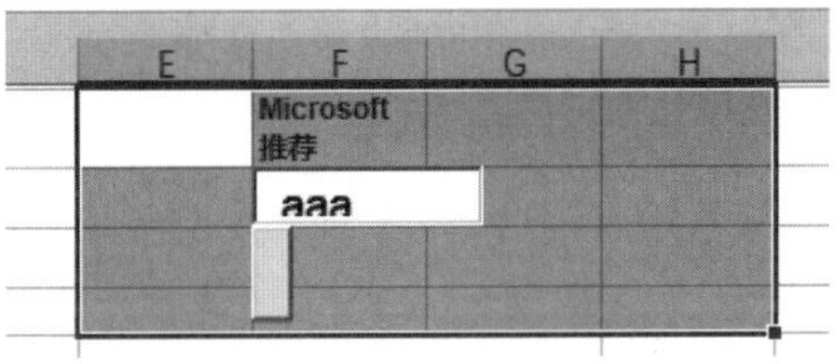

图 3-2-5-4　包含控件等元素的工作表实例

②在 Excel 菜单中选择：方方格子→编辑→批量删除→对象，然后系统提示“是否确定删除选中区中的所有对象？”时选择“确定”即可完成删除。

（2）删除空行：当数据区域内存在空行时，会干扰公式填充、数据筛选等操作，同时也会造成计数错误等问题，因此最好能够在将数据导入前将空行删除，减少使用公式校验空行的额外逻辑，从而降低模型的整体复杂程度。方法是：

①选中数据区域。

②在菜单中选择方方格子→编辑→批量删除→删除空行 / 列…，系统弹出对话框，如图 3-2-5-5。

③根据空行的类型设置好参数，然后点击“确定”按钮。

（3）删除非打印字符：数据中的非打印字符例如空格、乱码会干扰公式计算的结果，例如 len 函数报告莫名其妙的错误长度，字符截取时得到的结果不准确，等等。此时需要高度怀疑数据中包含了非打印字符，如果采用人工的方法去除需要不断尝试各种可能的字符，非常繁琐，此时可以通过方方格子的删除文本功能实现自动删除各类非打印字符的目标。方法如下：

①选中需要操作的数据区域。

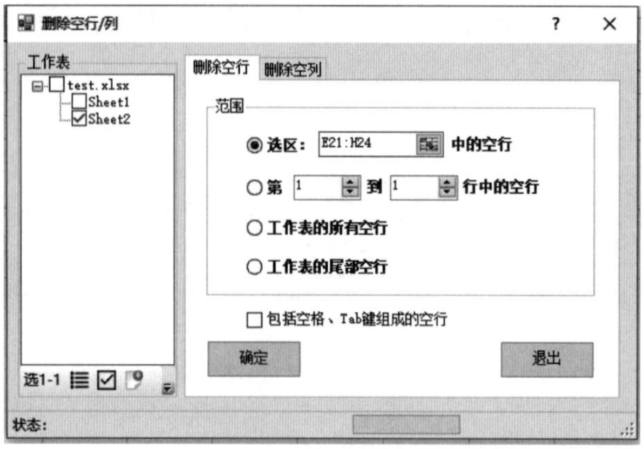

图 3-2-5-5 删除空行选项

②在 Excel 菜单中选择方方格子→高级文本处理→删除空格，然后分别选择其中的“删除开头空格”“删除末尾空格”“删除不可见字符”命令，将各单元格中非打印字符进行清除，如图 3-2-5-6。

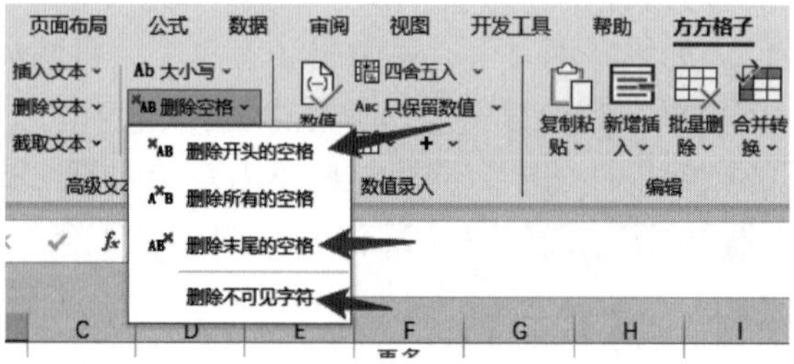

图 3-2-5-6 删除空格选项菜单

2．文本型的数值转换为数值型 当数据中出现文本类型的数字，每个数字所在单元格左上角有个绿色的三角，这些数据是无法利用公式进行数学运算的，因此需要将其转换成真正的数据类型，如图 3-2-5-7 所示。

方法是：

①选择需要转换的数据区域。

②在 Excel 菜单中选择方方格子→数值录入→数值→文本型数字转换，如图 3-2-5-8 所示。

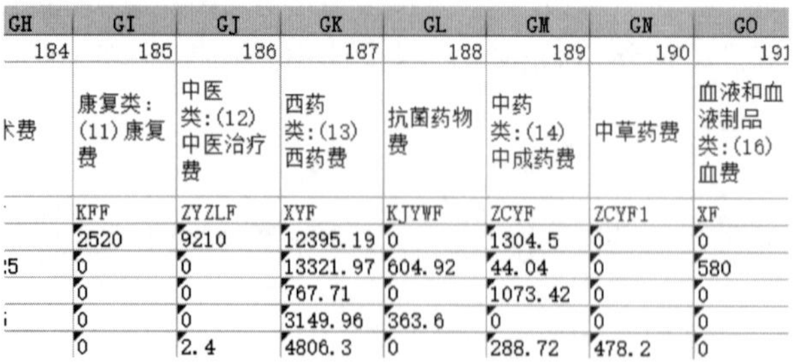

GH	GI	GJ	GK	GL	GM	GN	GO
184	185	186	187	188	189	190	191
费	康复类：(11) 康复费	中医类：(12) 中医治疗费	西药类：(13) 西药费	抗菌药物费	中药类：(14) 中成药费	中草药费	血液和血液制品类：(16) 血费
	KFF	ZYZLF	XYF	KJYWF	ZCYF	ZCYF1	XF
	2520	9210	12395.19	0	1304.5	0	0
5	0	0	13321.97	604.92	44.04	0	580
	0	0	767.71	0	1073.42	0	0
	0	0	3149.96	363.6	0	0	0
	0	2.4	4806.3	0	288.72	478.2	0

图 3-2-5-7 包含文本数据项示例

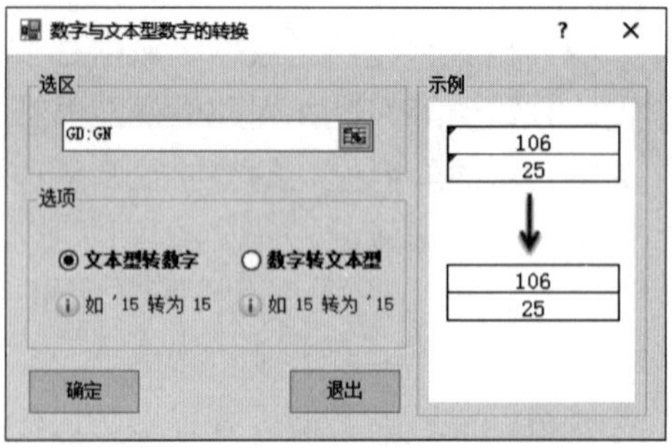

图 3-2-5-8 文本与数字转换选项菜单

③在对话框中选择“文本型转数字”，然后按“确定”按钮，方方格子将自动完成转换，视数据量大小，可能需要花费一定时间。

3．区域转置

(1) 行列转置：有时拿到的数据其表头是第一列，表格呈横向扩展。此时，为了能够顺利进行数据分析，需要将行列进行转置，如图 3-2-5-9 所示。

	A	B	C	D	E	F
1	病案号	1024060	T018800	T067662	T015577	T067676
2	医保卡号	10175749	13586220	13318618	08854860	14227903
3	患者姓名	**	**	**	**	**
4	入院科室	通感染病房	通神内病房	通脊柱病房	通胸外病房	通胸外病房
5	出院科室	通感染病房	通神内病房	通脊柱病房	通胸外病房	通胸外病房
6	患者性别	2	1	2	1	1
7	患者年龄	19	70	66	59	61
8	入院时间	2023-06-25 00:00:00	2023-06-19 00:00:00	2023-06-29 00:00:00	2023-06-29 00:00:00	2023-06-29 00:00:00
9	出院时间	2023-07-01 00:00:00	2023-07-01 00:00:00	2023-07-01 00:00:00	2023-07-01 00:00:00	2023-07-01 00:00:00
10	住院天数	6	12	2	2	2
11	主要诊断ICD	J15.901	G23.203	S32.041	C34.103	J98.411

图 3-2-5-9　需转置的数据示例

可见，这样的数据表无论从容纳的数据量还是模型中各类公式的应用都是非常不利的，需要将其转换成正常的表头样式。方方格子提供了相应的转置功能，方法如下：

①选择需要转换的数据区域。

②在 Excel 菜单中选择**方方格子→编辑→合并转换→行列倒置**，系统显示如图 3-2-5-10 所示参数对话框：

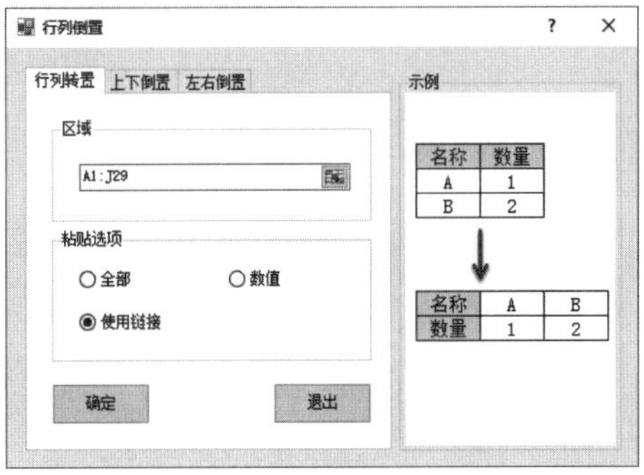

图 3-2-5-10　数据转置选项

在“行列转置”页签下，区域为刚才选中的区域。“粘贴选项”栏目有“全部”“数值”“使用链接”三个选项，“全部”选项是指将原单元格中的公式以及结果值一起拷贝到目标位置；“数值”选项指将原单元格中的公式去除，仅将结果值拷贝到目标位置；“使用链接”指将原单元格内容的链接放入目标位置，当原单元格内容变化则目标单元格内容随之变化。这里选择“数值”，以确保单元格值在转换后是独立的数据，不会受到原数据改变的影响。

③点击“确定”按钮，系统提示转置后的数据存放位置。此时选择另外一个工作表中的单元格，然后按“确定”按钮，系统会自动完成数据转置操作。

注意：转置后的数据不能存放在原数据所在位置，否则会引起数据错误。

(2) 透视表的逆透视：数据表经过透视表操作后得到的表叫做“交叉表”，当遇到这类数据进行分析时，由于其行、列都是某个字段的具体值，如果直接使用公式进行处理操作过程过于复杂。因此需要进行逆透视，即将二维数据变化为一维数据。如图 3-2-5-11 所示，左侧表格中分为男、女两列，如果是在模型中需要统计所有患者，将不可避免地额外写一些公式进行处理。如果在一开始就进行处理，将大大降低模型的复杂程度。具体操作步骤如下：

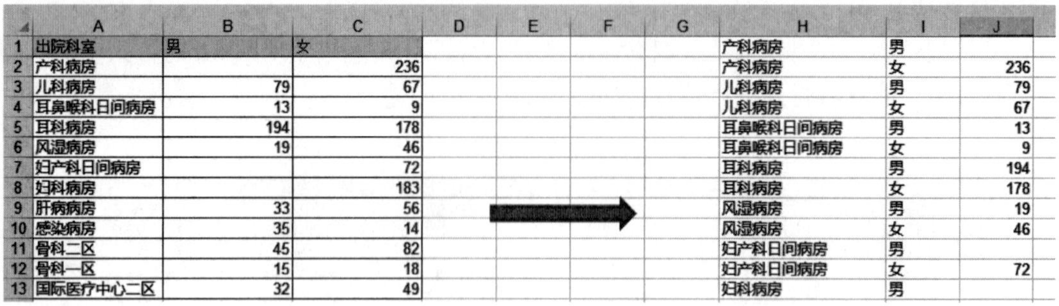

	A	B	C
1	出院科室	男	女
2	产科病房		236
3	儿科病房	79	67
4	耳鼻喉科日间病房	13	9
5	耳科病房	194	178
6	风湿病房	19	46
7	妇产科日间病房		72
8	妇科病房		183
9	肝病病房	33	56
10	感染病房	35	14
11	骨科二区	45	82
12	骨科一区	15	18
13	国际医疗中心二区	32	49

	H	I	J
1	产科病房	男	
2	产科病房	女	236
3	儿科病房	男	79
4	儿科病房	女	67
5	耳鼻喉科日间病房	男	13
6	耳鼻喉科日间病房	女	9
7	耳科病房	男	194
8	耳科病房	女	178
9	风湿病房	男	19
10	风湿病房	女	46
11	妇产科日间病房	男	
12	妇产科日间病房	女	72
13	妇科病房	男	

图 3-2-5-11 需要逆转置数据示例

①选择需要转换的数据区域。

②在 Excel 菜单中选择方方格子→编辑→合并转换→一维二维转换，系统显示如图 3-2-5-12 所示参数对话框。

区域选项为当前选中的数据区域，选项栏目中，行标题、列标题数量含义是原本行、列数据归属于几个字段，本例中行、列分别属于出院科室、性别项目，都是 1 个字段，因此均应输入值“1”，按然后按“预览”按钮可以查看结果是否准确，无误后按“导出”按钮。

③如图 3-2-5-13 系统提示结果的存放位置，此时选择需要存放数据的单元格，然后按“确定”即可。

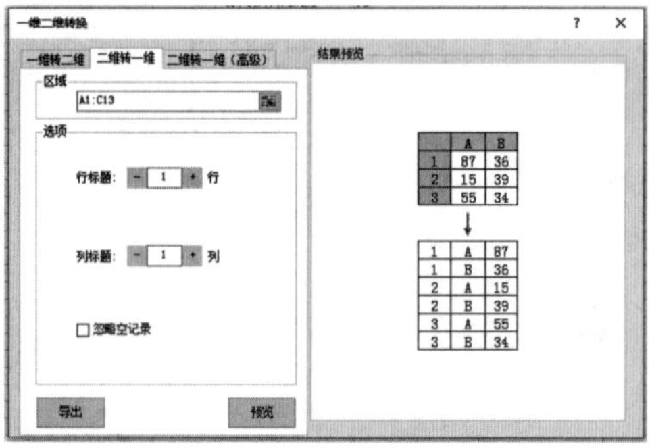

图 3-2-5-12 数据逆转置选项

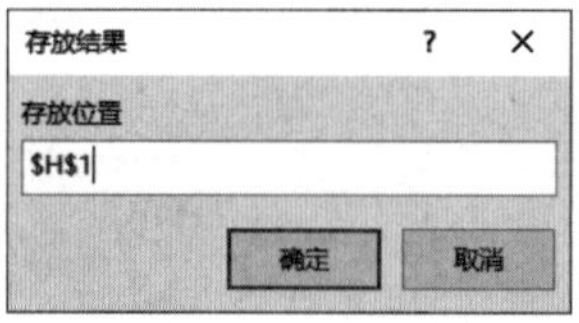

图 3-2-5-13 数据逆转置结果存放位置

4. 取消合并单元格 当处理系统导出的汇总表格时经常会遇到利用合并单元格展示相同数据的情况。如图 3-2-5-14 所示，相同内容的单元格被合并到一起，如果直接用公式对合并后的单元格取值则只能正确取到合并单元格中左上角第一个单元格的值，其余单元格均为“空”。

此时，需要对合并后的单元格进行特殊的公式处理才能保证每一行都可以准确获取合并单元格前的数值。为方便这类数据表的处理，可以使用方方格子中的“取消合并相同单元格”命令。方法如下：

①选择需要转换的数据区域。

②在 Excel 菜单中选择方方格子→编辑→合并转换→取消合并相同单元格，系统显示如图 3-2-5-15 所示参数对话框。

③确定数据无误后，按“确定”按钮。Excel 将解除单元格的合并状态，并按照合并单元格的状态将内容填充入各个单元格中，如图 3-2-5-16 所示。

E	F	G
接收科室名称	帐单子类名称	医嘱数据量
中医科门诊	化验费	2
	检查费	95
	理疗费	337
	通科治疗	228
	医事服务费	6318
	治疗费	1622
血液门诊	低值一次性卫材	7
	化验费	6
	检查费	9
	手术费	3
	通科治疗	698
	医事服务费	2449
血管外科门诊	动态血压	1
	医事服务费	2638

图 3-2-5-14　需取消合并单元格的数据示例

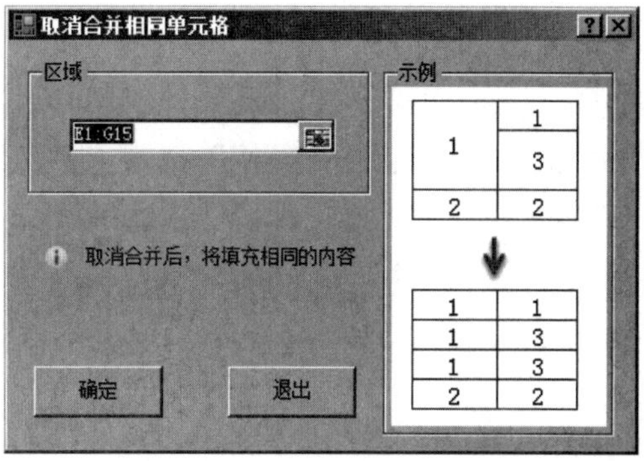

图 3-2-5-15　取消合并单元格的选项

E	F	G
接收科室名称	帐单子类名称	医嘱数据量
中医科门诊	化验费	2
中医科门诊	检查费	95
中医科门诊	理疗费	337
中医科门诊	通科治疗	228
中医科门诊	医事服务费	6318
中医科门诊	治疗费	1622
血液门诊	低值一次性卫材	7
血液门诊	化验费	6
血液门诊	检查费	9
血液门诊	手术费	3
血液门诊	通科治疗	698
血液门诊	医事服务费	2449
血管外科门诊	动态血压	1
血管外科门诊	医事服务费	2638

图 3-2-5-16　取消单元格合并后的数据结果

（李　阳）

第六单元　使用数据分析工具库校验数据和医学分析

在医学统计领域，有许多大型、专业的软件包，例如 SPSS、SAS、R 等，它们被广泛应用于数据统计分析工作中，但对于非统计专业出身的人来说使用起来是比较困难的。为了能够满足比较简单的统计分析需求，Excel 自身提供了数据分析工具——数据分析工具箱。面对日常的统计分析需求，可利用该分析工具库的向导、窗口参数的形式进行操作，迅速得到所需的结果，不仅操作简便，更可以节省学习专业统计分析软件的时间。该插件使用内置的专业统计或工程宏函数来完成各类计算，当运算结束后可以将结果显示在输出表格中，其中某些工具还可以生成图表用于可视化展示。

一、基础知识

1．启动 Excel 分析工具库

（1）在 Excel 文件→选项中，选择“加载项”，在“管理”下拉框中，选择“Excel 加载项”。

（2）在弹出的“Excel 选项”对话框中，单击“加载项”，在“管理”下拉框中，选择

“Excel 加载项”。

（3）单击“转到”按钮，Excel 会弹出“加载宏”对话框，勾选需要安装的加载宏——“分析工具库”，若要包含分析工具库的 VBA 函数，则同时勾选“分析工具库——VBA”，单击“确认”按钮，即可完成加载插件，如图 3-2-6-1 所示。

（4）加载成功后，在“数据”选项卡中，即可看到“数据分析”按钮，单击此按钮，即可启动“数据分析”对话框，如图 3-2-6-2 所示。

（5）图 3-2-6-3 即为“数据分析”工具箱的对话框，可以看到其包含了一系列数据分析工具。

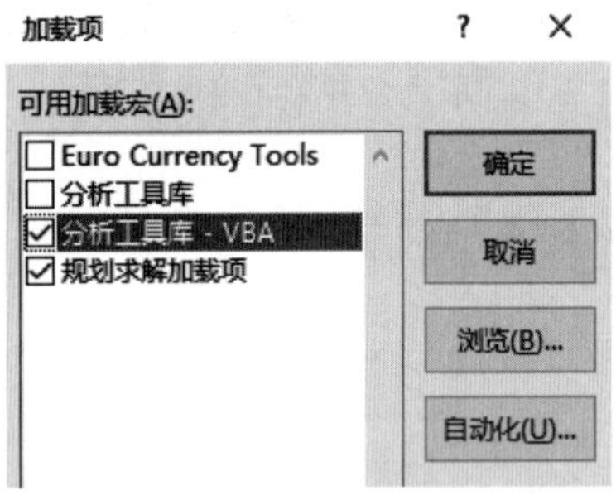

图 3-2-6-1　在加载项中启动“分析工具库”

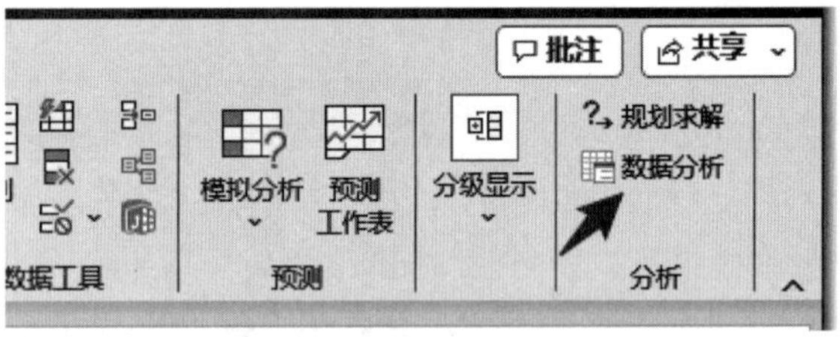

图 3-2-6-2　启动“数据分析”加载项

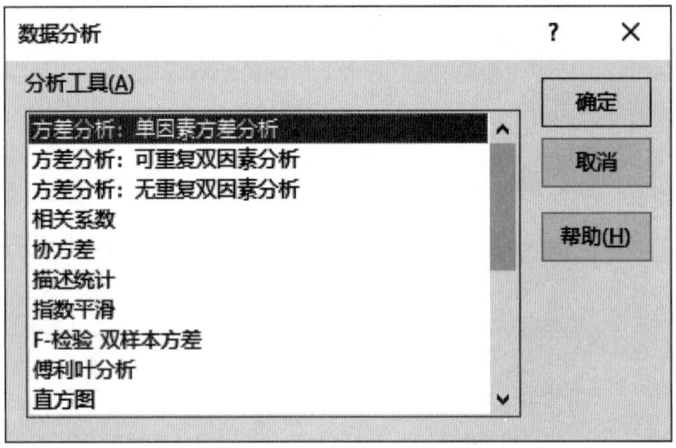

图 3-2-6-3　“数据分析”加载项功能列表

2．工具简要介绍　Excel 分析工具库共包含了 19 种分析方法，可以根据实际需求选用，主要包括：

（1）抽样设计：随机数发生器、抽样。

（2）数据整理：直方图。

（3）参数估计：描述统计、排位与百分比排位。

（4）假设检验

Z- 检验：双样本均值差检验，t- 检验：平均值的成对二样本分析，t- 检验：双样本等方差假设，t- 检验：双样本异方差假设，F 检验：双样本方差检验。

（5）方差分析：单因素方差分析、无重复双因素方差分析、可重复双因素方差分析。

（6）相关与回归分析：相关系数、协方差、回归。

（7）时间序列预测：移动平均、指数平滑、傅里叶分析。

二、应用场景

1．数据整体检查　在获取到待分析的数据后，需要对其进行一定的观察，排除数据中比较明显的问题，例如数据总量、出现明显的极值错误、数据趋势与以往数据有较大差异等，可以有效地发现数据统计口径错误引起的问题。

（1）描述统计：描述统计分析是统计分析的第一步，描述统计分析的常用指标主要有平均数、中位数、众数、标准差、方差等，提供分析对象数据的集中程度和离散程度等信息。在日常分析中，在获得病案首页数据之后需要对其数据质量进行检验，包括总体数据量、关键字段的完整性、字段值准确性、数据整体趋势稳定等，其中对数据字段值准确性的校验可以通过Excel公式和相关函数进行校验，而数据总量、数据趋势方面的分析可以通过Excel分析工具库中的描述统计功能完成。本案例中，利用住院天数变量来描述数据特征，分析住院天数和总费用的分布。操作步骤如下：在Excel菜单中，选择【数据】选项卡→【数据分析】→【描述统计】；在【描述统计】对话框中，对各类参数分别进行设置。

针对对话框的各个选项说明如下：

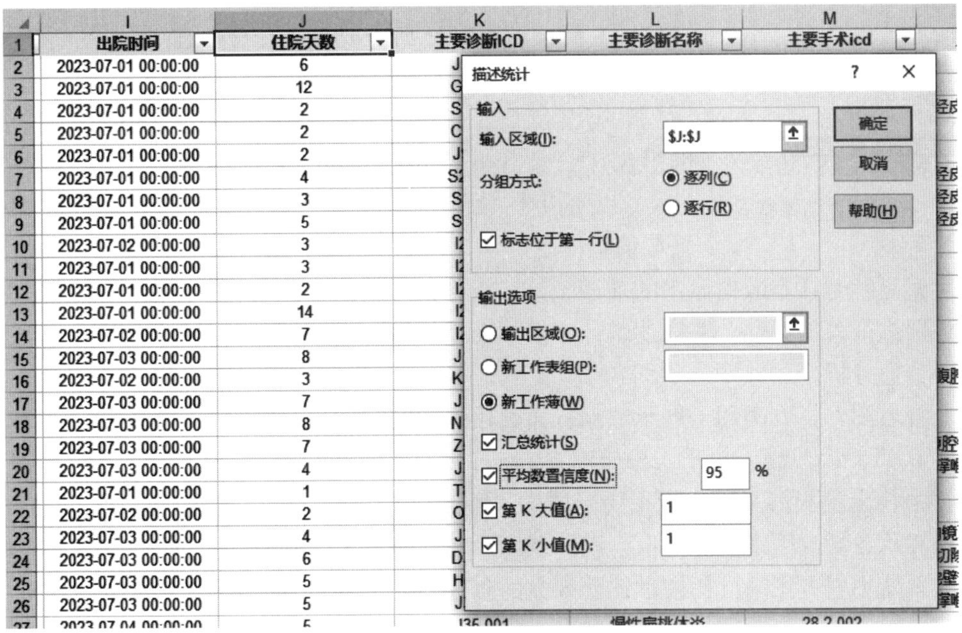

图 3-2-6-4　待分析数据样式

①输入区域：指需要分析的数据源区域，点击按钮，选择“住院天数”对应的J列，对话框参数自动设置为单元格绝对引用。

②分组方式：选择分组方式，如果需要指出上一步“输入区域”中的数据是按行还是按列排列，根据需要选择“逐行”或“逐列”，这里每一行都是一例患者的首页信息，因此选择“按行”分组的参数。

③标志位于第一行：数据源区域第一行含有标志（字段名、变量名）则需要勾选，本案例中第一行是表头，因此需要勾选该选项。

④输出区域：选择结果的输出位置，可选当前工作表的某个活动单元格、新工作表组或新工作簿，这里为了不破坏数据源选择“新工作簿”。

⑤汇总统计：包含平均值、标准误差、中位数、众数、标准差、方差、峰度、偏度、区

域、最小值、最大值、求和、观测数等相关指标。

⑥平均数置信度：置信度也称为可靠度，或置信水平、置信系数，是指总体参数值落在样本统计值某一区内的概率，常用的置信度为 95% 或 90%。

⑦第 K 大（小）值：表示输入数据组的第几位最大（小）值，勾选此选项可以快速找到极值。

	A	B
1	住院天数	
2		
3	平均	6.514741
4	标准误差	0.082003
5	中位数	5
6	众数	1
7	标准差	8.034203
8	方差	64.54841
9	峰度	72.22257
10	偏度	6.478087
11	区域	154
12	最小值	1
13	最大值	155
14	求和	62535
15	观测数	9599
16	最大(1)	155
17	最小(1)	1
18	置信度(95.	0.160743

图 3-2-6-5 描述统计结果样式

输出结果如下：

通过以上分析，可以得知住院病例的住院天数概况（图 3-2-6-5），例如平均住院日为 6.51 天，期内出院患者中最长住院日是 155 天，最小住院日、众数为 1 天（有日间病房等因素）。

以下是各项指标的解释：

①中位数：排序后位于中间的数据的值；

②众数：在整个样本数据当中出现次数最多的值；

③峰度：用来衡量数据分布起伏变化的指标，以正态分布为基准，比其平缓时值为正，反之则为负；

④偏度：用来衡量数据峰值偏移的指数，根据峰值所处位置在均值左侧或者右侧分别表示为正值或负值；

⑤极差：最大值与最小值的差；

⑥第 K 大（小）值：输出表的某一行中包含每个数据区域中的第 K 个最大（小）值；

⑦置信度：数值 95% 可用来计算在显著性水平为 95% 时的平均值置信度。

以上就是针对样本数据做出的描述统计分析，在一般的分析当中，主要是通过描述统计来对样本数据进行总的观察，在描述统计中基本上就能够对新获得的数据有基本的认识，从而有效地进行其他分析。

（2）直方图：直方图用于展示数据分布，用矩形的宽度和高度表示频数分布，横轴表示数据分组，纵轴表示频数或频率。柏拉图在 Excel 中又名“帕累托图”，亦称主次分析图，是从大量数据中找出主要因素，分析主要矛盾的一种图形。它是条形比较图和累计曲线图的结合，即以条形表示各影响因素的绝对值，以曲线表示各影响因素占总数的百分数和累计百分数。在本案例中，使用直方图来分析展示住院天数的分布趋势。具体方法如下：

①定义组距：确定数据分组的颗粒度，本案例中对住院天数进行分析，根据住院天数的整体分布情况，其值一般在 1 ~ 20 以内，因此可以按每 1 天为一组，按图 3-2-6-6 所示录入到单元格中。如果是分析费用等数据，每位患者的费用差异较大，就需要以 1000 元为单位进行分组，以此类推。

②启动直方图工具：在 Excel 菜单中选择：数据→分析→数据分析→直方图。

③设置参数，设置好后按“确定”按钮，见图 3-2-6-7。

输入区域：待分析数据所在位置，在本案例中“住院天数”字段在 $J：$J 列。

接收区域：组距数据区域，这里是第①步设定的组距所在位置，“$AI$1：$AI$21”。

输出区域：结果保存位置，本案例中为 AM1 单元格。

标志：输入区域和接收区域中包含标题则勾选，本案例勾选该选项。

柏拉图：组距按照频数从大到小排列，本案例勾选该选项。

累积百分率：频数累积百分率，本案例勾选该选项。

图表输出：输出图表，本案例勾选该选项。

④系统将显示计算结果。

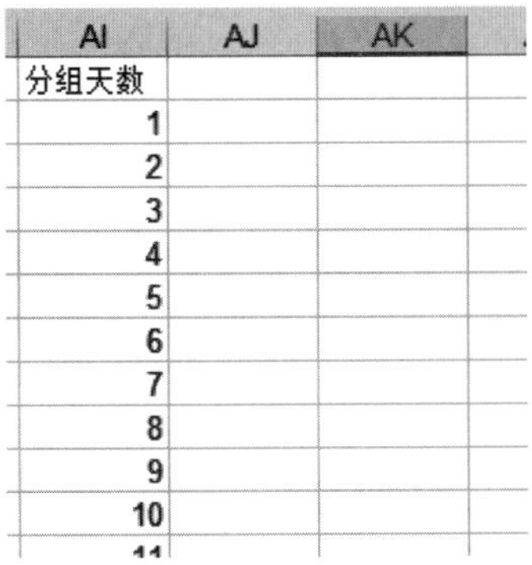

图 3-2-6-6　天数分组样式

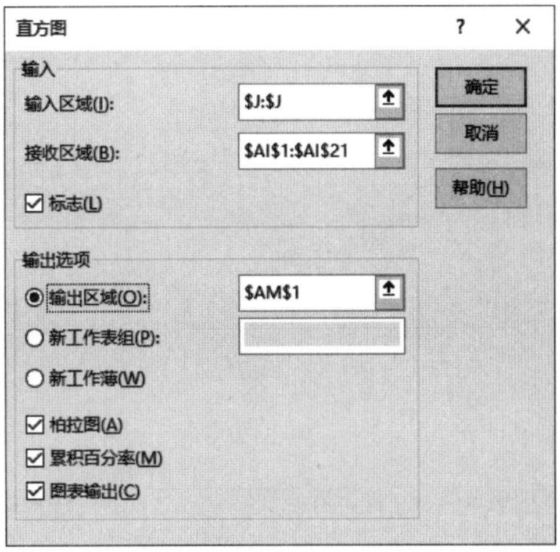

图 3-2-6-7　直方图设置选项

根据图 3-2-6-8 所示，可以对住院天数的数据分布情况进行检查，如果数据趋势较既往数据有较大变化，则说明需要对数据波动进行分析以排除数据口径等原因造成的影响。

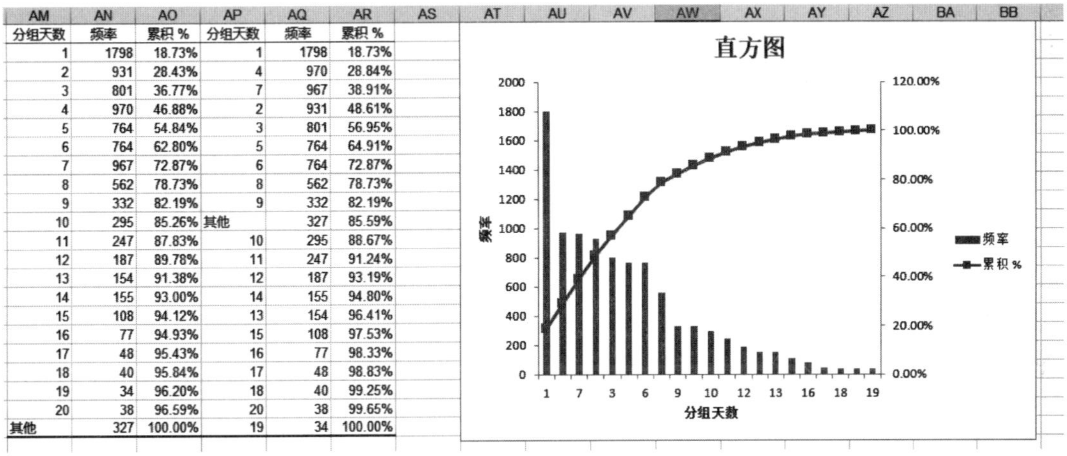

分组天数	频率	累积 %	分组天数	频率	累积 %
1	1798	18.73%	1	1798	18.73%
2	931	28.43%	4	970	28.84%
3	801	36.77%	7	967	38.91%
4	970	46.88%	2	931	48.61%
5	764	54.84%	3	801	56.95%
6	764	62.80%	5	764	64.91%
7	967	72.87%	6	764	72.87%
8	562	78.73%	8	562	78.73%
9	332	82.19%	9	332	82.19%
10	295	85.26%	其他	327	85.59%
11	247	87.83%	10	295	88.67%
12	187	89.78%	11	247	91.24%
13	154	91.38%	12	187	93.19%
14	155	93.00%	14	155	94.80%
15	108	94.12%	13	154	96.41%
16	77	94.93%	15	108	97.53%
17	48	95.43%	16	77	98.33%
18	40	95.84%	17	48	98.83%
19	34	96.20%	18	40	99.25%
20	38	96.59%	20	38	99.65%
其他	327	100.00%	19	34	100.00%

图 3-2-6-8　直方图结果展示

2．双因素 t- 检验　基于成对数据的 t- 检验常用于逐对比较法中，即有时为了比较两种产品、两种仪器、两种方法的差异，常在相同的条件下进行对比试验，得到一批成对的观察值，然后分析观察数据做出推断。示例：运用 t- 检验分析某体育疗法对减肥的作用。现随机抽取 12 位病人进行试验，除参加该体育疗法外，其余一切条件都尽可能相同，需根据试验前后测得体重数据判断这种新体育疗法对减肥是否具有显著作用。样本数据如图 3-2-6-9 所示。

具体操作方法如下：

①启动数据分析库的双因素 t- 检验工具：启动直方图工具：**在 Excel 菜单中选择：数据→分析→数据分析→ t- 检验**：平均值的成对二样本分析。

②设置参数值如图 3-2-6-10 所示：

变量 1 的区域：指定试验前的数据所在单元格区域 B1：B13；

变量 2 的区域：指定试验后的数据所在单元格区域 C1：C13；

假设平均差：根据实际问题输入假设成对观测样本 d 的均值 μ_d。本例中假设样本 x 与样本 y 的平均值相等，所以输入 0；

	A	B	C
1	病历号	治疗前x	治疗后y
2	23475	133	120
3	28348	145	122
4	12737	100	105
5	18743	156	133
6	28754	127	108
7	23674	122	110
8	32642	142	135
9	53522	110	105
10	23558	136	122
11	36983	166	145
12	26881	138	128
13	33558	110	108

图 3-2-6-9　待分析数据样式

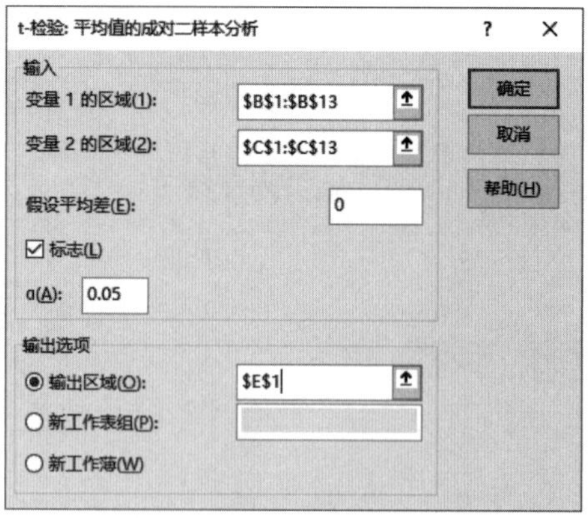

图 3-2-6-10　t- 检验：平均值的成对二样本分析设置选项

标志：指定的数据区域包含标志行则勾选；

α 值：根据需要指定显著性水平，本例为 0.05；

输出区域：选中将结果输入到输出区域。

③输入完参数后点击“确定”，即得到图 3-2-6-11 所示的分析结果。

t-检验: 成对双样本均值分析		
	治疗前x	治疗后y
平均	132.0833	120.08333
方差	379.1742	175.35606
观测值	12	12
泊松相关系数	0.926487	
假设平均差	0	
df	11	
t Stat	4.745664	
P(T<=t) 单尾	0.000302	
t 单尾临界	1.795885	
P(T<=t) 双尾	0.000604	
t 双尾临界	2.200985	

图 3-2-6-11　t- 检验：平均值的成对二样本分析结果

根据结果可看出，样本的 t 统计量为 4.745 664，大于 t 双尾临界值 2.200 985，所以拒绝原假设 H_0，即在置信度 α=0.05 的情况下，实施新体育疗法前后的数据有显著差异。由此得出结论：这种新体育疗法具有减肥作用。

注：本单元完整程序代码详见数字资源。

（李　阳）

第七单元　使用 Zebra BI 快速生成高质量业务数据可视化图表

在医院的日常运营中，数据扮演着至关重要的角色。通过对数据进行有效分析和可视化，可以最大化数据的潜力，进行趋势分析、预测和监测异常差异情况等。然而，挖掘数据的最大价值通常需要耗费学习成本和时间。为了提高数据分析的效率和效果，现在可以使用 Zebra BI 来快速生成高质量的数据可视化图表。Zebra BI 操作简单，易于上手，可以大大缩短学习和操作的时间，为数据可视化提供了一个优秀的选择。它可以帮助医院团队轻松地创建精美而清晰的图表，使复杂的数据变得易于理解和传达。通过 Zebra BI，医院可以更好地利用数据，做出明智的决策，提高运营效率，为患者提供更好的医疗服务。

一、基础知识

1．简介　Zebra BI 是一款为 Excel 提供的功能强大的插件，旨在帮助用户轻松创建高级图表和表格，并将数字转化为即时洞察。以下是 Zebra BI 的主要功能模块。

（1）高级图表和表格创建：Zebra BI 通过简单的一键操作，使用户能够在 Excel 中快速创建各种高级图表和表格。无论是柱状图、线形图还是瀑布图，Zebra BI 都提供了丰富的图表类型，以满足不同数据展示需求。

（2）数据转化为洞察：Zebra BI 能够将大量的数字数据转化为易于理解和分析的洞察。通过直观的图表和表格，用户可以快速识别数据的趋势、关联性和异常情况，从而获得深入的业务洞察。

（3）整合评论功能：Zebra BI 为用户提供了整合评论的功能，使其能够更好地讲述数据背后的故事。用户可以在图表和表格中添加注释、解释和见解，以便更清晰地传达数据的含义和重要性。

（4）动态注释更新：当用户对数据进行更改时，Zebra BI 会自动更新相关的注释，确保报告始终与最新数据保持同步。这样，用户无需手动调整注释内容，节省了时间和精力。

通过 Zebra BI，Excel 用户可以更高效地进行数据分析和报告生成。无论是创建各种高级图表和表格，还是整合评论以提供更有说服力的见解，Zebra BI 都为用户提供了简单实用的工具。

2．安装 Zebra BI 插件

（1）启动 Excel 程序。

（2）在顶部菜单栏点击“开始”选项卡。在弹出的下拉菜单中选择“加载项”，再在右下角点击“获取加载项”，如图 3-2-7-1 所示。

（3）在出现的 Office 加载项商店中，在搜索框输入“Zebra BI”。

（4）找到“Zebra BI Charts & Tables for Excel”并点击“添加”按钮，把两个插件添加到“我的加载项”中，如图 3-2-7-2 所示。

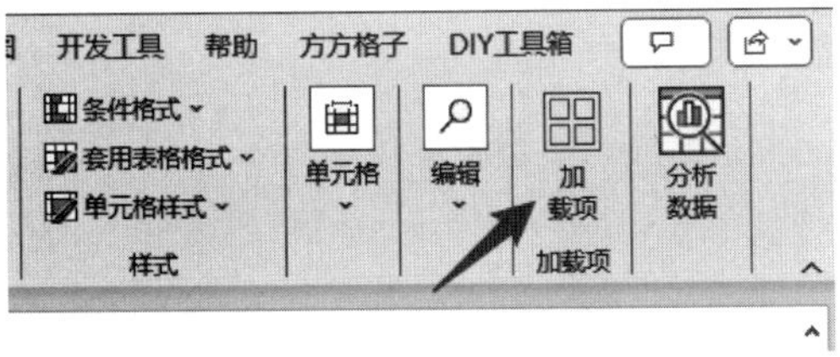

图 3-2-7-1　Excel 加载项菜单

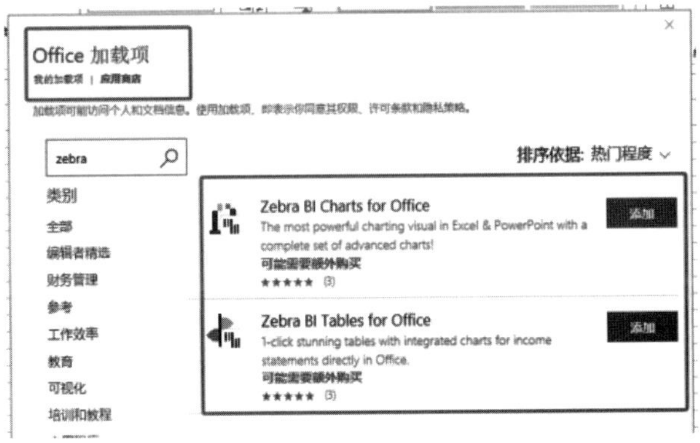

图 3-2-7-2　Excel 加载项商店

二、应用场景

1．场景介绍　假设业绩汇报会上需要汇报、展示本月全院运营情况，涉及整理和分析专科的各项业务数据。繁琐和复杂的数据报告常常让人抓不住重点，为了能够简洁、清楚地阐释医院运营情况，展示直观、简洁而又高质量的数据可视化结果，主要面临以下三个挑战：

（1）分析本月专科的关键业务指标，例如“出院人次”。

（2）将分析结果以图表和数据表格的形式直观展示。

（3）准备相应的分析结论，以便在汇报会上做进一步解释。

可以使用 Microsoft Office Excel 配合 Zebra BI 插件来迅速而高效地完成这些任务。这样，不仅能快速生成直观的图表和数据表格，还能避免繁琐的公式计算和数据处理，从而更加专注于数据分析和业务解读本身。

按照以下准备工作的步骤，确保能够顺利地进行后续的业务指标数据分析和可视化。

（1）确定关键指标：根据业务分析需要确定分析指标，如：出院人次。制定本期、同期、计划、目标、Comments 字段数据表模板，如图 3-2-7-3 所示。

数据分析找差异，
瀑布图：找原因。

本年	本期	同期	计划	目标	Commen
1	18340	18158	19974	21245	
2	16010	17218	18940	19973	
3	18032	16100	17710	18515	
4	19402	17800	19580	20826	
5	15120	18781	20659	21223	
6	20171	18010	19811	20171	
7	20184	17705	19476	19476	
8	19845	18900	20790	21546	
9		19014	20915	22437	
10		18100	19910	19910	
11		17701	19471	20710	
12		16970	18667	19346	

根据业务分析需要确定分析指标，如：出院人次。制定本期、同期、计划、目标、备注数据表

图 3-2-7-3　待分析数据展示

（2）生成差异可视化图表：光标放进表格内，点击加载项，调用 Zebra BI Charts for Office，智能生成数据差异可视化图，如图 3-2-7-4 所示。

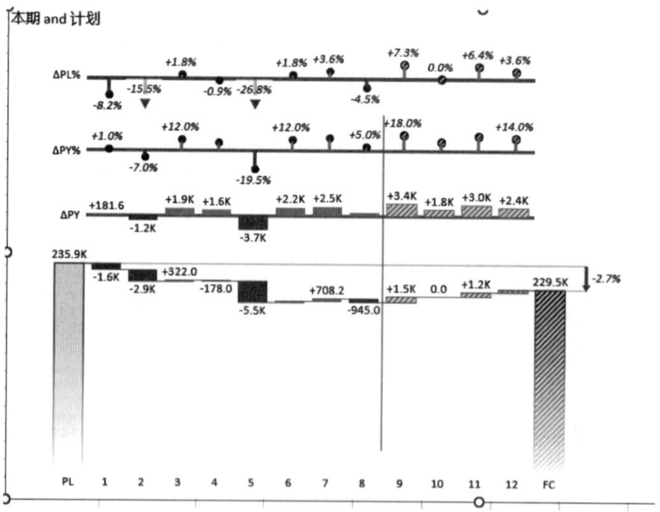

图 3-2-7-4　智能生成可视化图表样式

（3）得出分析结果：根据 Zebra BI Charts for Office 展示的瀑布图查找问题并备注分析结果，Zebra BI Charts for Office 会根据表格的更新自动生成具备分析结果的可视化图表备注。一目了然，简单快速，全程没有进行公式计算，只需粘贴进每月新的数据，展示分析差异，录入描述结果，即可智能生成完备的数据差异可视化分析图。

如果对生成的图不满意，可以点击右边的方向按钮，切换符合数据展示主题的可视化图来进行展示，如图 3-2-7-5、3-2-7-6。

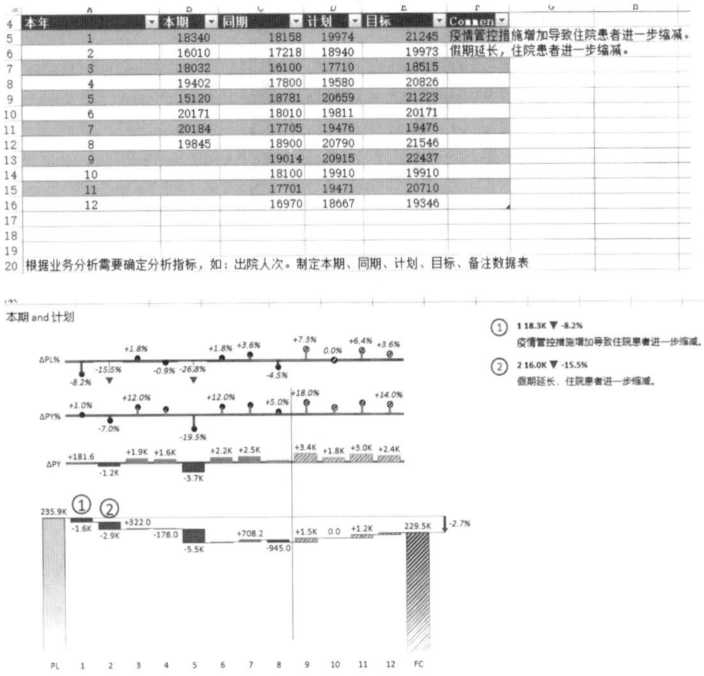

	本年	本期	同期	计划	目标	Comment
5	1	18340	18158	19974	21245	疫情管控措施增加导致住院患者进一步缩减。
6	2	16010	17218	18940	19973	假期延长，住院患者进一步缩减。
7	3	18032	16100	17710	18515	
8	4	19402	17800	19580	20826	
9	5	15120	18781	20659	21223	
10	6	20171	18010	19811	20171	
11	7	20184	17705	19476	19476	
12	8	19845	18900	20790	21546	
13	9		19014	20915	22437	
14	10		18100	19910	19910	
15	11		17701	19471	20710	
16	12		16970	18667	19346	
20	根据业务分析需要确定分析指标，如：出院人次。制定本期、同期、计划、目标、备注数据表					

图 3-2-7-5　输入数据描述信息

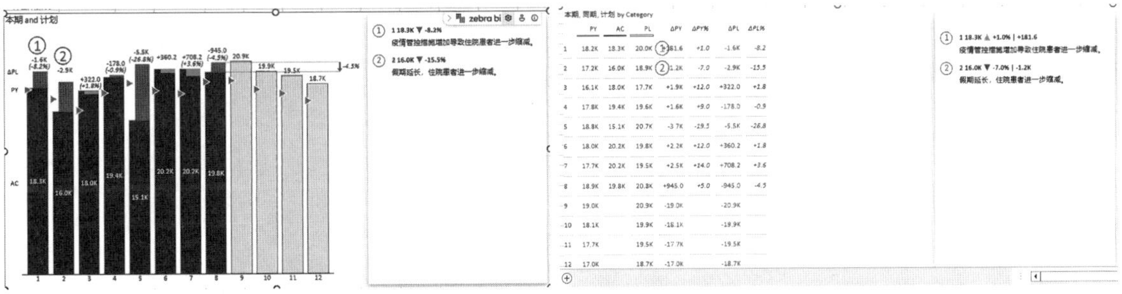

图 3-2-7-6　切换图表可视化样式

（4）优化可视化图：添加总体累计的对比，点击右上角的按钮，点击“齿轮”调出设置界面，可以看见插件自动将字段匹配到相应的字段位置，然后切换到“Settings”选项，勾选“Grand total”，如图 3-2-7-7 所示，即可看到过去几个月的累计数及同比差异。而且“Settings”里面还有各种图表个性化的设置，如图 3-2-7-8 所示，可以自由设置。

如果图不够直观，需要由表格体现具体数据，也是可以实现的。操作如下：光标放进表格内，点击加载项，调用 Zebra BI Tables for Office，智能输出可视化表格，而且刚才的数据分析备注也同步到图表上，便捷高效。

如果表格太过单调，需要有图配合体现差异或趋势，可以进行如下操作：鼠标移动到“AC”，点击向下的三角符号，调出“Setting”，根据个人喜好去设置不一样的有数据表又有数据图的可视化图表，而且字段名也可以按需改成中文名称，如将“AC”改成“本期”。整体可视化分析图表就完整、个性化地呈现出来了（图 3-2-7-9，图 3-2-7-10，图 3-2-7-11）。

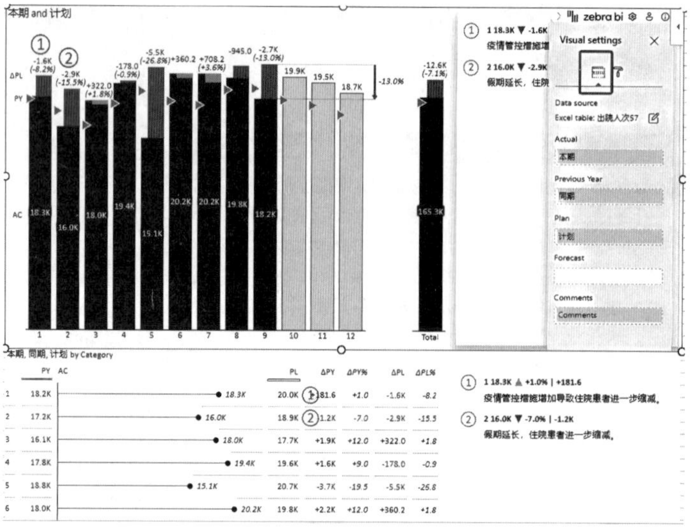

图 3-2-7-7　设置图表数据选项

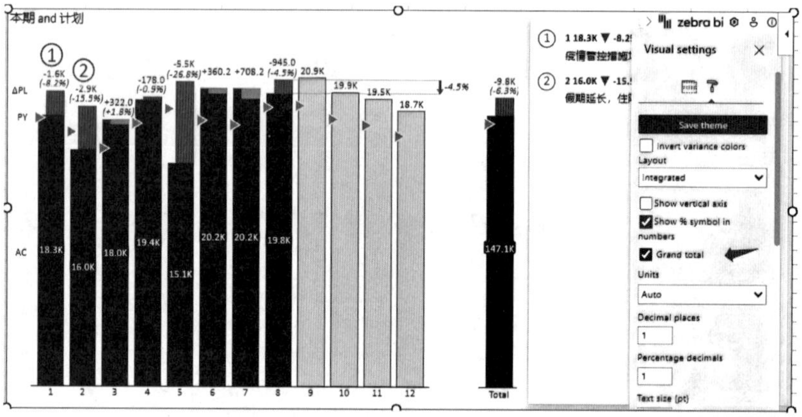

图 3-2-7-8　切换图表可视化样式

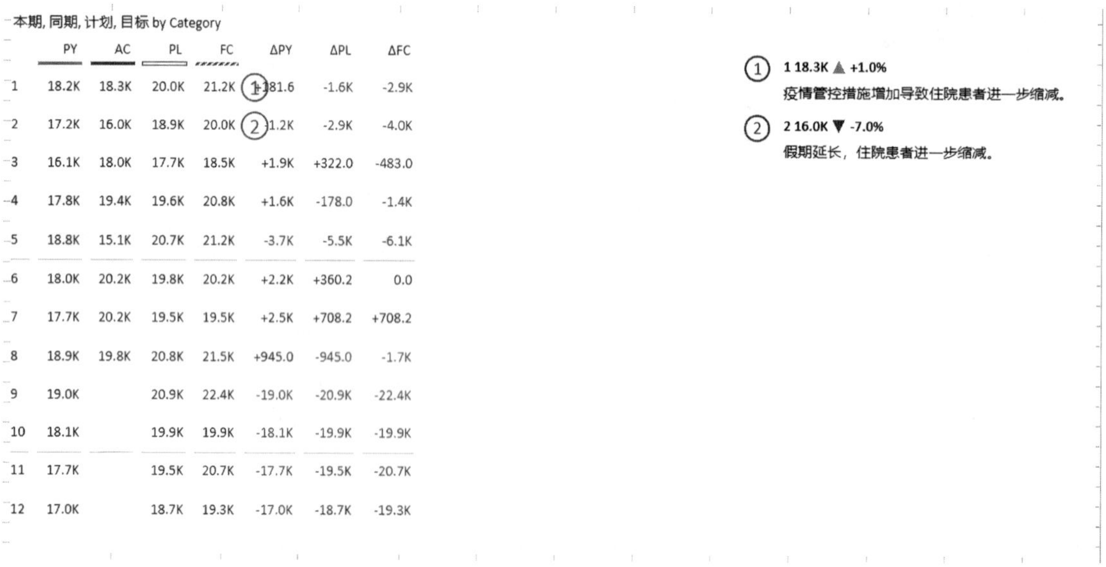
本期, 同期, 计划, 目标 by Category

	PY	AC	PL	FC	ΔPY	ΔPL	ΔFC
1	18.2K	18.3K	20.0K	21.2K	+181.6	-1.6K	-2.9K
2	17.2K	16.0K	18.9K	20.0K	-1.2K	-2.9K	-4.0K
3	16.1K	18.0K	17.7K	18.5K	+1.9K	+322.0	-483.0
4	17.8K	19.4K	19.6K	20.8K	+1.6K	-178.0	-1.4K
5	18.8K	15.1K	20.7K	21.2K	-3.7K	-5.5K	-6.1K
6	18.0K	20.2K	19.8K	20.2K	+2.2K	+360.2	0.0
7	17.7K	20.2K	19.5K	19.5K	+2.5K	+708.2	+708.2
8	18.9K	19.8K	20.8K	21.5K	+945.0	-945.0	-1.7K
9	19.0K		20.9K	22.4K	-19.0K	-20.9K	-22.4K
10	18.1K		19.9K	19.9K	-18.1K	-19.9K	-19.9K
11	17.7K		19.5K	20.7K	-17.7K	-19.5K	-20.7K
12	17.0K		18.7K	19.3K	-17.0K	-18.7K	-19.3K

① 1 18.3K ▲ +1.0%
疫情管控措施增加导致住院患者进一步缩减。

② 2 16.0K ▼ -7.0%
假期延长，住院患者进一步缩减。

图 3-2-7-9　Zebra BI Tables for Office 界面

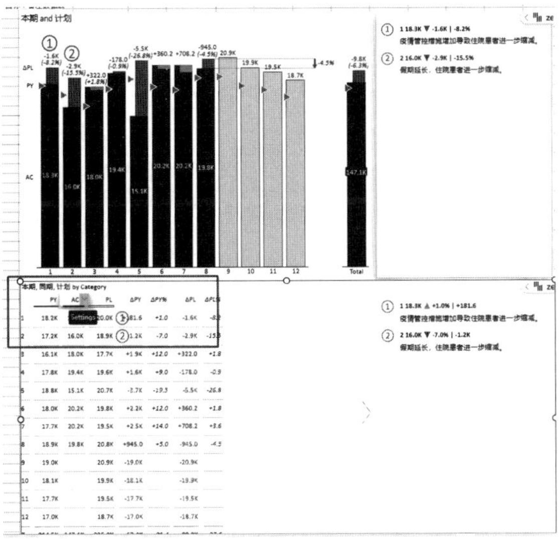

图 3-2-7-10　字段显示设置

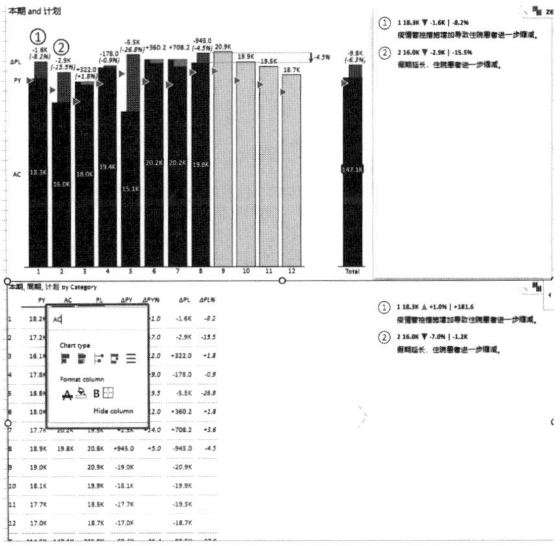

图 3-2-7-11　设置字段名称

（苏杰男）

第八单元　使用 Excel AI 快速提高生产力

在数据爆炸的时代，每个岗位或多或少都会面临数据的处理。如何准确地处理冗杂的数据？如何快速提升处理数据的效率和质量？特别是现在人工智能已经开始普及，让计算机减轻人力工作，是一个值得研究的方向，更是未来发展的趋势。Excel AI 是可以嵌入 Excel 的一款插件，可以用自然语言让 AI 生成我们想要的图表、代码甚至图片等，在提高工作效率的同时，也能够规避人工产生的错误，提高工作质量。

一、基础知识

1．简介　Excel AI 插件提供了多个主要功能模块，可以完成以下方面的工作：

（1）图表模块：通过简单的 3 步操作，可以生成明晰且美观的数据图表，如地域分布图和柱状图。

（2）数据模块：提供数据分析功能，可以进行描述性统计分析，并生成主题数据分析报告。

（3）灵感模块：可以根据关键词生成相关主题的图片，并自动生成可编辑的思维导图，方便展示和编辑。

（4）编程模块：智能回答公式和代码问题，通过自然语言提问，AI 能够生成公式和代码的解答，支持 VBA、DAX、SQL 和 Python 4 种代码。

通过这些功能模块，Excel AI 插件可以帮助用户快速进行数据分析、图表制作、数据报告生成和编程问题解答，提高工作效率并简化复杂的 Excel 操作。

2．安装 Excel AI 插件

（1）启动 Excel，点击“文件”→点击“账户”和“关于 EXCEL”，在正上方可查看本 Excel 的版本位数。

（2）在官网 Excel AI 官方网站 https：//zebrabi.com/excel-add-in/，下载安装包。

将下载的安装包解压后可以看到 Excel_AI_Assistant_32 或 Excel_AI_Assistant_64（32 位 Excel 只需要使用 Excel_AI_Assistant_32，64 位 Excel 只需要使用 Excel_AI_Assistant_64），

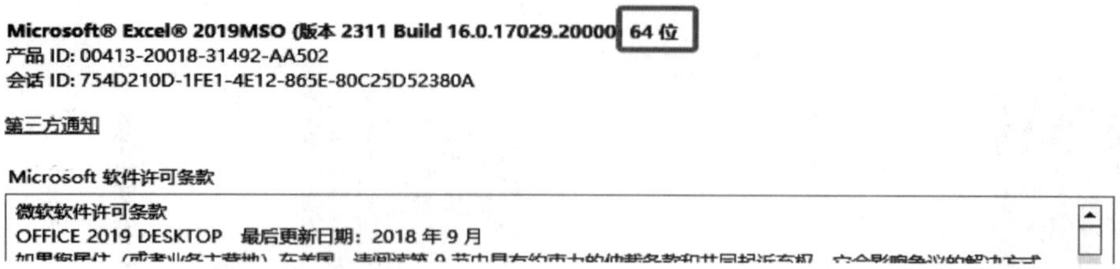

图 3-2-8-1 查看 Excel 的版本位数

文件名不要进行修改！需要特别注意的是解压过程当中，部分杀毒软件可能会对 Excel_AI_Assistant_64 文件产生误报并拦截，如果您只需要 32 位的安装文件，可以直接忽略。如果您需要安装 64 位且信任本插件，可以在安装前先临时关闭杀毒软件后再解压安装。然后双击打开目标文件，打开时会显示下面的安全声明窗口。该插件已经有微软认证的数字签名，您可以点击“启用此发布者发布的所有代码”按钮，或者您想谨慎一些的话也可以点击“仅为本会话启用此加载项”，插件会进行自动安装。

（3）成功安装后，Excel 上方功能区的选项卡当中会显示“Excel AI”的独立选项卡。此时其他功能都是灰色的，不能点击应用。注册成功后登录账号即可看到下图，其他应用功能可以进行点击调用。

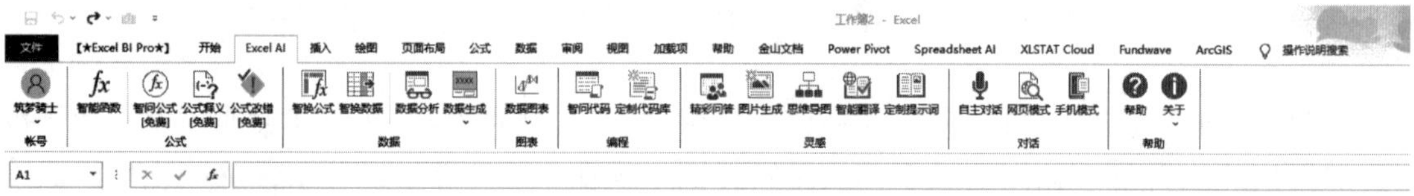

图 3-2-8-2 启动 Excel AI

（4）升级：可以通过“关于和更新”功能来自动更新到最新版本。

二、应用场景

某大型医院的数据分析师负责整理和分析各项业务数据。月底将至，需要高效和高质量地完成数据分析工作，主要内容如下：

（1）分析本月专科的关键业务指标，例如“出院人次”。

（2）将分析结果以图表和数据表格的形式直观展示。

（3）准备相应的分析结论，以便对分析结果做进一步解释。

为了迅速高效地完成这些任务，可以使用 Microsoft Office Excel 配合 Excel AI 插件来实现。这样不仅能快速生成直观的图表和数据表格，还能避免繁琐的公式计算和数据处理，从而更加专注于数据分析和业务解读本身。这个方法也能更好地帮助没有数据分析背景的人看懂数据、用活数据，并且不需要花费太多时间和精力去学习各种工具，书写各种公式，制作各种图表。

例如我们需要算出“平均住院人数”、生成图表并进行分析，可以分为三个步骤完成。

（1）计算“平均住院人数”：可以使用“智问公式”功能，输入问题“求 B 列的平均数”，AI 会给出对应的公式，复制后粘贴到所需单元格即可。

使用“数据图表”功能可以生成能互动且美观的地图。根据业务分析需要确定分析指标，如：出院人次的地域分布，最高、最低值所在省份。三步完成作图：第一步，选取数据表；第二步，点击数据图表，选取地图，这一步根据实际需求选取“省级行政区热力地图”或“地市级行政区热力地图”或其他；第三步，出院人次的地域分布图自动生成。见图 3-2-8-4 和图 3-2-8-5。

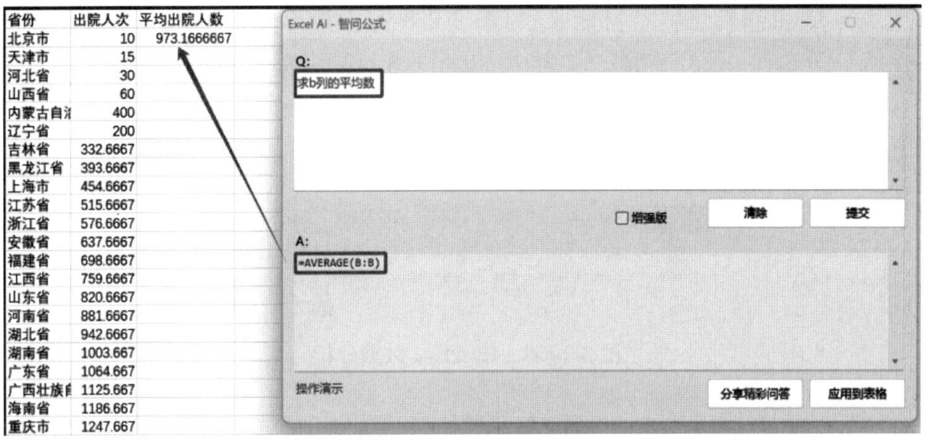

图 3-2-8-3　自动生成公式

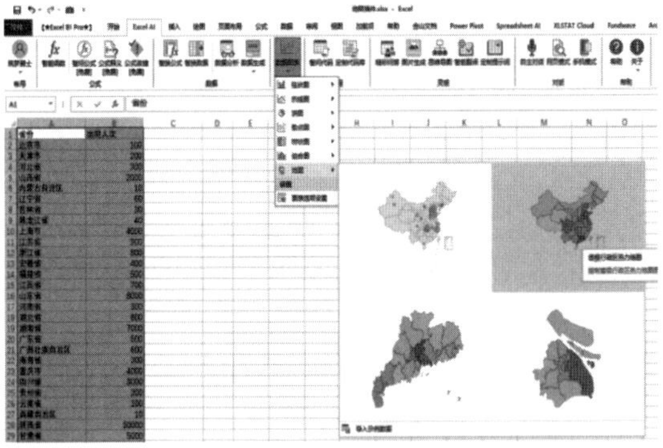

图 3-2-8-4　Excel AI 数据地图（局部省份）

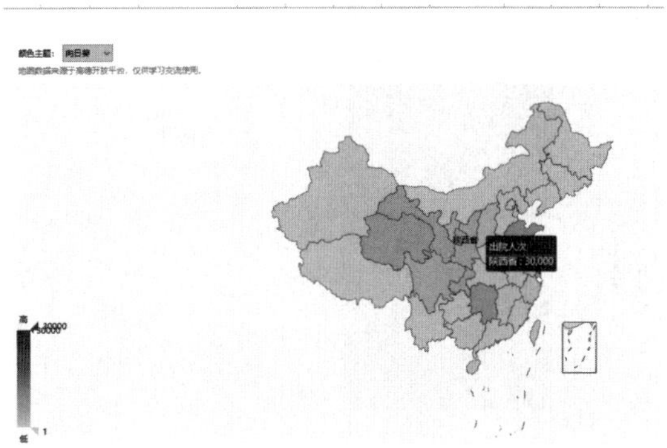

图 3-2-8-5　Excel AI 数据地图（全国）

（2）图表模块：数据图表三步生成具有分析力且美观的图表。根据业务分析需要确定分析指标，如：出院人次哪个省份最多？哪个省份最少？平均数是多少？三步完成作图：第一步，选取数据表；第二步，选图，点击数据图表，选取柱状图，这一步根据实际需求选取相应图表，在这几个图表中，最有分析力和最贴合分析需要的是“标记极值和均线的柱状图”；第三步，点击相应图片，出院人次的具有分析力的柱状图自动生成，见图 3-2-8-6 和图 3-2-8-7。

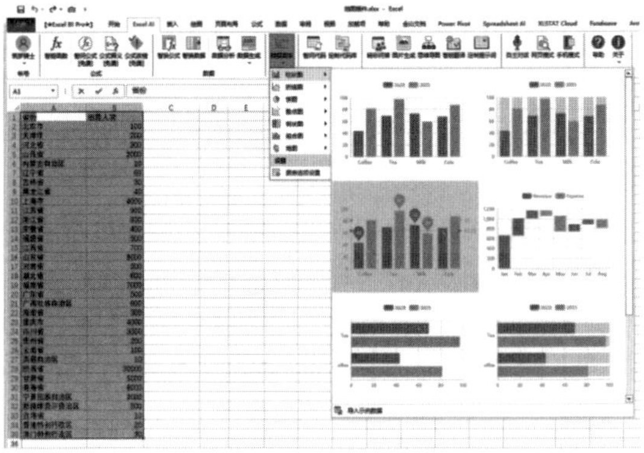

图 3-2-8-6　Excel AI 生成的柱状图 -1

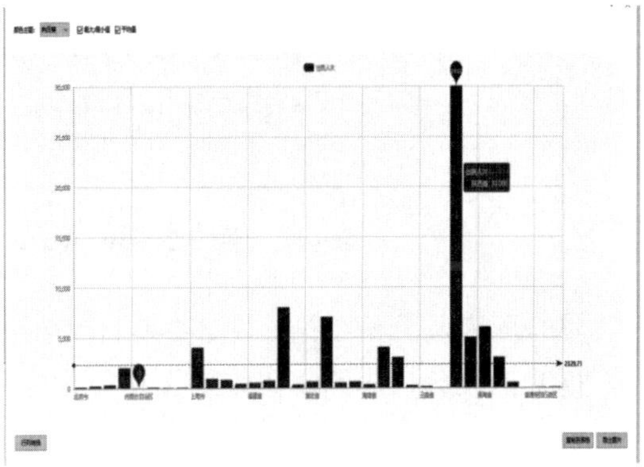

图 3-2-8-7　Excel AI 生成的柱状图 -2

（3）使用“数据分析”功能：三步生成主题数据分析报告。根据业务分析需要确定分析指标，如：出院人次描述性统计分析。三步完成分析：第一步，点击数据分析（图 3-2-8-8）；

第二步，选取区域和分析角度“自定义”（图 3-2-8-9）；第三步，录入分析需求“对数据表进行描述性统计分析”，点击“确定”，输出结果（图 3-2-8-10），分析结果可以复制粘贴到任何地方。

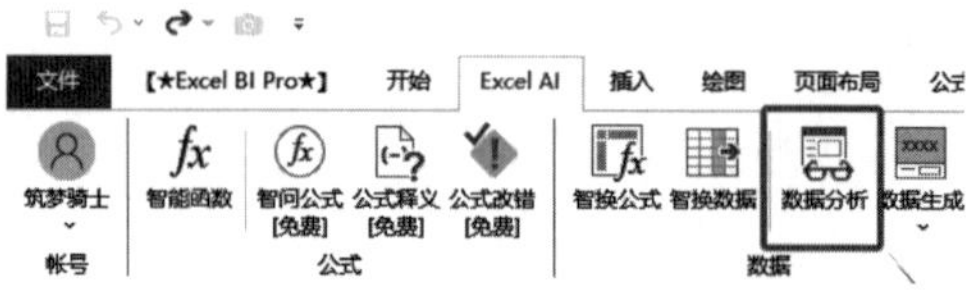

图 3-2-8-8　Excel AI 数据分析

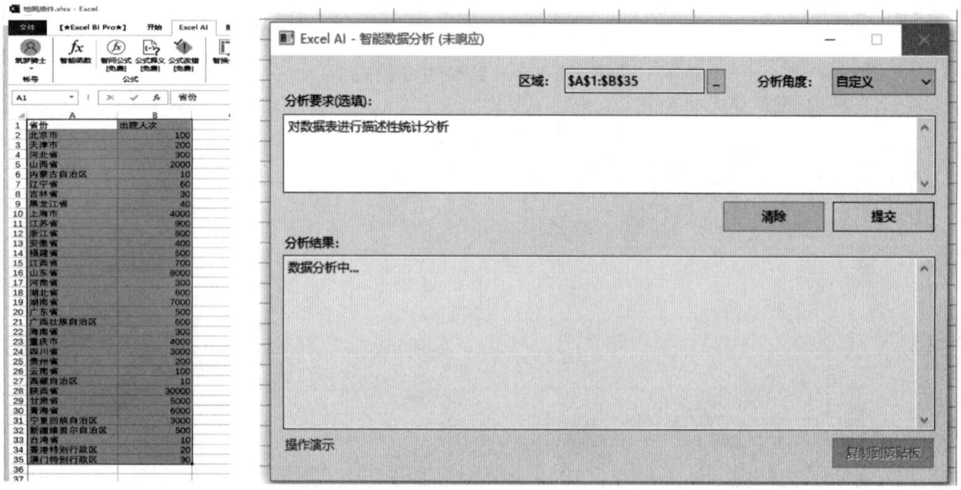

图 3-2-8-9　Excel AI 数据分析选项卡

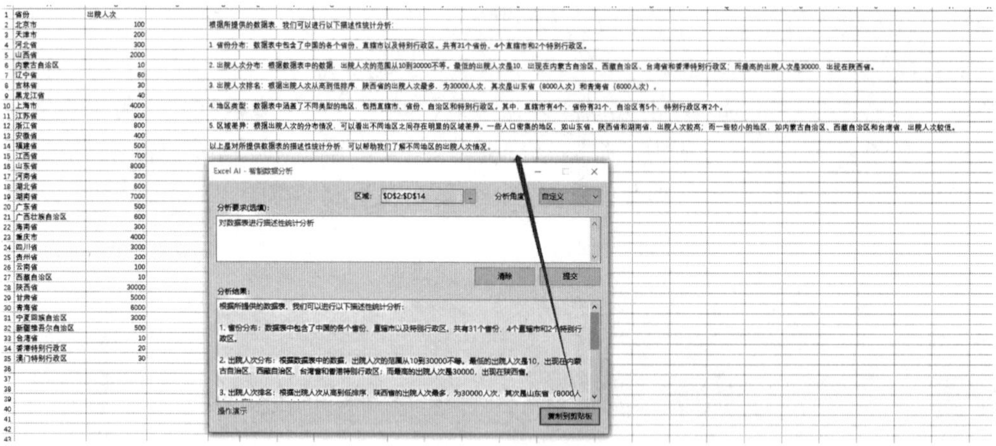

图 3-2-8-10　Excel AI 生成的数据分析结果

整合图表及分析结论，图 3-2-8-11 为最终生成的分析报告：

（4）扩展分析思路：思维导图可以根据目标主题，通过 AI 自动生成 SmartArt 格式的可编辑思维导图，并提供网页模式进行交互式的呈现和编辑（图 3-2-8-12）。

①点击菜单栏中“思维导图”的按钮打开对话框。

②在“主题”文本框当中填写需要创建的主题内容，例如：学习 Excel 数据分析。

③右侧选择思维导图的最大显示层级，例如：2。

④如果有必要，还可以在下方的“要求”当中填写相关的附带要求，例如：以开发适用于

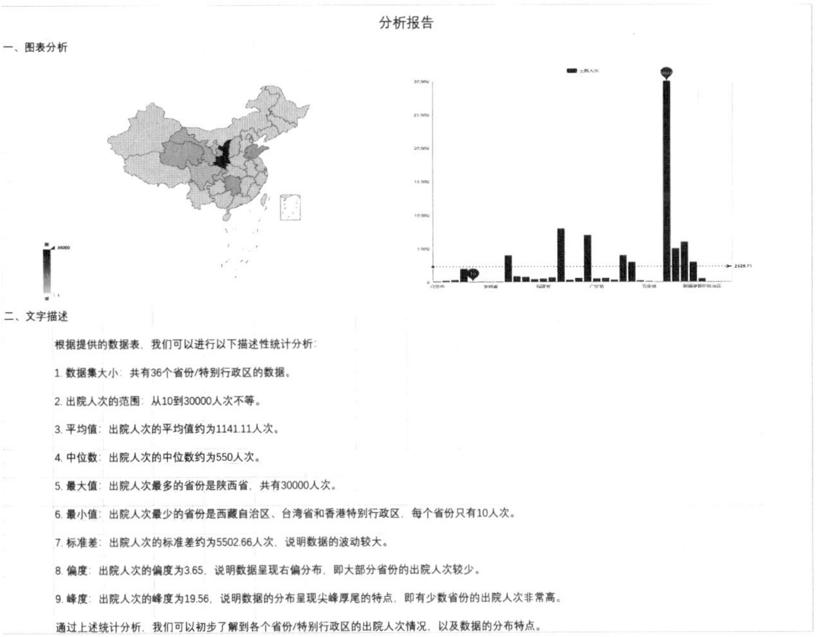

图 3-2-8-11　Excel AI 生成最终报告样式

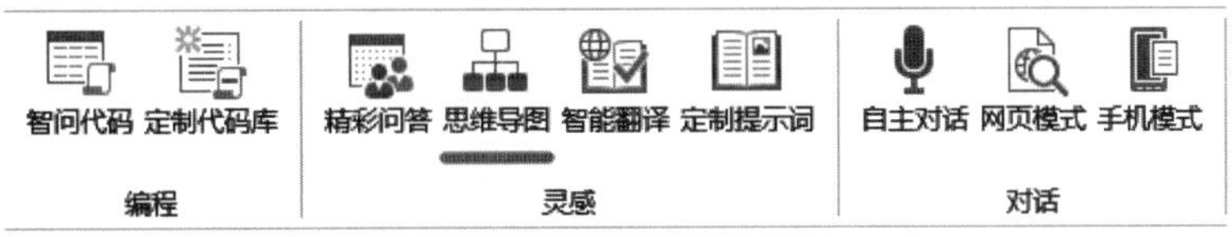

图 3-2-8-12　Excel AI 启动思维导图

Excel 简单点击就能实现数据分析和制作图表为目标，列举六个重要的学习模块，如图 3-2-8-13 所示。

⑤最后点击下方的“生成思维导图”按钮，稍等片刻以后就会在当前活动工作表中自动生成一个由 SmartArt 图形所呈现出来的思维导图，如图 3-2-8-14 所示。

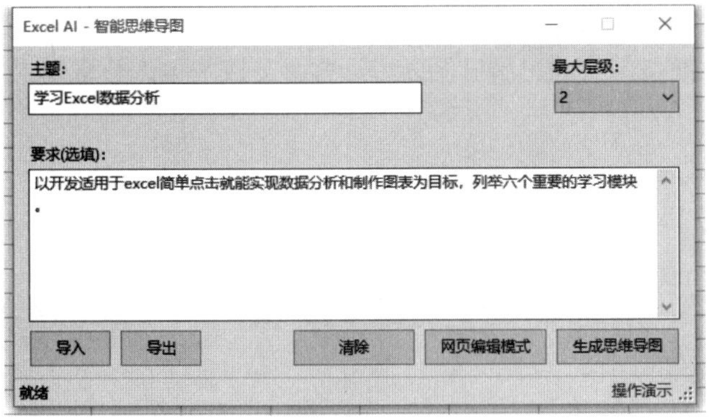

图 3-2-8-13　Excel AI 生成思维导图选项

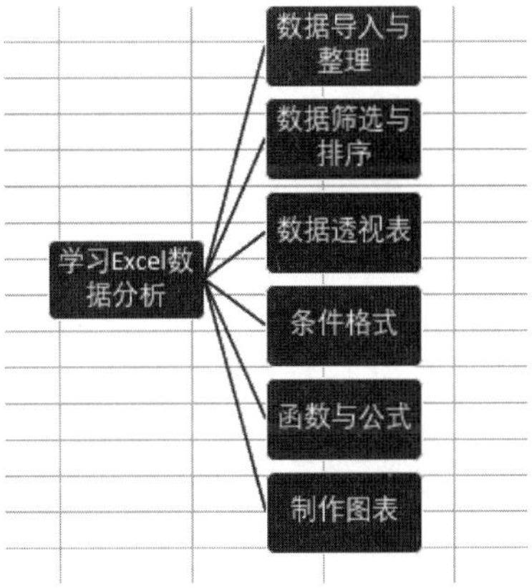

图 3-2-8-14　Excel AI 生成后的思维导图

生成的思维导图因为是一个 SmartArt 结构化图形，因此可以借助 SmartArt 的相关功能进行编辑修改，包括更改文字内容、添加或删除节点、调整节点的层级等。

另外，在选中表格中的思维导图时，点击对话框底部的“网页编辑模式”，就会在浏览器当中打开一个网页，在网页当中可以看到另一种式样的思维导图，并且支持进一步的编辑修改，在网页编辑模式下，可以进行以下这些操作：

①在左上角选择不同的主题配色。

②可以通过鼠标拖拽节点来调整节点的摆放位置或连接对象。

③双击节点可以编辑文字内容。

④选中节点按“回车”，可以增加同层级的新节点。

⑤选中节点按{Ctrl}+“回车”，可以增加下一层级的新节点。

⑥选中节点按{Delete}，可以删除节点。

最后编辑完成后，还可以通过左上角的导出图片功能保存为图片。

思维导图的导出和导入：

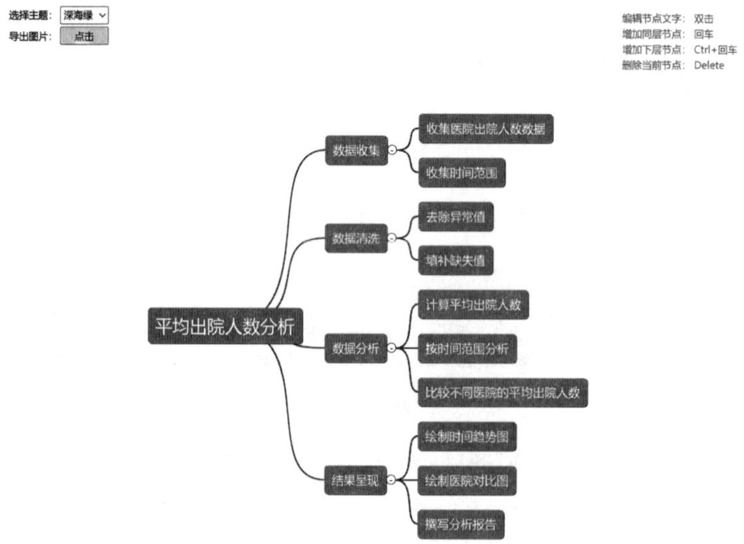

图 3-2-8-15 思维导图另存为图片

①选中表格中的思维导图，点击对话框底部的“导出”按钮，可以将目标思维导图导出为文件保存（Json 格式）。

②点击对话框底部的“导入”按钮，然后选择之前导出保存的思维导图存档文件（Json 文件），可以重新在表格当中以 SmartArt 图形方式呈现出文件中所保存的思维导图信息。

③借助上述导出和导入功能，可以方便备份您的思维导图内容，并且可以与他人分享成果。

（苏杰男）

第三节 EXCEL 与其他办公组件协同

第九单元 整合各类数据

一、基础知识

1．EXCEL 为什么需要与数据库进行配合 在医院管理中，数据在很大程度上支撑了日常运营和决策。这些数据包括患者信息、药品库存、诊疗记录等各种类型，通常存储在多个系统和数据库中。尽管 Excel 是一款强大的表格处理工具，但其在处理大规模、复杂数据方面存在局限。

首先，在处理小型数据集，进行快速数据分析和可视化等任务时，Excel 是一款非常高效的工具。最新版本的 Excel 单个工作表的最大容量是 1 048 576 行，16 384 列，如果数据超出这个范围，就无法在单一工作表中进行处理。而且，随着数据量接近或达到这个极限，Excel 的运行效率会明显下降，可能出现卡顿、崩溃等问题。此时可以通过数据库先行对数据进行处理，减少输出到 Excel 的数据量，提高 Excel 的处理效率。

其次，数据的实时性在许多业务和决策场景中都至关重要。由于医院业务数据动态变化快，比如药品库存、床位使用情况等，尽管 Excel 提供了数据导入功能，但它主要是静态和手动的。为了在 Excel 中实现数据的实时性，可以通过与数据库的深度集成来实现。例如，通过 ODBC 或 OLE DB 等技术，Excel 可以直接链接到数据库，并实时获取最新的数据。这样，用户可以在 Excel 中直接进行数据分析和可视化，确保数据是最新的。

最后，数据是医院的重要资产，其安全性和完整性至关重要。医院数据包含很多敏感信息，如患者的个人信息、病例等。尽管 Excel 提供了一些基本的数据保护功能，如密码保护、只读模式等，但这些并不能满足企业级的数据安全需求。当 Excel 与数据库联合使用时，可以实现数据的安全存储和高效处理。用户可以在 Excel 中直接查询和分析数据库中授权视图中的数据，而无需将数据完全导入 Excel，这既增强了数据的安全性，也保证了数据的完整性。

2．医院管理中常用到的数据类型 医院在进行数据管理和运营分析时，常用的数据存储格式包括但不限于以下几种：

数据库格式（如 SQL 数据库）：医院通常使用关系型数据库（例如 MySQL、Microsoft SQL Server、Oracle）来存储结构化数据，如患者信息、医疗记录等。

CSV（逗号分隔值）：CSV 是一种简单的文本文件格式，常用于存储表格数据。它易于生成和解析，许多数据分析工具都支持 CSV 格式。如很多医院 HIS 系统导出的 HQMS 数据多使用该格式。

Excel（XLSX）：Excel 电子表格是一种广泛使用的数据存储格式，适用于小规模的数据集，尤其是包含复杂计算和图表的情况。

JSON（JavaScript Object Notation）：JSON 是一种轻量级的数据交换格式，易于人们阅读和编写，同时也易于解析和生成。它适用于半结构化数据的存储，如医疗设备数据和实验结果。

XML（eXtensible Markup Language）：XML 是一种标记语言，可用于描述和交换有层次结构的信息。在某些情况下，医院可能使用 XML 格式来存储和传输数据。

Parquet：Parquet 是一种列式存储格式，适用于大规模数据集的存储和分析。它常用于处理大量的医疗图像和实时监测数据。

HDF5（Hierarchical Data Format version 5）：HDF5 是一种用于存储和组织大规模科学数据的文件格式，适用于医疗图像和实验数据等。

DICOM（Digital Imaging and Communications in Medicine）：DICOM 是一种用于医学影像的标准格式，包括 X 线、CT 描、MRI 影像等。DICOM 文件通常用于医疗图像的存储和交换。

不同的数据存储格式适用于不同的场景和需求，选择合适的格式取决于数据的性质、规模和分析的目的。

3．Office 中支持的数据格式类型 Office 中支持导入并连接多种数据格式类型，以 Excel 为例，用户可以导入的数据格式包括 CSV（逗号分隔符）、文本文件、XML 文件、JSON 数据、Access 数据库文件、其他 OLE DB 和 ODBC 数据源文件等。

4．Access 数据库中数据的导入与导出

（1）数据导入到 Access

①导入 Excel 数据

打开 Access 数据库。

选择“外部数据”选项卡。

在“导入和链接”组中，点击“新数据源”→“来自文件”→“Excel”。

选择“浏览”并找到需要导入的 Excel 文件。

在“导入源文件”中，可以选择“将数据追加到现有表”或“作为新表导入数据”。其中“将数据追加到现有表”选项会将 Excel 表中数据导入到一个现有的表格中，当然需要保证 Excel 列名与 Access 数据库表中列名、数据类型一致；“作为新表导入数据”选项将创建一个新的数据表，其列名、数据类型将根据 Excel 中数据类型来决定。

在导入向导中，可以选择特定的工作表或范围，并映射字段到相应的列。

若需要，可以为新数据设置主键。

点击“完成”。

注意：确保需要导入的 Excel 数据没有空的行或列，这可能会导致导入错误。

②导入 CSV 文件

在“导入和链接”组中，点击“新数据源”→“来自文件”→“文本文件”。

选择字符集，如 ANSI 或 UTF-8。这通常取决于需要导入的 CSV 文件的字符编码。

选择适当的分隔符，如逗号或制表符。

使用“文本限定符”来处理包含分隔符的数据，例如，如果导入数据中包含逗号，可以使用双引号作为限定符。

确保字段数据类型与需要导入的数据相互匹配。

③导入其他数据库

在某些情况下，可能需要从一个不同的数据库系统（如 SQL Server）导入数据。在这种情况下，除了上述的基本步骤外，还需要：

安装和配置 ODBC 驱动程序。

设置适当的权限来访问源数据库。

（2）数据导出到外部文件或数据库

①导出到 Excel

当选择“导出到 Excel”时，Access 会提供一些选项，如保留格式和布局。

选择导出数据的范围，如导出所有记录或只导出在当前视图中筛选的记录。

②导出为 CSV 文件

在导出向导中，可以选择是否包括字段名称作为第一行。

注意，如果数据包含特殊字符，确保正确选择文本限定符。

③导出到其他数据库

选择具体要导出的对象（表、查询、表单等）并设置目标数据库的链接信息。

（3）常见问题和解决方案

①编码问题：在导入文本类型、CSV 类型的文件时，可以使用 Notepad、UtraEdit 等软件查看其字符编码，确保在导入或导出过程中选择正确的字符编码。也可以在导入过程中尝试选择不同的字符编码并进行预览，当预览内容中所有乱码均可以正常显示时，即说明选择的编码方案是准确的。

②数据格式问题：数据列一般包含统一的数据格式，如文本型、数字型、日期型，可以在导入向导中为每一列设置对应的数据格式，方便在导入完毕后进行加工。此外，Office 365 版本的 Access 提供了数据类型映射工具，允许导入数据之前预览和修改数据类型匹配。

③大小和数量限制：Access 有 2 GB 的数据库大小限制，当导入的数据量超过这个限制时

就会导致数据导入过程中程序报错。此时，建议考虑精简导入数据文件，例如只导出需要的列，其他无关紧要的列不导入 Access 数据库，可以减少无用的冗余数据。如果精简数据后数据量仍然超过 2GB 的限制，则需要考虑使用 SQL Server 或其他大型数据库管理系统。

④链接问题：在链接诸如 SQL Server、Oracle、MYSQL 等大型数据库时，需要有登录账户及适当的访问权限。这些信息需要和数据库管理员联系获得，确保具有适当的网络权限和凭据来链接到这些外部数据库或文件源。

总体来说，虽然 Office 的 Access 提供了一系列的工具和功能来简化数据导入和导出过程，但仍然需要小心处理数据的细节和格式问题。

二、应用场景

1．场景介绍　通过病案首页数据分析医院及各临床科室运营情况，如出院人次、出院患者手术占比、四级手术占比、微创手术占比、病种费用结构、手术费用结构等信息。

病案首页一般使用 HQMS 要求格式的数据，字段数量相对较多，整体数据量相对较大，如果使用 Excel 进行分析，对于计算机内存配置要求较高，因此可以采用 Excel 与 Access 数据库配合使用的方式进行分析和展示。

2．关键步骤

（1）CSV 格式的病案首页数据治理与准备：首先需要检查 CSV 格式的病案首页文件中的内容是否包含特殊字符，比如在文本字段中是否包含逗号等。因为这些特殊字符可能会在导入数据库时引起问题，最好在导入之前进行删减或调整处理。

（2）将 HQMS 病案首页 CSV 格式，导入到 Access 数据库：具体做法为在 Access 中，通过在“外部链接”组中，点击“新数据源”→“从文件”→“文本文件”→选择我们希望导入的 CSV 格式的病案首页文件，如图 3-3-9-1 所示。

在导入之前，可以使用 Access 的导入向导预览数据。这可以帮助在实际导入之前检查数据并做出必要的调整，比如可以查看 CSV 文件中的数据类型与 Access 表中的数据类型是否匹配。Access 通常会尝试自动匹配，但最好检查一下，特别是日期、时间和数字类型。

（3）使用 Excel 链接 Access 数据库：此步骤可按照以下内容进行操作：① 打开 Excel，点击顶部功能区的“数据”选项卡。② 在“获取数据”组中（Office365 版本中，“获取与转换”被更名为“获取数据”），从“来自数据库”下拉列表中选择“从 Microsoft Access 数据库”。③在弹出的“导入数据”对话框中，浏览文件系统并找到之前记录下的 Access 数据库文件路径。④选中要导入的 Access 数据库文件后，点击右下角的“打开”按钮。见图 3-3-9-2。

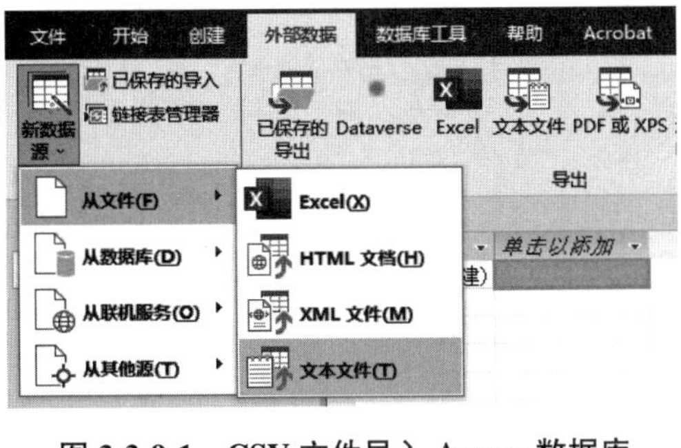

图 3-3-9-1　CSV 文件导入 Access 数据库

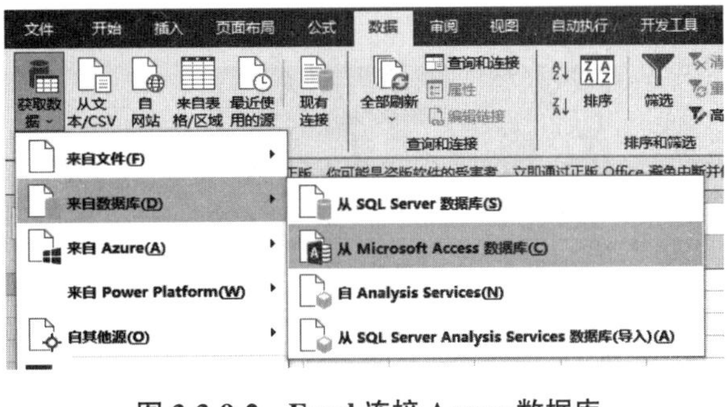

图 3-3-9-2　Excel 连接 Access 数据库

（4）选择在 Excel 模型中需要使用的表或查询：当完成上述数据库路径设置后，接下来需要选择要导入的数据表或查询，具体步骤如下：① 在随后出现的“选择表”对话框中，会看到列出的所有可用表和查询。② 从列表中选择一个或多个想导入到 Excel 的表或查询。通过单击进行单选，或者按住 Ctrl 键同时点击进行多选需要导入的内容。③ 点击右下角的“确定”按钮。见图 3-3-9-3。

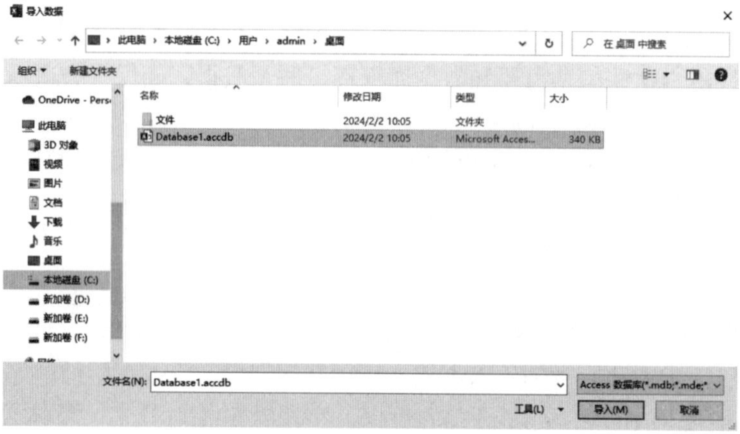

图 3-3-9-3 Access 表导入 Excel 中

（5）完成设置并使用数据：在完成上述操作后，Excel 将开始加载先前所选择的数据，并在新的工作表中显示这些数据。现在便可以像处理普通 Excel 数据一样处理这些来自数据库的数据，比如使用该病案首页的数据创建数据透视表并计算各项指标数据。

在菜单栏上，选择“插入”→“数据透视表”。在 Excel 的“创建数据透视表”对话框中，确保“使用此工作簿的数据”被选中，然后选择包含刚才导入数据的工作表区域。选择新的工作表作为结果放置位置并点击“确定”即可。然后就可以在右侧的任务窗格中，通过拖动字段到数据透视表的各个区域（过滤器、列、行、值），从而自定义数据透视表，并计算出出院人次、出院患者手术占比、四级手术占比、微创手术占比、病种费用结构、手术费用结构等信息。见图 3-3-9-4，3-3-9-5。

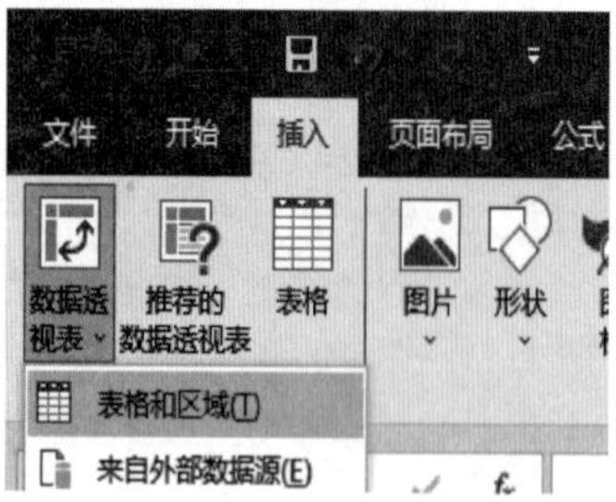

图 3-3-9-4 插入数据透视表

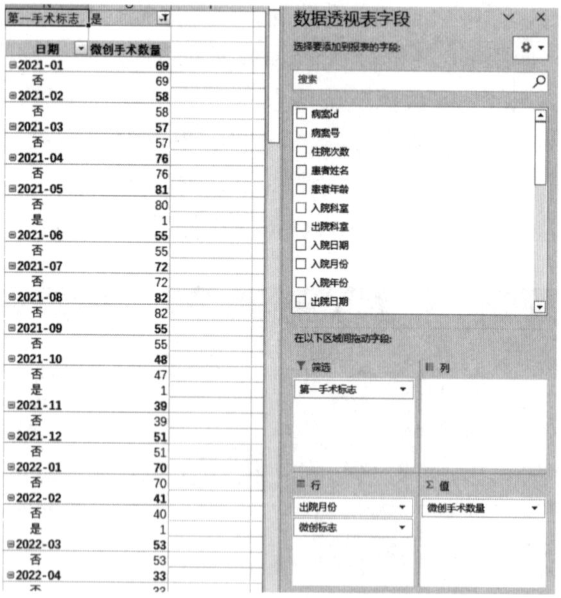

图 3-3-9-5 数据透视表

（6）数据更新或追加数据时刷新数据：HQMS 病案首页的数据往往需要每个月进行更新和追加，当数据库中的数据发生变化后，需要手动刷新 Excel 中的数据才能保持其与数据库中的数据一致。具体操作如下：①在Excel中，点击含有数据库数据的任意一个单元格或该数据区域。②点击顶部功能区的“数据”选项卡。③在“连接”组中（在Office365版本中，“连接”组被更名为“查询”，位于功能区的最右边），点击“全部刷新”下拉菜单，选择“全部刷新”，或者直接点击“全部刷新”按钮。见图3-3-9-6。

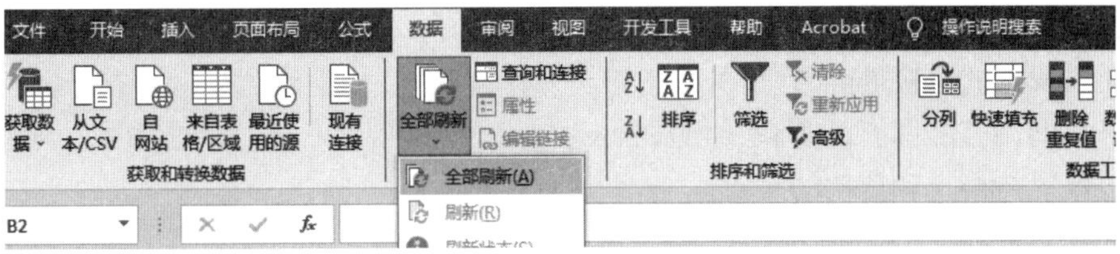

图3-3-9-6　刷新数据

通过以上步骤，就可以方便地在Excel中创建和管理Access数据库链接了。这种链接方式不仅使数据分析更加灵活，而且提供了动态的、始终与数据库保持同步的数据视图，极大地提高了数据处理效率。

（丁子哲）

第十单元　自动同步Word文档和幻灯片中的数据

一、基础知识

1．为什么需要用Word、PowerPoint通过数据链接与Excel同步数据，替代传统复制粘贴图表

在医院管理中，数据在决策制定和信息传递中扮演着至关重要的角色。Word和PowerPoint作为Microsoft Office套件中的两个关键应用程序，常用于文档编辑和演示制作，而Excel则是一款强大的电子表格软件，广泛用于数据分析和计算。将这三个应用程序结合起来，通过数据链接实现与Excel的同步，能够提高数据的统一性和准确性，提高工作效率，提高数据可视化能力，也可以更好地传递信息和支持决策，让管理团队成员可以通过直观的图表和数据了解医院当前的业务状况，更好地做出决策。

因Excel和Word的数据链接以及Excel和PowerPoint的数据链接只在内容呈现上有所区别，在技术实现上较为类似，因此下文主要以Excel和PowerPoint的数据链接为例进行介绍。

2．Excel和PowerPoint的数据链接

（1）创建数据链接：在PowerPoint中通过数据链接与Excel同步数据是一种强大的功能，它允许在演示文稿中插入Excel表格、图表等对象，并保持这些对象与Excel中的数据动态同步。创建该数据链接有两种方式，一是在Excel中选中希望链接到PowerPoint中的表格或图形，在PowerPoint中合适的位置粘贴时通过选择性粘贴，勾选“粘贴链接”，选择【Excel工作表对象】，然后单击【确定】按钮，将表格粘贴到PPT中。二是在PowerPoint中，选择需要插入Excel数据的幻灯片，点击“插入”选项卡，在“文本”组下拉菜单中找到并选择“对象”，然后通过选择“Microsoft Excel工作表”，在弹出的对话框中，选择“创建从文件”选项，并点击“浏览”以找到需要导入的Excel文件。在此过程中，要确保勾选“链接到文件”选项。

（2）数据链接的更新和设置：在建立动态数据链接时，通常会有一些不同的选项可供选择，这些选项可以影响数据链接的行为和性能。以下是一些常见的选项：

自动更新频率：可以根据需要选择设置数据链接的自动更新频率，例如每次打开文档、每隔几分钟或者手动触发更新。

链接选项：一些应用程序可能提供链接选项，允许选择链接的方式。例如，链接整个工作表、特定的数据区域，或者是某个特定的数据图表。

错误处理：一些应用程序在数据链接发生错误时提供了一些选项，比如是否要显示警告、如何处理无法找到的链接等等。

（3）格式的调整和图表的美化：当在 PowerPoint 中链接到 Excel 的图表时，确保注意以下几个方面，以保持格式和美化的一致性。

颜色和样式：在 Excel 中设计图表时，尽量使用与 PowerPoint 所使用主题和整体设计一致的颜色和样式。这样，当数据同步到 PowerPoint 时，图表的外观会更加协调和统一。

字体和文字格式：统一字体、字号和文字样式，以确保从 Excel 同步到 PowerPoint 的图表在字体方面保持一致。这可以通过在 Excel 和 PowerPoint 中都使用相同的字体设置来实现。

图表大小和位置：在 PowerPoint 中调整图表的大小和位置时，确保调整不会影响数据链接，例如不要直接修改图表中的内容。最好保持图表的大小和位置相对稳定，这样即使需要对图表进行一些微调，也能够保持整体的一致性。

数据标签和标题：如果在 Excel 中添加了数据标签、图表标题或其他文本元素，确保这些元素在 PowerPoint 中的位置和样式也是符合展示需要的位置的。手动调整这些元素的位置，以确保它们适应 PowerPoint 的布局。

数据系列和图例：如果在 Excel 中有多个数据系列或图例项，确保它们在 PowerPoint 中的显示方式是清晰且易于理解的。可能需要在 Excel 中经过多次尝试，逐步调整图例的位置或样式，以使其适应 PowerPoint 中的布局。

动画和过渡效果：如果在 PowerPoint 中使用了动画或过渡效果，确保它们不会干扰数据链接。在 PowerPoint 中编辑这些效果时，留意它们对图表的影响，以确保动画和过渡效果在演示文稿中流畅而自然。

二、应用场景

1．场景介绍 在工作当中，往往需要提供各类分析报告，如月度、季度、年度运营数据分析报告等。数据一般存储在 Excel 中，报告却通常使用 PowerPoint 演示文稿来呈现。在以往的工作中，经常是把 Excel 中的表格或图形逐个粘贴到 PowerPoint 中并辅以文字描述，再对内容进行格式调整，如果需要给每个科室提供分析报告，工作量巨大，大部分的精力都被用于数据的罗列和展示，反而忽略了对于问题和原因的分析以及提出相应的对策建议。现在，可以用 PowerPoint 通过数据链接与 Excel 同步数据，替代传统复制粘贴图表的方式，既能够提高工作效率，快速生成数据报告，也能够确保数据的准确性和一致性，把更多的精力放在帮助医院和科室发现问题、分析原因、提出对策等方面。

2．关键步骤

（1）在 Excel 中准备数据：首先需要在 Excel 中准备数据。在 Excel 中，按照需要生成报告的要求，整理好相关数据。确保数据的准确性和完整性，并将其按照逻辑结构进行组织。

例如，需要做全院级别的运营分析报告，其中需要对门诊人次、出院人次等工作量类型的指标进行分析，那么可以首先创建一个名为“工作负荷类指标”的工作表，其中包含各种相关指标的数据和图表，如每个科室各个月份的门诊人次、出院人次数据表以及生成相应的柱状图、折线图等。在表格中需要确保每个指标都有相应的列，并且图表中的数据已经填充正确。

	门诊人次			
	2023年	2022年	增量	增幅
1月	580	615	-35	-5.69%
2月	599	735	-136	-18.50%
3月	576	691	-115	-16.64%
4月	634	555	79	14.23%
5月	652	691	-39	-5.64%
6月	453	547	-94	-17.18%
7月	624	445	179	40.22%
8月	629	279	350	125.45%
9月	340	360	-20	-5.56%
10月	670	528	142	26.89%
11月	525	426	99	23.24%
12月		210		

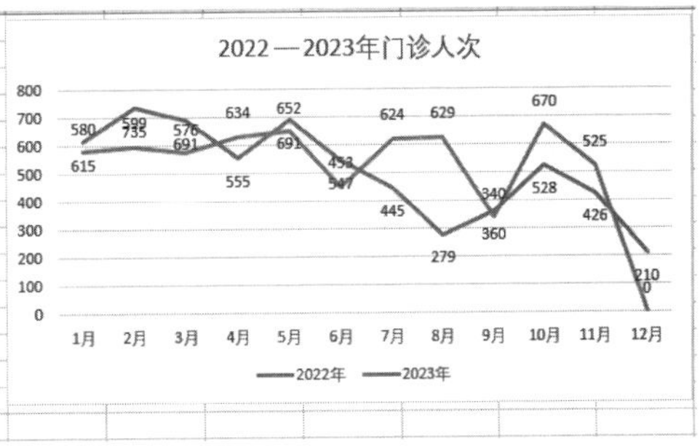

图 3-3-10-1　工作负荷类指标示意图

（2）调整 Excel 中表格或图形的格式：为了在 PowerPoint 中更加方便地呈现表格和图形，建议在 Excel 中对希望通过数据链接到 PowerPoint 中的表格和图形（如柱状图、折线图等）提前调整格式，保证与 PowerPoint 整体风格一致。常见的调整格式方法包括以下几种：

调整字体和字号：选择需要调整格式的单元格或文本。在“首页”选项卡中的字体组，可以更改字体、字号、颜色等。例如，可以将选定【某某科室门诊人次】的字体设置为 Arial，字号设置为 14。设置边框：选择需要设置边框的单元格或区域。在“首页”选项卡中的字体组，选择“边框”下拉菜单，可以选择不同的边框样式、颜色和粗细，如图 3-3-10-2 所示。例如，可以在【某某科室月度出院人次表格】周围添加粗边框以突出显示。

背景颜色和填充：选择需要设置背景颜色或填充的单元格或区域。在“首页”选项卡中的字体组，选择“填充颜色”按钮，选择所需的颜色，如图 3-3-10-3 所示。例如，可以将某个单元格的背景颜色设置为浅蓝色。

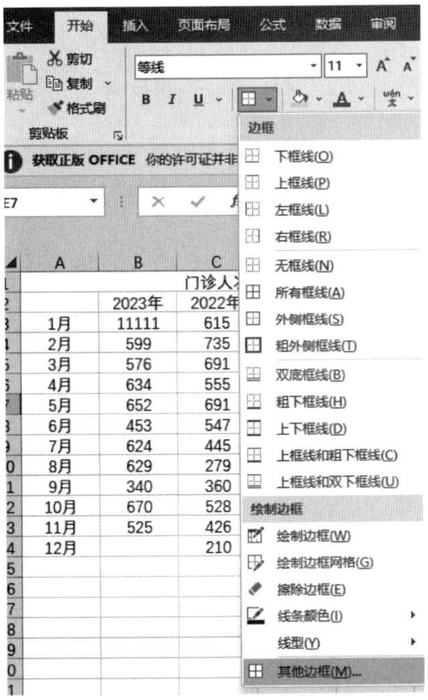

图 3-3-10-2　边框更改示意图

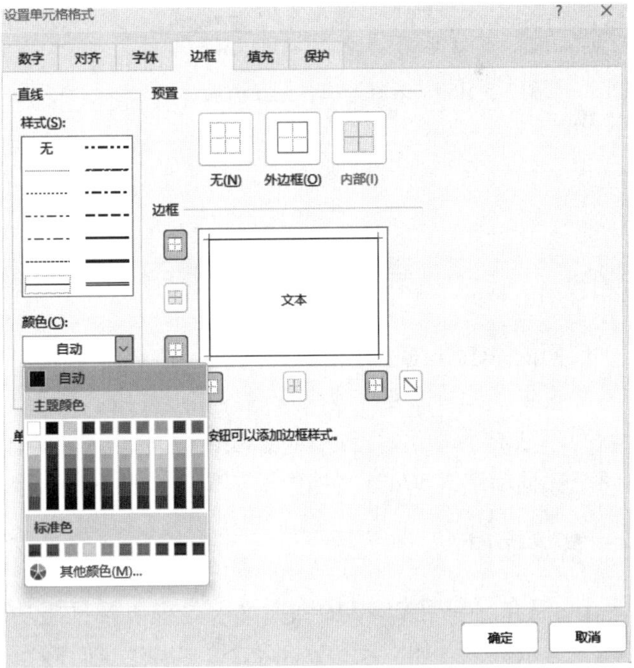

图 3-3-10-3　表格颜色填充示意图

其他还包括调整列宽和行高、调整对齐方式等，可以根据需要进行个性化的设置。

（3）在 PowerPoint 中链接 Excel 中的表格或图形：在上述工作完成以后，就可以开始尝试使用 PowerPoint 通过数据链接与 Excel 同步数据的方式来自动生成分析报告了。这里根据内容的不同可以分为表格和图形两类。

若要插入链接的表格，在 Excel 中选择所需表格区域并进行复制，回到 PowerPoint 中通过按快捷键 {Ctrl}+{Alt}+{V} 调出【选择性粘贴】，勾选“粘贴链接”，选择【Microsoft Excel 工作表对象】，如图 3-3-10-4 所示，然后单击【确定】按钮，如图 3-3-10-5 所示，将表格粘贴到 PowerPoint 中。

若要插入链接的图形，与表格类似，在 Excel 中选择所需表格区域并进行复制，回到 PowerPoint 中通过按快捷键 {Ctrl}+{Alt}+{V} 调出“选择性粘贴”对话框，勾选“粘贴链接”，选择“Microsoft Excel 工作表图形对象”，然后单击“确定”按钮，将图形粘贴到 PowerPoint 中。

通过这种方式，成功创建了 PowerPoint 中的数据链接，同时确保了演示文稿中的 Excel 对象与源数据保持同步。这种链接不仅能够轻松地更新数据，还确保了演示文稿的准确性和实时性，为 PowerPoint 幻灯片演示提供了更高的专业性和可视化效果。需要特别指出的是建立数据链接用的 Excel 工作簿文件不要随意移动到其他文件夹下，否则 PowerPoint 可能会找不到原始数据文件而无法同步数据。

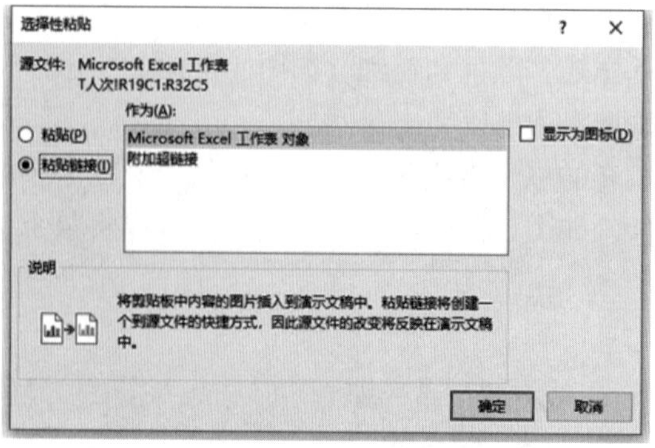

图 3-3-10-4　表格选择性粘贴选项

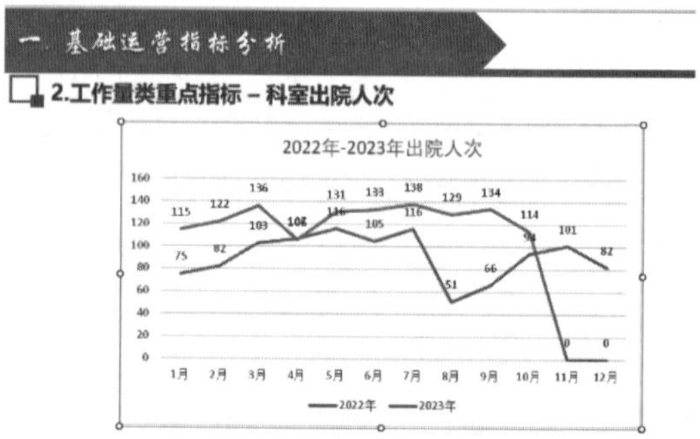

图 3-3-10-5　图标粘贴结果示意

（丁子哲）

第十一单元　调用 Word 自动批量生成报告

前面的章节介绍了使用数据链接从 Excel 向 Word 传输数据，在实际工作中常需要批量制作一些报告，如果需要生成大量内容相近、内容复杂、包含表格等的报告，再使用数据链接功能就力不从心了。此时可以利用 VBA 处理灵活性的优势，将 Excel 作为数据源根据需要逐个将每个数据项填入 Word 文档中指定位置，最终生成完整的报告。

一、基础知识

1．简介　利用 Word 的强大文字处理以及排版功能维护好报告模板，在要填入信息的位置插入信息标签，如“<科室名称>”“<生成时间>”等，然后通过 VBA 操作 Word 查找到这些信息标签，将其替换成对应的内容即可。对于表格数据，在 Word 中每个表格在 VBA 中均有序列号标识，可以按照出现次序进行引用并填入数据。

2．制作报告模板　制作模板的目的主要有两个：第一个是搭建整份报告的内容框架，完成大部分内容的维护工作，从而减少后面 VBA 编程代码的编写量；第二是标记出需要填写的位置，方便后面 VBA 程序自动定位，并正确填写数据项目。

（1）维护模板内容：打开 Word，按照报告的内容样式完成内容编辑，使其内容符合最终反馈的需求。

（2）插入数据标签：数据标签的本质就是一个占位符，例如：＜科室代码＞＜科室名称＞等，加上尖括号是为了让其更加明显，方便维护人员辨识，其次是 VBA 程序需要根据这个尖括号囊括的内容定位数据填写位置，避免与正文中的“科室代码”“科室名称”内容相混淆。

3．VBA 代码的编写

（1）如何通过编程启动 Word：为了在 Excel 中启动 Word，需要在 Visual Basic 开发环境下添加对 Word 的引用，具体方法是：

①进入 Visual Basic 开发环境，在菜单栏中选择“开发工具”→ Visual Basic 或者按快捷键 {ALT}+{F11}，如图 3-3-11-1 所示。

②添加对 Word 操作的类库引用：在 Visual Basic 开发环境（VBE）菜单中选择“工具”→“引用”，下拉列表找到“Microsoft Word 16.0 Object Library”，勾选前面的复选框，如图 3-3-11-2 所示。

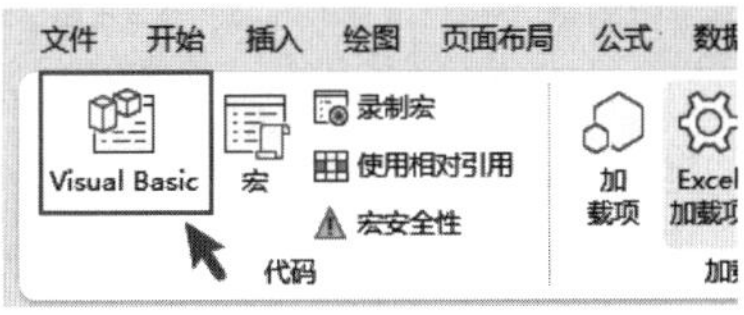

图 3-3-11-1　Visual Basic 环境菜单

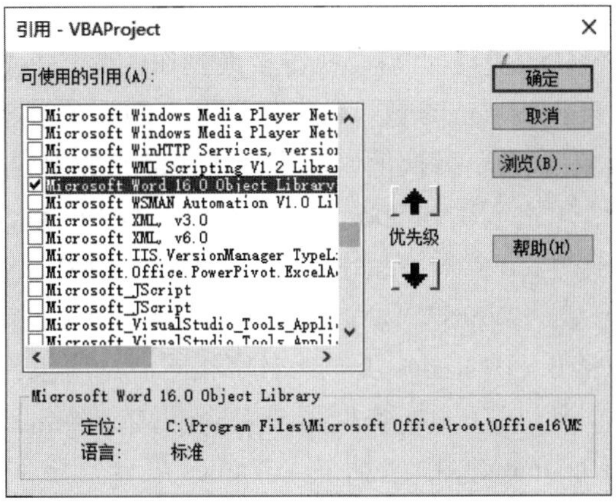

图 3-3-11-2　添加类库引用界面

提示：

关于 Word 类库版本：由于使用的版本不同，这里“Microsoft Word 16.0 Object Library”中数字代表的版本号，不同版本的 Office 其版本号不同，但添加 Word 类库引用的方法是一致的。

关于引用：添加“引用”是 VBA 编程跨界访问、控制其他程序完成各种功能的必经之路。许多应用程序除了对用户可见的操作界面以外，还提供了这种编程访问接口，方便编程调用。在这个添加“引用”的界面可以找到当前计算机中安装的各类软件的编程访问类库，如果读者有兴趣可以探寻研究。

③通过编程启动 Word 程序：在添加 Word 编程类库后，需要通过编程启动 Word 就需要实例化一个 Word.Application 对象，实例化的过程就是启动 Word 程序的过程。具体代码如下：

```
Dim objWordApp as Word.Application '声明一个 Word.Application 的变量
Set objWordApp = new Word.Application '实例化 Word.Application
objWordApp.Visible = True  '让 Word 程序可见
```

需要注意的是，单纯声明一个 Word.Application 类型的变量是不能启动 Word 程序的，因为此时尚未实例化 Word 程序，第 2 句语句“Set objWordApp = new Word.Application”才是让 Word 实例化的关键语句，如果没有写这一句，后面的语句在使用 objWordApp 的属性或方法时会报告“缺少对象”的错误。第 3 句“objWordApp.Visible = True”是为了让 Word 程序可见，方便人工观察处理结果或退出 Word 程序，否则一旦程序运行出错 Word 程序将永远在后台执行而占用系统资源。

（2）通过 VBA 替换模板中的数据标签：利用 VBA 实现将数据标签替换为真正的数据其本质上就是调用了 Word 的查找替换功能，查找 Word 文档中每一个数据标签，将其替换成对应的值。由于有多个数据标签需要替换，可以将这个功能写成单独的过程，具体代码如下：

```
    Public Sub ReplaceContents（objDoc As Word.Document, ByVal findContent As String,
ByVal rep As String）
    objDoc.Range.find.Execute findContent,,,,,,,,, rep, wdReplaceAll
    End Sub
```

该过程包括三个参数，功能如下：

① objDoc 参数：需要执行替换操作的文档对象。

② findContent 参数：数据标签名，即需要被替换的内容。

③ rep 参数：替换值，即将标签替换成的内容。

该语句块调用 objDoc.Range.Find 对象的 Execute 方法，查找 findContent 参数变量中的内容，替换为 rep 参数变量中的内容。表示文档中的一个连续区域。细心的读者发现 Word 中也有 Range 类，Word 中每个 Range 类的实例由一个起始字符位置和一个终止字符位置定义，它和 Excel VBA 中 Range 类虽然名字相同但是所包含的属性、方法均有所不同，需要区别记忆。

（3）通过 VBA 将数据填入 Word 中的表格：Table 类 Word 文档中的一个表格，在文档对象（Document）中包括一个 Tables 集合，该集合包含了文档中所有的表格，可以使用序号进行访问。例如需要访问文档中的第 2 个表格时可以这样写：Set objTable = Application.ActiveDocument.Tables（2）。Table 类包括 Cells 的集合，可以通过 Cells（行，列）的形式进行索引、访问。例如下面的代码可以对表格第 2 行第 1、2、3 列分别填写患者的姓名、性别、年龄信息：

```
    Application.ActiveDocument.Tables（1）.Cells（2，1）.Range.Text = "张三"
    Application.ActiveDocument.Tables（1）.Cells（2，2）.Range.Text = "男"
    Application.ActiveDocument.Tables（1）.Cells（2，3）.Range.Text = "30 岁"
```

（4）将填好的数据保存成 Word 文档：Document 对象包含 SaveAs 方法，该方法可以将文档进行保存，通过设置其参数可以指定文档的格式、文件名等。如下面的代码，将当前活动文档保存为“测试报告 .docx”

```
    ActiveDocument.SaveAs2 FileName：="测试报告 .docx"，_
            FileFormat：= wdFormatDocumentDefault
```

二、应用场景

1．场景介绍 医患管理办公室每月需要将接待的“12345”工单录入系统并按月制作成报告并加盖公章反馈给科室。在没有使用模型对数据处理的阶段，需要工作人员人工拆分数据并粘贴到 Word 文档中，每个月需要制作几十份报告，耗时费力。随着处理工单数量的不断增加，工作人员已经不堪重负，急需一种方法能够快速完成报告的生成，将有限的人力资源从繁重的重复性工作中解脱出来。

2．设计步骤

（1）维护文档模板：利用以往给科室的报告，将其中的科室代码、科室名称、落款日期等内容替换成数据标签，如图 3-3-11-3 所示：

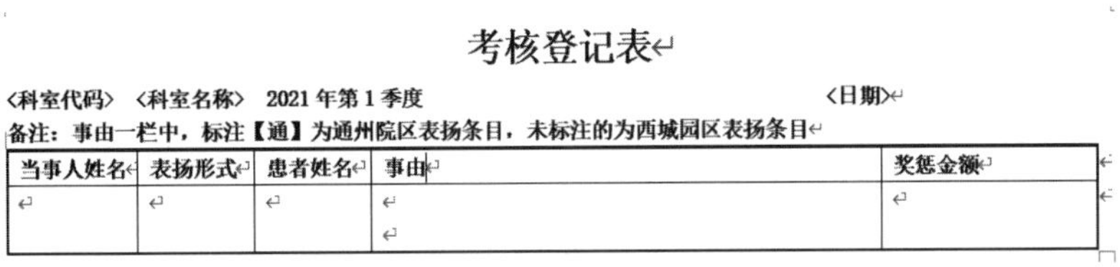

考核登记表

<科室代码>　<科室名称>　2021 年第 1 季度　　　　<日期>

备注：事由一栏中，标注【通】为通州院区表扬条目，未标注的为西城园区表扬条目

当事人姓名	表扬形式	患者姓名	事由	奖惩金额

图 3-3-11-3　Word 模板样式

如图 3-3-11-3 所示，其中包含了“科室代码”“科室名称”“日期”三个数据标签，这些数据标签需要通过 VBA 执行查找替换功能替换成真正的信息，而下面的表格则需要根据 Excel 中记录的数据项目自动扩展行数并填入信息。

（2）Excel 数据：本案例中科室的“12345”工单列表是以表格形式存储的，为了简化 VBA 编程的逻辑复杂度，在每次真正执行导出前需要将数据表按科室排序。如图 3-3-11-4 所示：

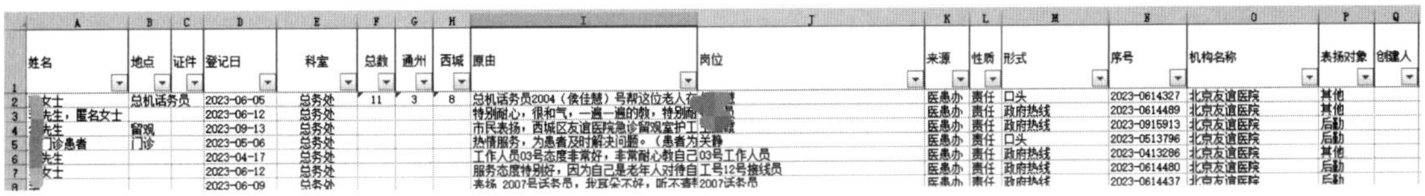

	A	B	C	D	E	F	G	H	I	J	K	L	M	N	O	P	Q
1	姓名	地点	证件	登记日	科室	总数	通州	西城	原由	岗位	来源	性质	形式	序号	机构名称	表扬对象	创建人
2	[redacted]女士	总机话务员		2023-06-05	总务处	11	3	8	总机话务员2004（佟佳慧）号帮这位老人在[redacted]	[redacted]	医患办	责任	口头	2023-0614327	北京友谊医院	其他	
3	[redacted]先生，匿名女士			2023-06-12	总务处				特别耐心，很和气，一遍一遍的教，特别耐[redacted]	[redacted]	医患办	责任	政府热线	2023-0614489	北京友谊医院	其他	
4	[redacted]先生	留观		2023-09-13	总务处				市民表扬，西城区友谊医院急诊留观室护工	[redacted]	医患办	责任	政府热线	2023-0915913	北京友谊医院	后勤	
5	[redacted]门诊患者	门诊		2023-05-06	总务处				热情服务，为患者及时解决问题。（患者为	关静	医患办	责任	口头	2023-0513796	北京友谊医院	后勤	
6	[redacted]先生			2023-04-17	总务处				工作人员03号态度非常好，非常耐心教自己	03号工作人员	医患办	责任	政府热线	2023-0413286	北京友谊医院	其他	
7	[redacted]女士			2023-06-12	总务处				服务态度特别好，因为自己是老年人对待自	工号12号接线员	医患办	责任	政府热线	2023-0614480	北京友谊医院	后勤	
8	[redacted]			2023-06-09	总务处				表扬 2007号话务员，我耳朵不好，听不清	2007话务员	医患办	责任	政府热线	2023-0614437	北京友谊医院	后勤	

图 3-3-11-4　数据样式

3．VBA 代码编写

程序关键逻辑介绍：本案例中，VBA 程序的关键逻辑为从第 1 行开始扫描数据表将当前行的科室与上一条科室是否为同一个科室进行对比，如果是相同科室将在 Word 文档中表格增加一行并填写各列信息，如果不是同一个科室则说明一个科室的报告已经生成完毕，需要进行保存并新建一个空白的文档重复前面的步骤。下面将介绍各个关键功能部分的写法，最后有完整的程序。

①启动 Word 程序并显示其界面。

```
Dim objWord As Word.Application          '声明 Word.Application 类型的变量
Set objWord = New Word.Application       '将 Word 程序实例化，以便后面调用
objWord.Visible = True             '使 Word 程序可见
```

②声明变量，用于将 Excel 中每行数据读出来传送到 Word 文档前暂存。

```
Dim strDepCode As String          '科室代码
```

```
Dim strDepName As String        '科室名称
Dim strPatName As String        '患者姓名
'声明其他变量
```

③从第 2 行（跳过第 1 行的表头）开始到表格最后一行为止，逐行读取数据。

```
Dim lngRow As Long      '用来遍历整个Excel表的行号变量
For lngRow = 2 To Sheet1.UsedRange.Rows.Count         '从第2行开始遍历到表格最后一行
    '此处为“数据处理逻辑”的代码
Next lngRow
```

这里假设需要读取的表格是 Sheet1，工作簿中不同的工作表名称，可以在 VBA 的编程环境的资源管理器中查阅，其中有各个工作表在 VBA 编程环境下的名称及其在 Excel 中的显示名称（即括号内的内容）如图 3-3-11-5 所示：

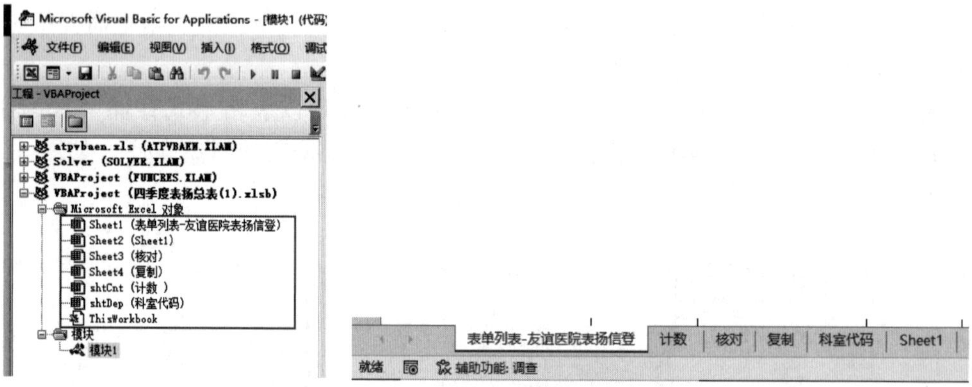

图 3-3-11-5 工作表在编程列表中的样式

Sheet1.UsedRange 指 Sheet1 工作表中的已使用部分，即所有数据区域。Sheet1.UsedRange.Rows.Count 指的是 Sheet1 中已使用区域的行数（包含表头和标题等）。

For…Next 是循环语句，让循环变量 lngRow 从 2 开始每次加 1，一直循环到已使用区域的行数，每次循环都执行其中的语句块。

④将 Excel 表中每一行数据读入变量，下面这些代码是包含在 For…Next 语句块中的，每次循环都会执行一次，这样每一行的数据都会有机会存入变量，等候后续处理。

```
strPatName = Sheet1.Cells ( lngRow, 1 ) .Value  '将患者姓名存入变量
strDocName = Sheet1.Cells ( lngRow, 10 ) .Value '将医生姓名存入变量
strEvent = Sheet1.Cells ( lngRow, 9 ) .Value            '将事件内容存入变量
strType = Sheet1.Cells ( lngRow, 13 ) .Value            '将事件变量存入变量
strDepName = Sheet1.Cells ( lngRow, 5 ) .Value          '将科室名称存入变量
```

⑤从根据已维护的 Word 模板创建新 Word 文档：前面已经维护好模板，在生成每个科室报告时其实都是复制该模板的内容作为初始内容，然后进行加工，从而变成最终的报告。

```
Dim objDoc As Word.Document
Set objDoc = objWord.Documents.Add（ThisWorkbook.Path & “\Template.docx”） '对新的科室，根据模板创建一个新的文档。注：这个文档包含了模板中的所有内容，对其更改不会影响到模板本身。
```

其中 Dim objDoc As Word.Document 语句是声明一个 Word 文档的空变量，用来保存在下一句程序从模板中创建的新文档引用。第二句，则是以 Excel 所在的文件夹下（ThisWorkbook.Path）的 Templace.docx 文件作为模板，创建新文件备用。

⑥将信息标签替换成实际内容

```
With objDoc
    ReplaceContents objDoc, "＜科室名称＞", strLastDepName        '将科室名称数据标签替换成实际值
    ReplaceContents objDoc, "＜日期＞", Format（Date, "Long Date"）'将日期数据标签替换成当前日期
End With
```

利用之前提到的 ReplaceContents 方法，将信息标签替换成实际的值。

⑦操作 Word 表格：通过下标引用 Word 中的第 1 个表格，然后插入一个新行，在新行中的各个单元格中填入之前保存在变量的值。

```
Set objTable = objDoc.Tables（1）      '将新文档中的表格引用更新到变量，后续的事件可通过该变量插入到新文档的表格中。
Set objRow = objTable.Rows.Add '在表格中新增一个空行
objRow.Cells（1）.Range.Text = strDocName      '在表格中填写医生姓名
objRow.Cells（2）.Range.Text = strType '在表格中填写工单类型
objRow.Cells（3）.Range.Text = strPatName      '在表格中填写患者姓名
objRow.Cells（4）.Range.Text = strEvent '在表格中填写事件内容
objRow.Cells（5）.Range.Text = "一次性奖励 100 元"  '填写奖惩信息
```

⑧每次判断新的一行中科室名称，如果科室名称与前一行不同，则认为前面科室的数据已经导出完毕，从当前行开始是新的科室。因此这里需要保存并关闭前面的 Word 文件，然后创建一个新的 Word 文件继续前面的填入数据步骤。

```
If strDepName ＜＞ strLastDepName And strDepName ＜＞ "" Then      '如果当前科室名称与前一条数据名不同
        If Not（objDoc Is Nothing）Then
            objTable.Rows（2）.Delete             '删除表格第二行（空行）
            objDoc.SaveAs ThisWorkbook.Path  & strLastDepName & "-02-医患办奖励.docx"   '将前面生成的 Word 报告保存
            objDoc.Close False              '关闭前一个科室的 Word 文档
            Set objDoc = Nothing '释放内存
        End If
```

```
    End if
End if
```

其中 objTable.Rows（2）.Delete 是删除 Word 中表格的第二行数据，在模板中表格第二行是无用的，在真正数据导入进来后，需要删除。objDoc.SaveAs 是调用 Word 的另存功能，将 Word 文档以指定名字保存。

4．添加快捷按钮 为了后面可以快速调用该程序，在 Excel 工作表中添加按钮，并用指定宏命令将按钮与程序进行关联，以便后续在 Excel 工作表中可以快速调用该程序。

注：本单元完整程序代码详见数字资源。

（李　阳）

第十二单元　使用 Excel 实现文件的归档管理

在实际工作中经常需要收集整理科室提交的文件，例如各类改进报告、各类数据报表，等等。在处理这类工作时，往往需要对着科室列表一个一个文件核对并在清单上做好标记，不仅耗时费力，更容易出现错误和遗漏。文件管理作为现代操作系统的基本功能已经非常成熟，Office 组件构建在 Windows 系统之上，封装了操作系统对于文件管理的各类操作，例如探测文件是否存在、文件复制、文件更名，等等。本单元将介绍如何通过 Excel 与 VBA 配合实现科室文件的归档管理，从而将工作人员从繁杂的工作中解放出来。

一、基础知识

1．简介 利用 Excel 制作文件接收台账，其中包括所有需要提交文件的人员，通过 VBA 扫描暂存接收来的文档，将文件与台账中的项目进行关联，自动将文件名更改为预定的样式，最后将这些文件保存到指定位置完成存档，并在台账中建立链接方便后续使用。

2．建立台账 台账是整个模型的主体框架，其担负了组织应收文件的目录、记录文件接收时间以及文件链接的功能，同时后续编写的 VBA 程序也会将操作结果显示到台账中，因此台账部分也是链接数据和 VBA 程序的纽带，其主要内容如下：

（1）首先利用 Excel 制作接收文件台账，需要包括的内容有：提交人、过滤文件名关键字、文件名称、是否提交、提交日期、提交时间等信息。

（2）维护关键字：在 VBA 程序中支持使用模糊匹配，即使用“*”作为通配符筛选文件，可以利用这个特性为每个台账项目维护关键字信息，关键字与接收文件的文件名是简单的包含关系，也可以是带通配符的模式匹配关系，可以结合实际需求进行选择以增加匹配结果的准确性。

（3）链接：使用 HYPERLINK 函数将已经保存、归档完毕的文件建立链接，Excel 的 HYPERLINK 函数可以在单元格中创建快捷方式，该快捷方式会跳转到当前工作簿中的另一个位置，或打开存储在网络服务器、Intranet 或 Internet 上的文档。点击包含 HYPERLINK 函数的单元格时，Excel 会跳转到列出的位置，或打开指定文档。该函数的书写形式如下：

HYPERLINK（link_location，[friendly_name]）

HYPERLINK 函数语法具有下列参数：

link_location：必需，要打开的文档的路径和文件名。link_location 可以指向文档中的某个更为具体的位置，如 Excel 工作表或工作簿中特定的单元格或命名区域，或是指向 Microsoft Word 文档中的书签。路径可以是存储在硬盘驱动器上的文件。路径还可以是服务器（在

Microsoft Excel for Windows 中）上的通用命名约定（UNC）路径，或 Internet 或 Intranet 上的统一资源定位器（URL）路径。如果 link_location 中指定的跳转不存在或无法导航，则点击单元格时会显示错误。

friendly_name：可选，单元格中显示的跳转文本或数字值。friendly_name 显示为蓝色并带有下划线。如果省略 friendly_name，单元格会将 link_location 显示为跳转文本。

3．编写 VBA 程序实现文件操作

（1）添加 Microsoft Scripting Runtime 的引用：在 VBA 中，可以通过 Microsoft Scripting Runtime 类库中提供的 FileSystemObject 类功能来实现对文件的管理，添加类库引用的方法在前面单元中已经介绍，在此不再赘述。

（2）操作文件的重要类

① FileSystemObject 包含了一组非常重要的方法，这些方法供 VBA 进行调用从而实现对文件的管理，例如拷贝 / 移动 / 删除文件或文件夹等操作。

②文件夹类（Folder），文件夹类代表着硬盘、U 盘中实际存储的一个文件夹，通过 FileSystemObject 的 GetFolder 方法可以获取一个文件夹（Folder）类的实例，通过这个实例可以对计算机中的文件夹进行操作，例如获取其名字、获取其中子文件夹或包含文件的列表，以及对文件夹进行复制或移动等操作文件类（File）。

文件类代表硬盘、U 盘中存储的实际文件，通过 FileSystemObject 的 GetFile 方法，或者遍历 Folder 的 Files 集合可以获得指定文件的文件类（File）的一个实例。通过该实例，可以实现对文件属性的访问，例如文件名字、最后修改日期时间等，以及对文件的操作，例如复制、移动、更名、删除等。

二、应用场景

1．场景介绍　患者满意度是一项重要的考核指标，也是衡量患者对医院服务认可程度的重要依据之一，医院内部经常要求科室定期梳理、总结科室内部改善医疗服务的成果，撰写、提交相应报告。主管部门工作人员需要建立科室清单，梳理接收到的文件在清单上核销，督导尚未提交报告的科室及时提交报告，对已经提交的报告需要按照“序号 - 科室 - 文件名 .docx”的形式重新命名，并将该文件保存到单独的文件夹内。在缺少工具辅助的情况下，这项工作是非常耗时的，需要不断地在纸质清单和电脑上接收到的文档之间进行核对，在清单上核销，然后依据清单催促科室，最后文档收齐后纸质清单也会随时间流逝而丢失，对于管理工作来说非常不利。

2．功能概览

（1）工作表功能介绍

设置表：保存模型的设置信息，本模型因为和文件处理有关，所以需要在设置表中保存模型文件的存放位置信息，以保证后面用 Hyperlink 函数生成超链接时可以正确指向文件位置(否则点击链接后系统会报错，提示无法找到对应的文件)。

明细表：维护台账信息，是模型的主体框架，用于各类信息的展示。

（2）维护台账

基本信息：列出需要提交报告的科室列表，可以包括科室系统、科室名称等信息，主要是为了方便对文件提交信息进行汇总和管理。

关键字信息：对应的科室名称关键字，这个关键字根据该科室以往提交文件的命名习惯获得，例如神经内科习惯在文件名内标注“神内”，则可以用“神内”作为关键词，如果为了兼顾科室写全称，则可以用通配符，写“* 神 * 内 *”则可以兼顾简写和全称两种情况。

提交状态：包括是否提交、提交时间、文件链接等信息，此部分信息待后续由 VBA 程序扫描接收到的文件，根据实际情况进行更新。“是否提交”字段需要设置条件格式，区别显示已经提交文件和未提交文件，以便工作人员快速定位。方法如下：选中表格内“是否提交”字段内的数据，然后在菜单栏中选择**开始→样式→条件格式→图表集→三个符号**，如图 3-3-12-1 所示：

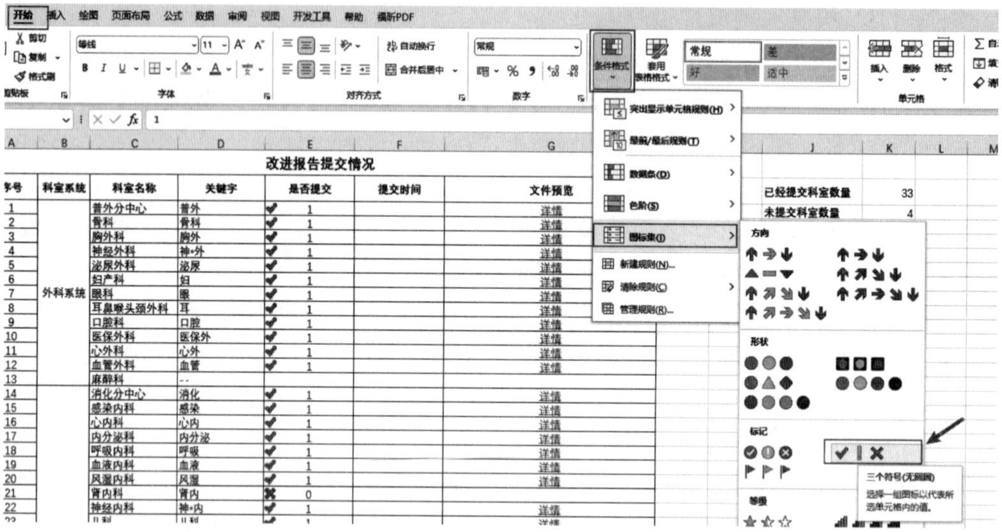

图 3-3-12-1　设置条件格式菜单

（3）VBA 代码编写

文件搜索函数：该函数用于根据关键字参数在指定文件夹下搜索文件，并将符合条件的文件的文件名返回。由于在实际应用过程中需要在“明细”表中逐个科室进行关键字匹配，因此需要将这部分功能单独写到一个函数中，既方便调用，也便于维护。具体方法是：

添加一个模块文件：在 Visual Basic 编辑器中的资源管理器中，右键点击“模块”节点，然后在快捷菜单中选择**插入→模块**即可创建一个空模块，并将代码录入模块窗口。

代码如下：

```
Private Function GetFileName ( objFSO As FileSystemObject, FileNameKeyWord As String ) As String
Dim objFile As File                '声明一个文件（File）类型的变量
Dim objFolder As Folder '声明一个文件夹（Folder）类型的变量
Set objFolder = objFSO.GetFolder ( ThisWorkbook.Path & "\接收文件" )         '利用 FileSystemObject 对象获得模型存放新接收文件存放文件夹的实例，保存到变量中
For Each objFile In objFolder.Files      '通过循环语句遍历文件夹中所有的文件信息
    If objFile.Name Like FileNameKeyWord Then '判断如果文件名匹配关键字，这里 Like 可以用来进行通配符的匹配操作。通配符是“*”，即星号。
        GetFileName = objFile.Path            '将找到的文件，其文件名作为函数返回值返回给调用该函数的语句。
    End If
Next
End Function
```

这段程序主要包含几个关键点：

首先是函数声明，在 Private Function ... End Function 中间的部分就是函数，每个函数都有个名字，这里是“GetFileName”；括号中的内容是函数的参数，函数根据参数内容做出不同的响应；后面的“As String”是函数的返回值，本函数的返回值是 String，也即是文本型。

其次，函数体部分主要是一个 For Each ... Next 循环，利用参数传入的“objFSO”参数获取“接收文件夹”下面的所有文件列表，并通过“FileNameKeyWord”参数进行名称的关键字匹配。其中 For Each objFile in objFolder.Files ... Next 语句用来遍历“接收文件”文件夹中所有的文件（即每次循环都会传入一个文件的信息）。“If objFile.Name Like FileNameKeyWord Then ... End If”语句则是通过 Like 运算，对文件名进行关键字匹配，这里关键字的通配符是星号“*”，例如“* 外科 *.docx”可以匹配包含外科的 Word 文档。当文件名符合关键字的匹配要求后，会执行 If ... Then 到 End If 中间的语句块，这里“GetFileName = objFile.Path”语句的含义是将符合要求文件名连带路径一起作为结果返回。

文件处理过程：该函数用于从“明细”表中逐行读取每个科室对应的关键字，并调用前面介绍的“**GetFileName**”查询文件夹中是否存在符合关键字要求的文件，如果有则将其拷贝到存档文件夹中并在明细表中做出标记。

①声明并创建 FileSystemObject 对象：首先在真正编写程序前，需要提前添加对“Microsoft Scripting Runtime”的类库引用。然后就可以声明 FileSystemObject 类型的变量，并通过 New 语句对其进行实例化

```
Dim objFSO As FileSystemObject '声明 FileSystemObject 类型变量
Set objFSO = New FileSystemObject     '实例化 FileSystemObject 的一个实例
```

②声明各类变量：声明各种变量，为后续读取各科室关键字等信息做准备。

```
Dim objSheet As Worksheet
Set objSheet = ThisWorkbook.Worksheets("明细")      '设置一个变量，将其指向"明细"表，方便后面使用
Dim intRow As Integer
Dim strKeyWord As String
Dim strFileName As String
Dim strNewFileName As String
Dim arry() As String
③遍历 Excel 表，获取各科室的关键字：
For intRow = 3 To objSheet.UsedRange.Rows.Count
    strKeyWord = objSheet.Cells(intRow, 4).Value '获取关键字信息
   '其他代码……
Next
```

④处理关键字信息，搜索科室提交文件：该部分功能首先将维护的关键字收尾加上通配符星号“*”，方便 GetFileName 函数进行匹配操作。

```
strKeyWord = "*" & strKeyWord & "*.*"
strFileName = GetFileName(objFSO, strKeyWord)      '调用前面提到的函数搜索文件
```

```
If strFileName < > "" Then    '判断是否找到与关键字匹配的文件
  '处理程序
End If
```

⑤找到匹配的文件后，在“明细”表中进行标记

```
objSheet.Cells ( intRow, 5 ) .Value = 1  '如果找到，将对应单元格标记为 1，条件格式会显示为对钩
objSheet.Cells ( intRow, 6 ) .Value = Now '将当前时间保存到提交时间字段
```

⑥将文件复制到归档文件夹：利用 GetFileName 函数获得的文件名和单元格中的序号（objSheet.Cells（intRow，1）.Value）、科室信息（objSheet.Cells（intRow，3）.Value）、设置表中存放的归档文件文件夹（shtSetting.Cells（1，2）.Value）以及文件名（arry（UBound（arry）））拼接成归档文件夹及文件名，然后通过 FileSystemObject 的方法移动到归档文件夹下。

```
strNewFileName = ThisWorkbook.Path & "\整理后文件\" & objSheet.Cells ( intRow, 1 ).Value & "-" & objSheet.Cells ( intRow, 3 ) .Value & "-" & shtSetting.Cells ( 1, 2 ) .Value & "." & arry ( UBound ( arry ))
        If objFSO.FileExists ( strNewFileName ) = False Then objFSO.MoveFile strFileName, strNewFileName
```

⑦设置预览文件超级链接：利用 Excel 的 Hyperlink 函数可以生成超级链接，当点击后就可以自动启动对应程序打开对应的文件，那么可以利用 VBA 生成该函数所需的信息，从而实现到归档文件的链接。Hyperlink 函数需要 2 个函数，第一个参数比较复杂，其内容如同前面生成归档文件名一样，需要将各单元格内容进行拼接形成最终的归档后文件名；第二个参数是显示的内容，本案例中直接传入“详情”文字，这样保证所有文件都有相同样式的链接名称。代码如下：

```
objSheet.Cells ( intRow, 7 ) .Value = "=HYPERLINK ( 设置 !B2&""\整理后文件\""&A" & objSheet.Cells ( intRow + 2, 1 ) .Value & "&""-""&C" & objSheet.Cells ( intRow + 2, 1 ) .Value & "&""-""& 设置 !B1&""." & arry ( UBound ( arry )) & "", "" 详情 "" ) "
```

添加快捷键按钮：从菜单上选择开发工具→控件→插入→按钮，添加一个按钮。将按钮命名为“扫描文件”，右键点击这个按钮指定宏为前面介绍的“TestFileExists”过程。

注：本单元完整程序代码详见数字资源。

（李　阳）

第四章

EXCEL 与关联软件协同

第一节 Power BI

第四章 视频讲解

第四章 数据文件

第一单元 实现数据指标的展示、联动、数据下钻

一、基础知识

1．PowerBI 简介 Power BI 是由微软公司开发的业务智能工具，为用户提供强大的数据分析、可视化和报告功能。它支持多种数据源的链接，能够处理大规模数据，并通过直观的拖放操作创建交互式的报表和仪表板。

2．PowerBI 在医院管理中的优势 Power BI 的实时数据更新和强大的数据整合工具使其在医院管理领域具有显著优势，有助于实现实时监测、多维度分析和智能决策。与 Excel 相比，Power BI 更适用于大规模数据的处理和多用户协作，同时具备更高效的数据建模和自动化集成能力。综合而言，Power BI 为用户提供了一体化的数据分析解决方案，促进了数据驱动的决策过程，是现代商业智能和数据可视化的关键工具。

3．PowerBI 获取和关联数据 Power BI 提供了多种方式来获取和关联数据，使用户能够轻松地整合和分析不同来源的数据。首先，Power BI 支持直接链接到各种数据源，包括常见的数据库（如 SQL Server、MySQL、Oracle 等）、云服务（如 Azure、AWS、Google Cloud 等）、文件（如 Excel、CSV、XML 等）以及在线服务（如 Salesforce、Google Analytics、Facebook 等）。用户可以通过简单的界面操作，设置数据源链接信息并获取数据，无需编写复杂的代码或查询语句，从而省去了繁琐的数据提取和导入步骤。

其次，Power BI 提供了数据转换和数据建模的功能，用户可以在 Power BI 中对数据进行清洗、转换、处理和整合，以满足分析和可视化的需求。Power BI 的数据转换功能包括数据清洗、列操作、数据类型处理、添加自定义列等，能够帮助用户将原始数据整理成可用于分析的形式。同时，Power BI 的数据建模功能允许用户创建数据模型，定义表之间的关系，编写计算字段和度量值，以支持更复杂的数据分析和可视化需求。

再次，Power BI 还提供了 Power Query 和 Power Pivot 这两个强大的工具。Power Query 可以帮助用户从各种数据源中提取数据，并进行数据转换和整合；Power Pivot 则可以帮助用户在数据模型中创建更复杂的计算字段和度量值，支持更深入的数据分析和建模需求。这些工具的使用使得用户能够更加灵活地处理和整合数据，满足各种复杂的数据分析场景。

总体来说，Power BI 通过多种数据获取和关联的方式，以及丰富的数据转换和建模功能，为用户提供了强大的数据整合和分析能力，使得用户能够更便捷地处理和分析各种数据，从而支持更深入、更全面的数据分析和可视化需求。

4．PowerBI 展示和下钻数据 Power BI 在展示和下钻数据方面提供了灵活而强大的功能，

使用户能够深入挖掘数据，获得更详细的见解。首先，Power BI 的数据可视化选项丰富多样，用户可以通过创建各种图表、仪表板和报表来直观地展示数据。这包括柱状图、折线图、饼图等多种图表类型，以及地图、仪表板等特殊可视化元素，使用户能够选择最适合其数据的展示方式。这种灵活性使得用户可以根据不同的分析需求选择合适的可视化方式，呈现数据的多个方面。

其次，Power BI 支持数据下钻的功能，用户可以通过点击图表或仪表板中的特定数据点，迅速切换到更详细的数据层次，深入了解背后的细节。这种交互式的下钻功能使用户能够直观地探索数据，发现潜在的模式和趋势。例如，用户可以从总体销售趋势的仪表板中选择特定产品，然后进一步查看该产品在不同地区或时间段的销售情况，从而获取更为具体和全面的信息。

Power BI 还支持在报表和仪表板中创建交互式过滤器，用户可以根据需要选择特定的维度或条件，实时调整数据的展示范围。这使得用户能够更灵活地控制所呈现的信息，根据不同需求过滤数据，从而更深入地了解特定方面的业务情况。例如，在医院管理中，管理人员可以通过过滤器选择特定科室或时间范围，以更详细地了解该科室的患者流量、资源利用情况等关键指标。

最后，Power BI 的自助式分析功能允许用户在报表中创建自定义的计算字段和度量值，进一步丰富数据展示的层次和维度。用户可以根据业务需求添加特定的计算逻辑，实现更深入的数据分析。这为用户提供了更多个性化和精细化的数据呈现选择。

总体而言，Power BI 通过丰富的数据可视化选项、交互式的下钻功能以及自助式分析的支持，为用户提供了强大的工具，使其能够更灵活、更深入地分析和展示数据，从而支持更为精准的业务决策。

二、场景应用

1．场景介绍 医院运营管理部在常规开展医院运营管理工作时需要信息化平台做支撑，目前部分医院是依托于第三方公司开发的大数据平台或 BI 系统，但平台使用效果和满意程度普遍不高，而且对于医院在数据方面提出的新需求往往响应速度较慢，无法应对当前医保支付方式改革和运营管理政策下医院对数据的要求；除此之外，还有部分医院没有相应的系统做支撑，主要依靠 Excel 来处理和展示数据。在这种背景下，尝试使用 Power BI 来实现数据指标的处理和展示（图 4-1-1-1），以及通过数据的联动和下钻来提高运营管理水平或许是一种选择。

2．关键步骤

（1）运营功能设计及数据准备工作：首先需要设计运营管理指标展示的功能模块，比如在整体运营管理功能模块中，可以查询到医院及各科室的服务能力（门急诊人次、出院人次、手术量、四级手术占比等指标）、工作效率（床位使用率、平均住院日等指标）、费用结构（药占比、耗占比、服务收入占比等指标）等相关数据。

在功能模块设计的基础之上，要进行所需数据的准备工作，数据来源依照医院实际情况确定，可以通过 Excel 定期追加或更新数据，比如定期从医院业务系统中导出的各科室门诊人次日统计表、各科室手术量日统计表、门诊及住院收入明细表等，当然也可以通过链接数据库来实时查询数据。

（2）使用 Power BI 获取和关联数据：首先链接数据源，打开 Power BI Desktop，然后在“开始”页面选择“获取数据”。选择适合需求的数据源，然后点击“链接”。在链接到数据源后，会出现一个导航窗格，其中包含了目前可以访问的数据表、文件或数据集。在这个导航窗格中，选择需要的数据表，然后点击“加载”或“转换数据”。如果需要对数据进行清洗、转换或者建模，需要选择“转换数据”并在 Power Query Editor 中进行操作。这个编辑器提供了

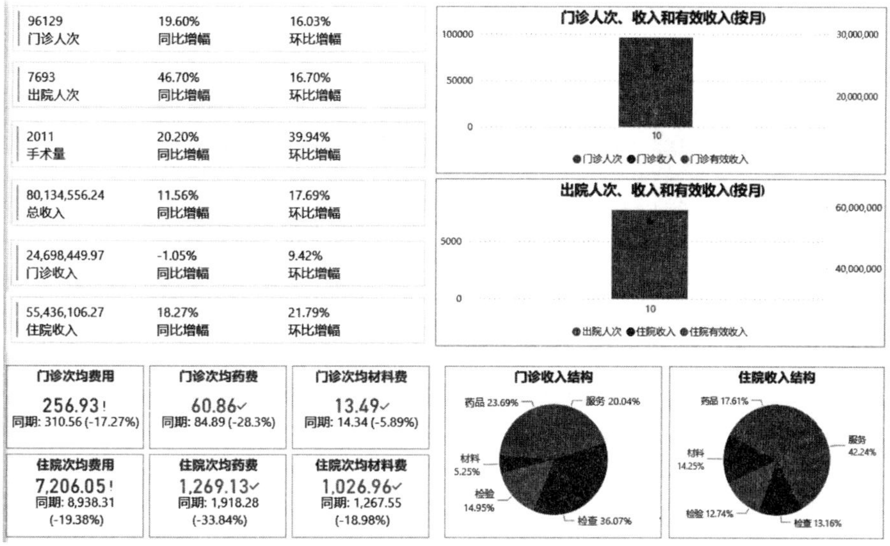

图 4-1-1-1　大数据运营分析平台模块展示图

强大的数据整合和转换功能，可以对数据进行各种操作，例如筛选、合并、添加列、数据类型转换等。比如可以在门诊或住院费用明细表中，新添加列对不同费用结构的数据进行合并，来体现如药占比、检查检验收入占比、服务收入占比等费用结构。

如果需要从多个数据源或者多个数据表中获取数据，需要将它们关联起来。在 Power BI 中，可以使用关系视图来设置不同数据表之间的关联关系，这有助于在报表和仪表板中创建复杂的数据关联分析，例如需要把多个数据明细或统计表与科室字典表进行关联，以此来把同一科室的所有数据关联起来。

（3）使用 Power BI 实现数据指标的展示：在获取和关联数据后，就可以开始在 Power BI 中创建报表和仪表板了。通过拖放字段、设置可视化效果，可以将数据转化为有意义的图表和报告，以便更好地理解和分享数据分析结果。Power BI 的数据可视化选项丰富多样，用户可以通过创建各种图表、仪表板和报表来直观地展示数据。这种灵活性使得用户可以根据不同的分析需求选择合适的可视化方式，呈现数据的多个方面。

例如现在需要创建医院各科室门诊人次月度变化趋势的折线图，首先需要在 Power BI 的报表视图中，从可视化面板中选择“折线图”可视化元素，并将其拖放到报表画布中。然后从之前关联好的数据表中，将时间 - 月份字段放到横轴（x 轴），数值 - 门诊人次字段放到纵轴（y 轴）。这样一来，就可以通过折线图来显示医院门诊人次月度变化趋势了。此外，还可以在折线图的属性当中调整折线图的外观和格式，比如修改标题、轴标签、图例等，还可以调整线条样式、颜色和标记，以使折线图更加清晰和易读。

（4）使用 Power BI 实现数据指标的联动和下钻：在 Power BI 中，可以添加交互式过滤器来实现数据指标的联动。通过过滤器，用户可以选择特定的维度或条件，以动态调整数据的展示范围。比如需要分别设置针对科室和时间的过滤器，并把这两个过滤器应用到服务能力、工作效率、费用结构等所有的指标项目上，这样一来，通过在过滤器中分别选择【消化内科】和【2023 年 8 月】，就能把服务能力、工作效率和费用结构中不同的指标关联起来，可以查看消化内科在 2023 年 8 月期间的各项指标数据（图 4-1-1-2）。

Power BI 的交互式下钻功能允许用户通过单击或选择特定数据点，深入挖掘数据的细节层次。通过设置报表和图表的交互式属性，可以让用户在报表中实现简单的下钻操作，以获取更为详细的数据见解。比如在费用结构页面的住院费用结构统计表中点击某科室在某一时间范围内的【服务收入】这个指标，并进行下钻，就可以看到【服务收入】具体包含哪些类型的收

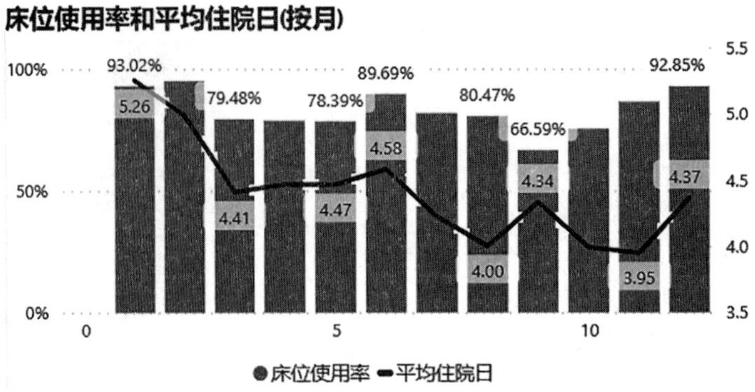

图 4-1-1-2　大数据运营分析平台消化内科指标数据展示图

入，比如康复治疗费、手术费，等等。

（丁子哲）

第二单元　内网 Power BI 报表服务器搭建以及权限设置

一、基础知识

1．Power BI 报表服务器简介　Power BI Report Server 是 Power BI 的一个组件，它提供以下几个方面的功能：

（1）报表发布与管理：用户可以将 Power BI Desktop 创建的报表发布到 Power BI Report Server 上，进行集中管理和分发。管理员可以对报表进行版本控制、安全设置和权限管理。

（2）数据链接和整合：Power BI Report Server 支持多种数据源链接，包括数据库、文件、在线服务等，用户可以将数据整合到报表中进行分析和可视化。

（3）数据分析与可视化：用户可以利用 Power BI Report Server 提供的丰富可视化组件和功能，对数据进行灵活的分析和可视化呈现，以便更好地理解数据和分享见解。

（4）安全性与权限管理：Power BI Report Server 提供了严格的安全性控制和灵活的权限管理功能，可以确保报表数据的安全性和合规性。

（5）自助查询与互动性：用户可以在 Power BI Report Server 上创建交互式报表，使用户能够进行自助查询和探索数据，根据需要进行数据筛选和交互操作。

（6）移动访问与分享：Power BI Report Server 支持移动设备访问，用户可以通过移动设备查看和分享报表，便于管理者在任何时间、任何地点进行数据分析和决策。

2．Power BI 中权限管理简介　Power BI 的权限管理功能在医院管理中发挥着关键作用，为医疗组织提供了高度定制化的数据访问和共享控制手段。管理员可以通过用户和组管理功能创建和组织医院内部的用户，将其分配到不同的用户组中，以实现对医院工作人员的权限集中管理。管理员可以精细调整权限，确保只有经授权的医务人员能够查看、编辑和共享特定的报表和数据集，从而防止未授权人员获取敏感患者信息。

行级安全性是在医疗数据管理中尤为重要的功能，它允许管理员基于医务人员的身份定义策略，仅允许他们在报表或数据集中看到特定的行。这种细致入微的权限控制确保了医院内部不同部门和角色之间的数据隔离，保护了患者隐私。

应用程序工作区权限和文件夹目录权限的设置为医院团队提供了有力的协作支持。管理员可以确定哪些医务人员有权访问、编辑和共享特定工作区中的报表和数据，促进了医院内部团队之间的协作与信息共享。这对于医疗团队的沟通和协同工作至关重要，特别是在需要快速响应患者状况或医疗决策时。

Power BI 的安全性模型集成了与医院现有身份验证和授权机制的无缝对接，确保了平稳的系统运作。此外，审计日志记录了医务人员在平台上的活动和操作，为管理员提供了监控和了解用户行为的工具，以及发现潜在安全问题并采取及时措施的手段。

总体而言，Power BI 的权限管理功能在医院管理中提供了全方位、多层次的数据访问和共享控制手段，保障了患者数据的安全性和合规性，同时促进了医疗团队内部的协作与信息共享。

二、场景应用

1．场景介绍 作为医院的运营管理人员，在使用 Power BI 展示医院运营数据或希望使用 Power BI 搭建医院运营管理平台时，往往会面临两个主要的问题：一是医院数据安全和患者隐私保护问题，二是医院管理者及不同科室主任分配权限的问题。因此需要使用 Power BI 提供的报表服务器及权限设置功能来解决这些问题。

具体来看，因为医院管理涉及大量的患者信息、医疗数据和机密信息，使用内网下的报表服务器可以更好地保护这些敏感数据，避免泄露和未经授权的访问，确保患者隐私和医疗数据的安全性。医院管理需要遵守严格的医疗法规和信息安全要求，使用内网下的报表服务器可以更好地满足这些合规性要求，确保数据的合法性、可信度和完整性。此外，利用内网资源搭建报表服务器可以降低成本，避免对外部服务商的依赖，并且可以更好地控制数据和信息系统的运营成本。

2．搭建 Power BI 报表服务器的关键步骤

（1）搭建报表服务器的准备工作：首先需要确保有一台符合要求的服务器，可以是物理服务器或虚拟机。服务器的操作系统选择支持 Power BI 报表服务器的版本，通常为 Windows Server。此外还需要确保服务器上有足够的硬盘空间、内存和处理能力，安装并运行 Power BI 报表服务器所要满足的最低硬件和软件要求如表 4-1-2-1 所示。

表 4-1-2-1 Power BI 报表服务器配置需求表

组件	要求
.NET Framework	4.8
硬盘	Power BI 报表服务器至少需要 1 GB 的可用硬盘空间 托管报表服务器数据库的数据库服务器上必须有额外空间
内存	最小：1 GB，建议：至少 4 GB
处理器速度	最低要求：x64 处理器：1.4 GHz，推荐：2.0 GHz 或更快
操作系统	Windows Server 2016、2019、2022 Windows 10、11 推荐 Windows Server 2016

其次需要在服务器上安装数据库服务 SQL Server，用于托管报表服务器数据库。在选择安装 SQL Server 时，要确保包括 SQL Server 数据库引擎，可用于托管报表服务器数据且包含 SQL Server 数据库引擎的 SQL Server 版本如表 4-1-2-2 所示。

表 4-1-2-2 报表服务器 SQL Server 数据库引擎版本表

SQL Server 版本	SQL Server 2012、2014、2016、2017、2019、2022
	推荐：SQL Server 2019

在 SQL Server 的安装过程中的关键步骤有以下几点：①安装规则中 Windows 防火墙的警告可以忽略并继续。②在功能选择中务必勾选数据库引擎服务，其他功能根据情况选择。③在实例配置界面可选择默认实例。④在服务器配置界面需要将 SQL Server 代理的启动类型改为自动。⑤在数据库引擎配置界面选择需要混合模式并添加当前用户。⑥安装完成后可在计算机管理中确认 SQL Server 和 SQL Server 代理处于正在运行状态。

（2）Power BI 报表服务器的安装与配置工作：首先登录官方网站下载 Power BI 报表服务器的安装程序，可同时下载客户端软件（PBIDesktopSetupRS_x64.exe），用于报表文件的设计制作，官网链接为：https：//www.microsoft.com/zh-cn/download/details.aspx?id=55329，点击下载后勾选 PowerBIReportServer.exe 并下载。

下载完成后安装 Power BI 报表服务器，安装完成后重启服务器，开始配置 Power BI 报表服务器，配置报表服务器的关键步骤包括：①在服务器上找到报表服务器配置管理器 Report Server Configuration Manager，并连接到报表服务器实例；②配置 web 服务 URL 的 IP 和端口号并保存应用，然后在 Web 门户 URL 界面点击应用；③选择数据库菜单创建新的报表服务器数据库，连接测试成功后点击下一步即可完成数据库配置；④在服务器上新建一个入站规则放开报表服务器配置时的端口号，具体操作示意图如图 4-1-2-1 ～图 4-1-2-10 所示。

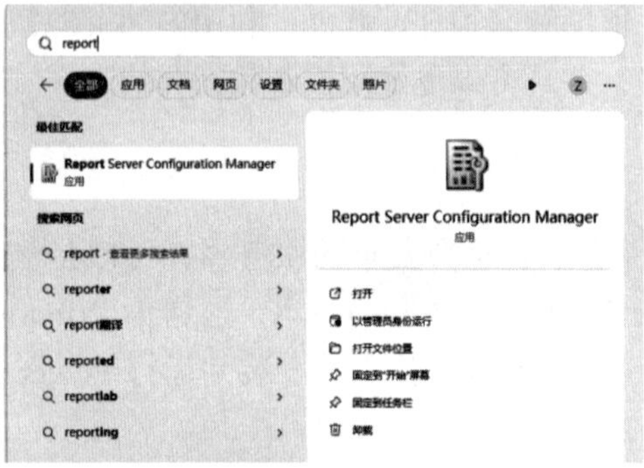

图 4-1-2-1　报表服务器配置管理器示意图

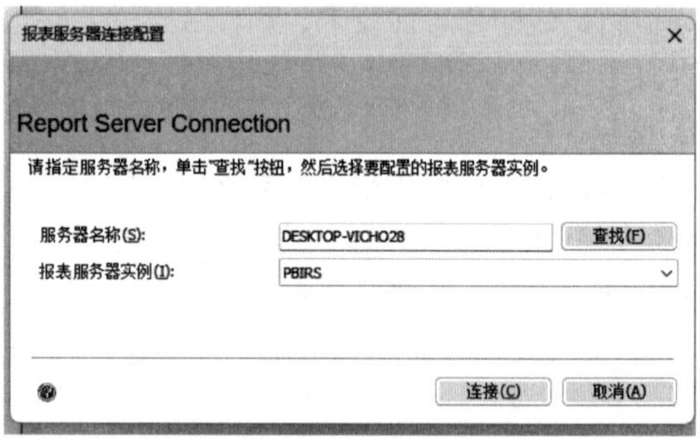

图 4-1-2-2　连接报表服务器实例示意图

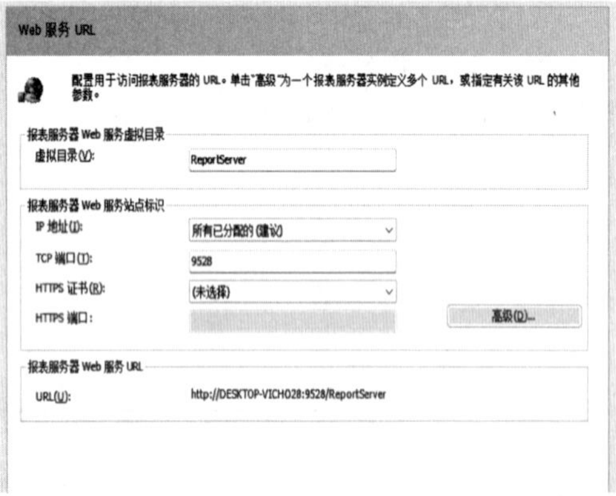

图 4-1-2-3　配置 web 服务 URL 的 IP 和端口号示意图

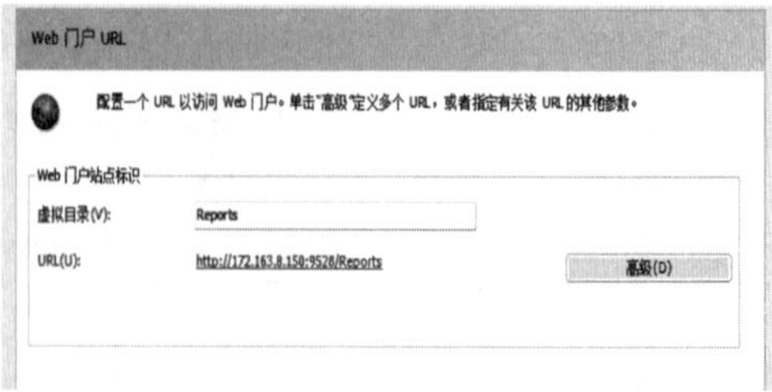

图 4-1-2-4　在 Web 门户 URL 界面应用示意图

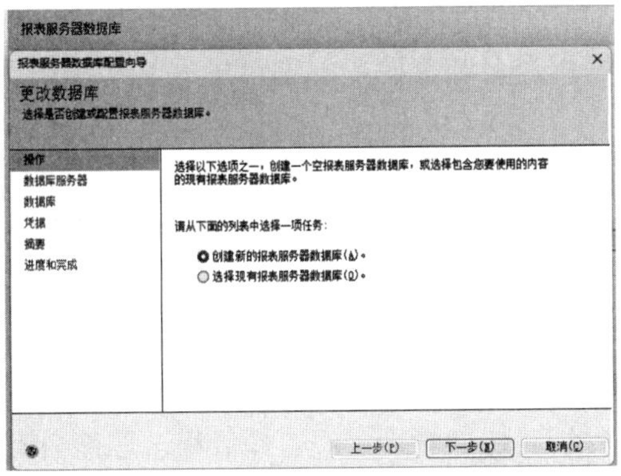

图 4-1-2-5　创建新的报表服务器数据库示意图

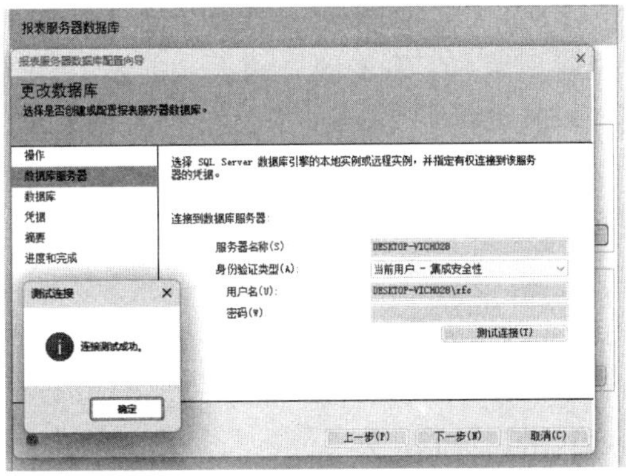

图 4-1-2-6　连接测试成功示意图

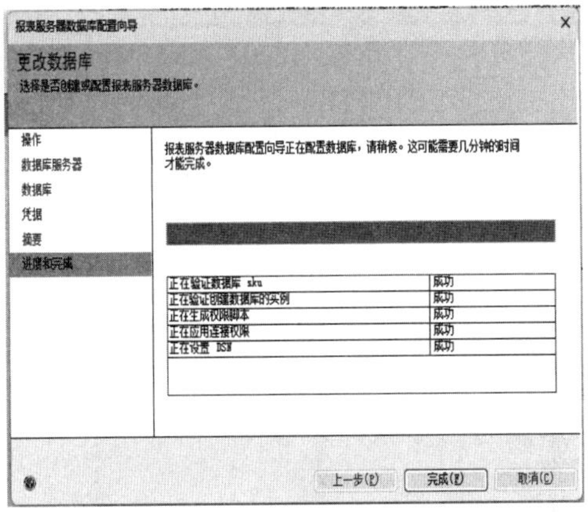

图 4-1-2-7　数据库配置完成示意图

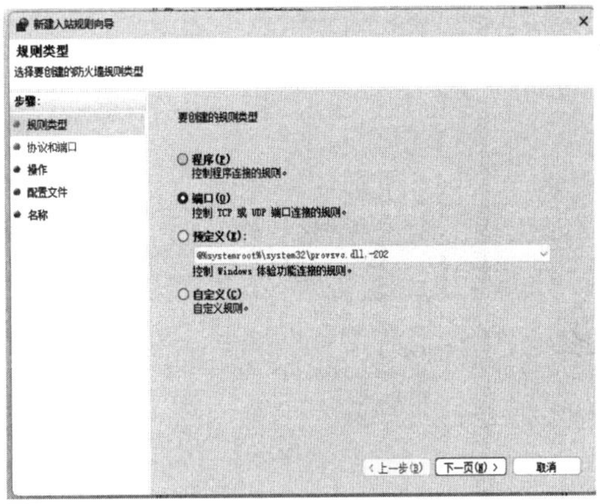

图 4-1-2-8　新建入站规则示意图

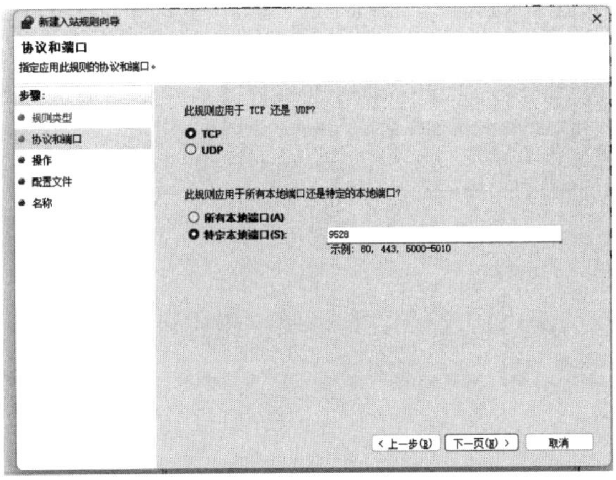

图 4-1-2-9　放开报表服务器配置端口号示意图

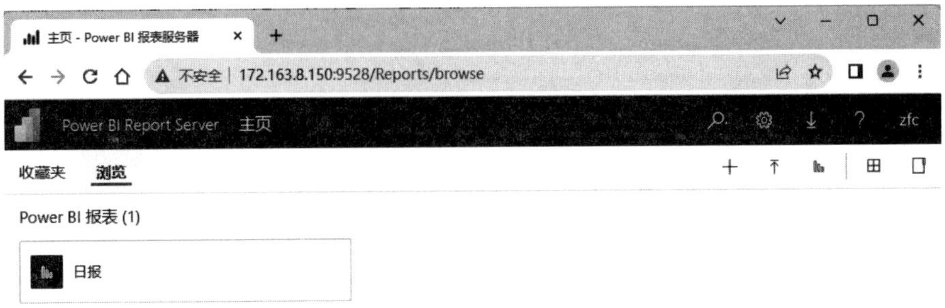

图 4-1-2-10　Power BI 报表服务器的主页示意图

至此，Power BI 报表服务器已全部设置完成，打开浏览器输入“服务器 IP 地址 /reports”，提示输入用户名和密码，输入当前系统登录用户的用户名和密码后，即可进入 Power BI 报表服务器的主页。

（3）发布报表：报表服务器安装配置完成后，只需要在报表服务器主页点击上传，选择之前在 Power BI Desktop 中做好的报表文件，即可发布到内网的报表服务器，用户在内网中就可以通过输入报表服务器的 URL 链接来访问和查看数据报表。

3．对报表服务器进行权限管理的关键步骤

（1）在计算机管理中创建用户组和用户：首先在报表服务器的计算机管理中，打开【本地用户和组】功能，为不同的管理角色创建不同的【组】，比如管理员组、领导组、职能科室组、用户组等（图 4-1-2-11）。

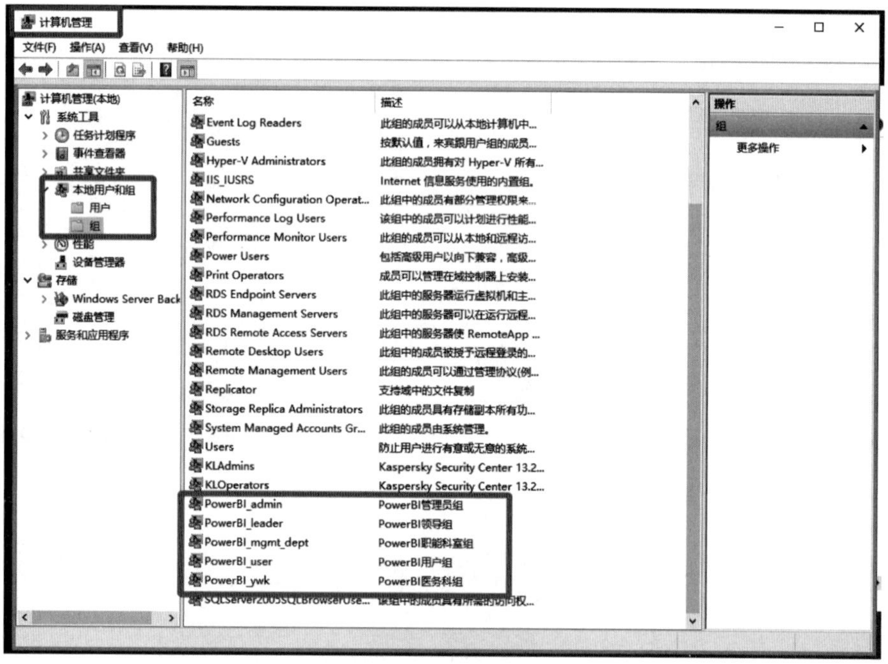

图 4-1-2-11　创建用户组流程示意图

然后在各个组中创建【用户】，比如在职能科室组中可以为各个科室创建各自的登录用户，设置用户名称和用户描述等（图 4-1-2-12）。

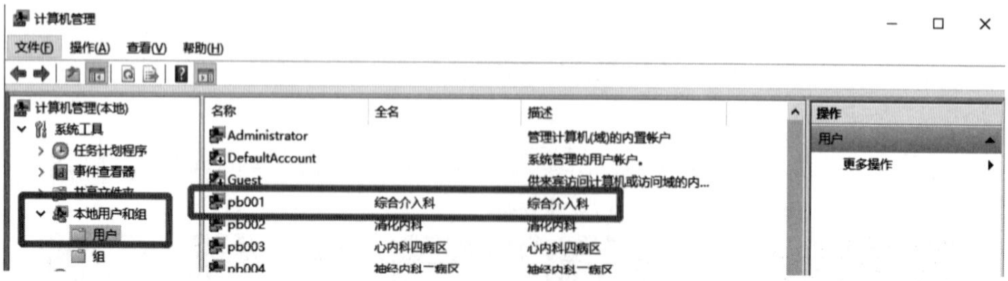

图 4-1-2-12　创建用户流程示意图

（2）创建用户权限表：为了将 Power BI 报表中的科室与上文中为科室创建的用户关联起来，需要在数据库端或在 Power BI Desktop 中创建权限对应表，将临床科室的用户与报表中的科室关联起来。首先需要维护一张权限表，其中用户名为服务器计算机名\账户名；其次在模型视图界面，需要创建权限表和科室表的科室名称的双向筛选关系，并在模型视图界面，其他数据表创建和科室表的单向筛选关系。其关键步骤示意图 4-1-2-13 所示，用户名为服务器计算机名\账户名，权限表与科室表建立名称的双向筛选关系，如图 4-1-2-14 所示。

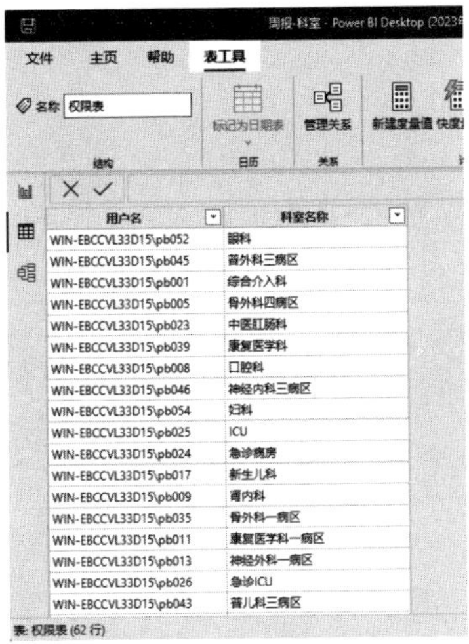

图 4-1-2-13 创建权限表示意图

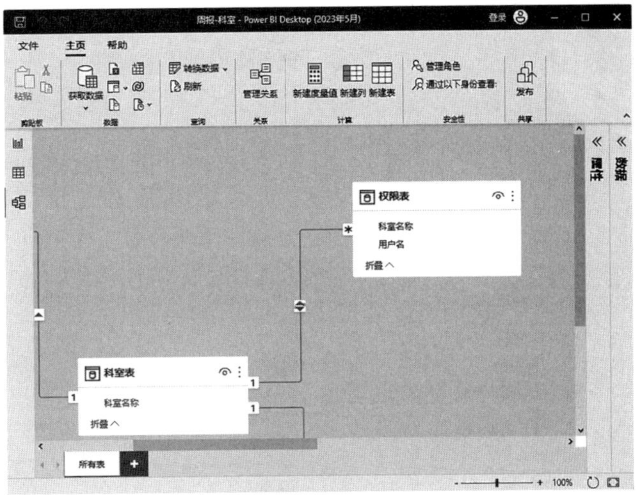

图 4-1-2-14 创建权限表和科室表关系示意图

(3) 在 Power BI 中为不同的科室设置权限：在 Power BI Desktop 中的【建模】中进行角色管理，可以对不同的角色进行个性化的权限配置，通常有两种方式，一是可以通过在权限表的表筛选 DAX 表达式中使用 username () 函数来控制科室权限，根据登录用户的用户名来控制该用户只可以查看其所在科室的数据。通过点击建模菜单下的管理角色，创建角色后，在权限表中限制当前用户只能访问本科室的数据。

第二种方式是对于某些用户组禁止查看的表格数据，可以在该表的表筛选 DAX 表达式填写 false 来实现。比如不允许科室运营助理查看手术表的数据情况，可以在科运营助理的角色管理中，对【手术表】通过 DAX 筛选表达式进行限制，然后在报表服务器上设置该报表的安全性和行级别安全性后权限控制即可生效（图 4-1-2-15 ~图 4-1-2-17）。

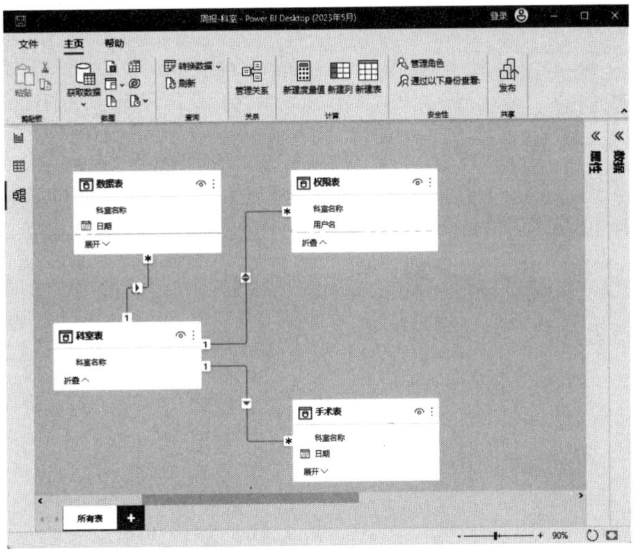

图 4-1-2-15 创建其他数据表和科室表的单向筛选关系示意图

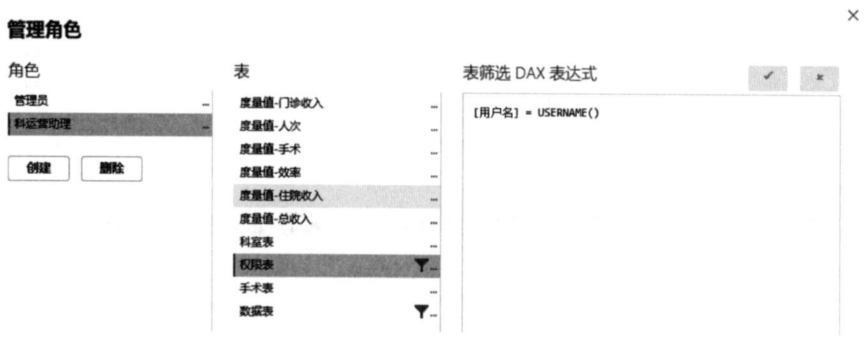

图 4-1-2-16 在权限表中通过 DAX 表达式控制权限示意图

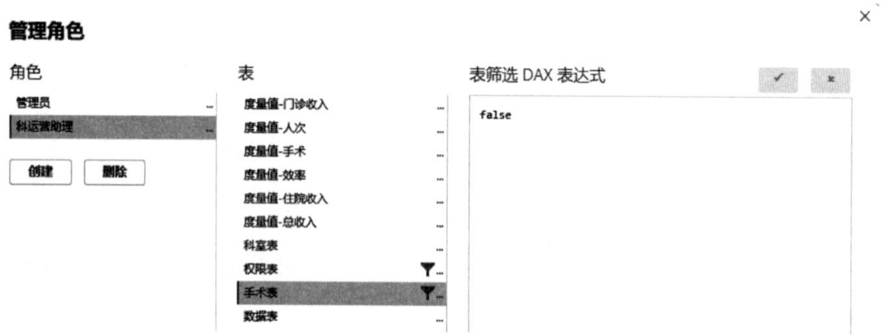

图 4-1-2-17 某些用户组禁止查看的表格示意图

（丁子哲）

第二节 Python 提高 EXCEL 输入输出效率

第三单元 实现健康信息自动化管理

在前面的章节中我们学习了 Excel 在数据处理、VBA 自动化等方面的应用，但是有些工作需要在网上获取一些信息，然后将它们应用到数据分析和操作流程中，此时 VBA 就显得力不从心了。Python 作为一门强大的编程语言，凭借无数志愿者的贡献，有着非常完整的生态体系以及广泛的应用领域，例如 Web 开发、网络爬虫、数据科学、自动化运维、数据库编程、网络编程、多媒体应用以及人工智能等，可以说 Python 是一门“胶水语言”，基本上可以将任何能够想到的东西粘合到一起。在本单元中，将把 Python 和 Excel 结合起来，实现网络数据处理的自动化。

一、基础知识

1．Python 的安装

（1）登录 Python 官网 https：//www.python.org/ 下载最新的安装包：根据使用的 Windows 系统版本，选择 32 位或 64 位的 Python 安装程序下载，然后安装。

（2）安装配置 Visual Studio Code：Visual Studio Code（简称 VSCode）是微软公司开发的

现代 Web 和云应用的跨平台源代码编辑器，支持许多编程语言、拥有丰富的扩展插件。使用 VSCode 可以非常便捷地编辑和运行 Python 程序，可以登录其官网下载最新的安装包：https://code.visualstudio.com/。选择适合自己系统的版本下载安装，各个安装选项采用默认值即可。

2．使用终端（Terminal） 使用控制台启动、调试 Python 程序对于初学者来说是非常困难和繁琐的，这是用 VSCode 编写 Python 最核心的地方，在 VSCode 中可以不用打开各种控制台，直接在 Terminal 窗口中完成 Python 程序的运行。点击【查看】→【终端】或直接快捷键 {Ctrl} + {`} 打开终端，会在下方产生一个 CMD 控制台，在这里可以键入“python xx.py”运行（注：xx.py 是您编辑的 Python 文件名称）。

3．一键运行 医院管理人员中大多数都不具备 IT 从业背景，使用命令行方式运行 Python 程序比较困难，如果能够“一键运行程序”就非常方便了。这时候就需要依靠 Python 扩展了，打开扩展页，输入 Python，选择第一个进行安装 install 即可（图 4-2-3-1）：

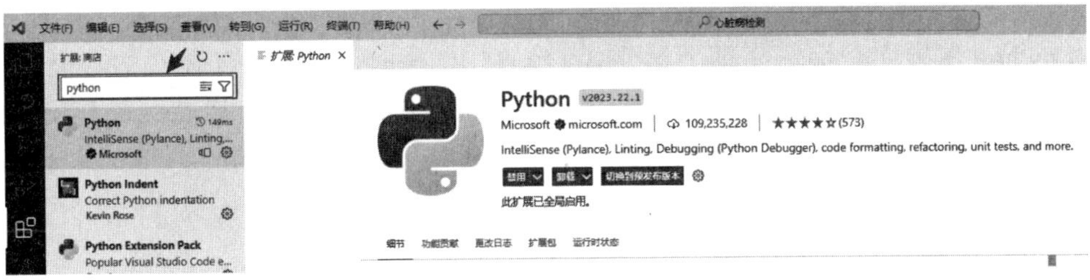

图 4-2-3-1 安装 Visual Studio Code 扩展安装

重新加载 VS Code 生效，在这之后编辑完代码按 F5 即可运行（如果不需要输入参数的话），初次运行需要手工选择运行环境，此时选择 Python 即可。默认按 F5 后进入 DEBUG 模式，需要再按一次 F5 程序才会运行。

4．Python 相关类库的安装 Python 语言安装包本身只提供了最基本的功能，如果要进行数据分析、网络编程则需要安装第三方的包（类库）。由于 Python 类库众多，因此官方建立起了专门的网络来进行维护，供用户下载。可以使用随 Python 一起安装的 pip 工具进行安装，通过 pip 可以方便地从 Python Package Index（PyPI）等源下载、安装和管理 Python 包。

本单元主要使用了 requests、pywin32、suds 这三个第三方类库，因此在真正开始编程前，需要通过 pip 工具进行安装。具体方法如下：

（1）打开 Windows 控制台

方法 1：单击任务栏上的搜索图标，键入 Windows Terminal 并单击打开。

方法 2：右键单击任务栏上的 Windows 图标，在快捷菜单中选择“Windows Power Shell”即可启动。

方法 3：使用快捷键 {Win}+{R} 打开运行对话框，键入“cmd”或“powershell”并按 Enter。

（2）安装 Python 类库：在控制台下输入下面语句，然后按回车键：

```
pip install requests pywin32 suds
```

系统会自动完成这 3 个类库的安装工作，如图 4-2-3-2 所示，后续就可以在 Python 程序中使用这些类库提供的功能了。

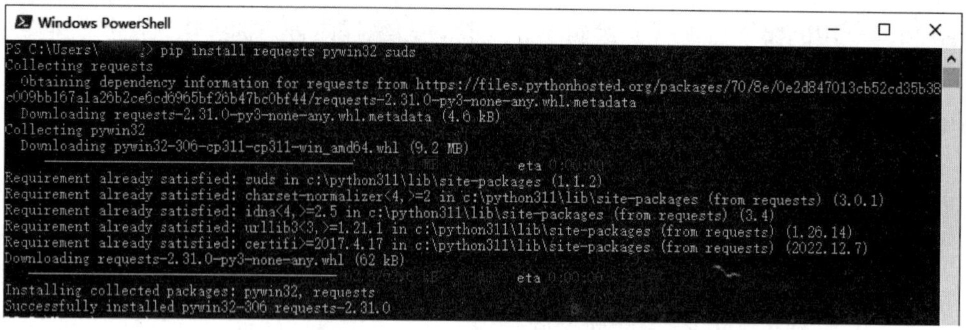

图 4-2-3-2 利用 pip 安装类库

5．Python 使用简要介绍

（1）标识符：第一个字符必须是字母表中字母或下划线 _ 。标识符的其他部分由字母、数字和下划线组成。标识符对大小写敏感。

（2）python 保留字：保留字即关键字，它们在 Python 语言中都有独有的功能，因此不能把它们用作任何标识符名称。Python 的关键字包括：False、None、True、and、as、assert、break、class、continue、def、del、elif、else、except、finally、for、from、global、if、import、in、is、lambda、nonlocal、not、or、pass、raise、return、try、while、with、yield。

（3）注释：Python 中单行注释以 # 开头，实例如下：

```
print（"医管数略！"）# 这是注释
```

（4）行与缩进：python 最具特色的就是使用缩进来表示代码块，不需要使用大括号 {}。缩进的空格数是可变的，但是同一个代码块的语句必须包含相同的缩进空格数，否则语句缩进数的空格数不一致，会导致运行错误。实例如下：

```
if True:
print（"True"）
else:
print（"False"）
```

（5）数据类型

①数字（Number）类型

Python 中数字有四种类型：整数、布尔型、浮点数和复数。

int（整数），如 1，只有一种整数类型 int，表示为长整型，没有 python2 中的 Long。

bool（布尔），如 True。

float（浮点数），如 1.23、3E-2。

complex（复数），如 1 + 2j、1.1 + 2.2j。

②字符串（String）

Python 中字符串可以存储文本类型数据，例如身份证号、姓名、家庭住址等，用单引号 ' 和双引号 " 将内容包含起来。如："张三" "1101233232" 等，需要注意的是医院内部的各类号码，如身份证号码、医保卡号码、病案号、病理号等等也都是字符串。使用三引号（''' 或 """）可以指定一个多行字符串。

字符串的截取的语法格式如下：变量 [头下标：尾下标：步长]

```
str='123456789'
print（str）# 输出字符串
print（str[0：-1]）# 输出第一个到倒数第二个的所有字符
print（str[0]）# 输出字符串第一个字符
print（str[2：5]）# 输出从第三个开始到第六个的字符（不包含）
print（str[2：]）# 输出从第三个开始后的所有字符
print（str[1：5：2]）# 输出从第二个开始到第五个且每隔一个的字符（步长为 2）
print（str * 2）# 输出字符串两次
print（str + '你好'）# 连接字符串
```

二、应用场景

1．场景简介　前几年，科室内部督导职工健康信息上报是一项日常工作，该工作要求建立科室台账，对每位职工每天健康信息上报情况进行监控，并对未及时填报信息的职工进行督导，另外要求对已填报的健康信息进行存档备查。在纯手工条件下，需要科室安排专职人员逐条从系统中依次下载每位职工填报的信息，包括填报内容以及二维码截图。视科室职工数量，如果有 20 ~ 30 名职工，纯手工处理完所有数据需要耗时 1 个多小时，非常耗费人力。因此急需要使用自动化方法完成每日健康信息的处理，将人力解放出来。

2．功能简介　使用 Python 实现对职工填报数据的自动下载、保存，将结果数据传入 Excel，然后利用 Excel 的数据可视化展示功能对结果进行显示，方便督导上报以及数据存档。

（1）健康上报数据源：前期经过对健康上报系统进行分析获悉，后台提供了 WebService 的接口可以查询某一天科室所有职工的健康填报情况。因此可以通过 suds 类库调用该 WebService 接口，获取每日职工健康填报数据。

（2）健康上报台账

①主体框架：使用 Excel 搭建台账框架，列出台账需要记录的各个字段名称，方便数据下载后在 Excel 中进行填报。

②台账字段与健康上报数据源字段的对应：为了减少代码编写，增强 Python 程序的适应性，将台账中的字段上方注明数据源中的字段，方便程序读取两个表字段间的对应关系。如图 4-2-3-3 所示，第 2 行是健康上报数据源中字段的列表，第 3 行是台账中的中文字段名称，相同列对应的两种字段即为对应关系。

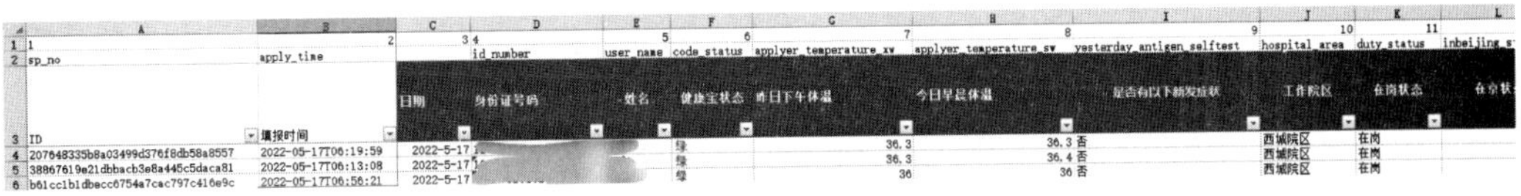

图 4-2-3-3　工作表中的字段对应设置

③健康信息二维码截图下载：健康信息二维码截图在 WebService 接口数据中已经提供了相应的下载链接（URL），可以通过提取该数据链接，然后通过标准的 HTTP 协议读取图片内容，保存在本地计算机上存档。

④ Python 程序主要功能逻辑

获取台账日期：获取台账中保存的台账信息，找到最后一天的台账，该日期之后一天即需要更新的台账日期。

下载台账数据：通过 suds 类库，获取所有未更新台账的日期列表，逐天下载、更新台账。台账数据是以 JSON 格式传输，Python 可以直接进行处理，提取各个字段信息根据对应关系填入台账表中。

下载健康信息二维码截图：从前面步骤获得的数据中提取健康信息二维码链接，通过 requests 类库进行下载保存。由于二维码截图是每天均需要下载的，所以需要按天创建目录分别保存，如图 4-2-3-4 所示：

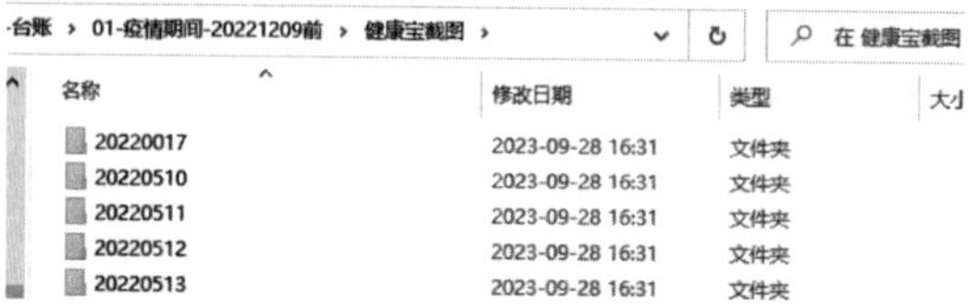

图 4-2-3-4　健康二维码截图文件夹

3．主要步骤　模型包括 3 个工作表，设置、明细、报送情况，各部分功能如下：

（1）设置：该部分保存了模型存放路径，因为后期明细表中有健康信息二维码截图的文件链接，所以需要每次更新模型存放位置，以保证文件链接指向的准确性。该表如图 4-2-3-5 所示，只有一个路径的设置值，该值每次运行程序时会自动更新为准确的存放模型存放文件夹。

	A	B
1	路径	E:\健康信息管理\01-台账
2		

图 4-2-3-5　设置表

（2）明细：该表是台账实际存放的位置，如图 4-2-3-6 所示，记录了每位职工每天的上报情况，包含了台账需要记录的各个字段信息。这部分是完全依靠 Python 程序下载并填写的，无需人工干预。

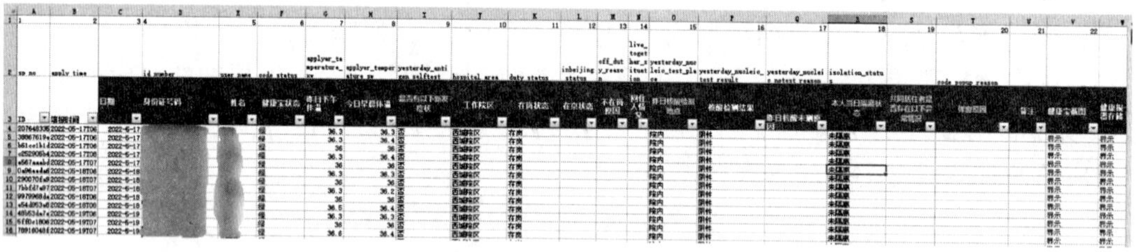

图 4-2-3-6　健康信息明细表

（3）报送情况：按天对职工填报信息进行汇总，每一行代表某一天的填报情况，每一列代表一位职工，通过该表可以看到哪些职工尚未及时填报，哪些职工填报的内容存在异常情况。

①职工姓名：这部分需要在建立台账之初就维护好，根据实际情况列出每位职工姓名即可，顺序不受影响。

②日期：日期也是在模型建立之初维护好，第一个日期需要手工录入，后面利用 Excel 的数据填充功能向下填充，例如填充一年的数据，这样后面就无需每天手工填入日期了。

③填报状态：这部分数据是利用 Excel 的函数 Countifs 实现的，主要思路是统计当天中（对应行中的日期）该职工（对应列中的姓名）是否有健康数据上报，以及当天上报的数据中健康信息状态（F 列）是否有“弹窗”。将这两个条件分别使用 Countifs 统计然后将结果累加，

如果结果是 1，利用条件格式显示 ，否则显示 。

公式写法如下：

```
=COUNTIFS（明细!$C:$C，报送情况!$A2，明细!$E:$E，报送情况!B$1）+COUNTIFS（明细!$C:$C，报送情况!$A2，明细!$E:$E，报送情况!B$1，明细!$F:$F，"弹窗"）
```

表格字段可以参见前面的截图，由于是否填报健康信息与填报内容弹窗只可能发生“已填报、上报结果”或“未填报”两种情况，因此可以将两个 Countifs 结果累加而不会出现无法判定状况的情形。

4．Python 程序的编写

（1）引用类库：引入程序需要的类库，这部分在设计之初可能无法完全确定，可以在具体书写代码时根据需要逐步引入。本程序主要需要 requests、pywin32、suds 三个第三方库，需要提前通过 pip 安装。命令如下：

```
pip install requests pywin32 suds
```

安装完毕后，可以在程序中使用 import 命令引入，如下面所示：

```python
# 导入所需的类库
import requests
import json
from win32com.client import Dispatch
import os
from suds.client import Client
import datetime
import os.path
```

（2）获取当前日期：获取系统当前日期，用来和模型中的最后更新数据日期进行匹配，确定上一次更新的日期，这样只需要更新该日期后面新填报的健康信息即可（图 4-2-3-7，图 4-2-3-8）。

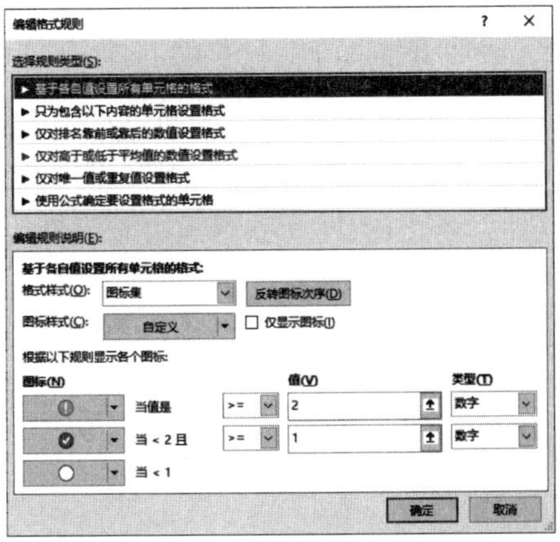

图 4-2-3-7 条件格式设置

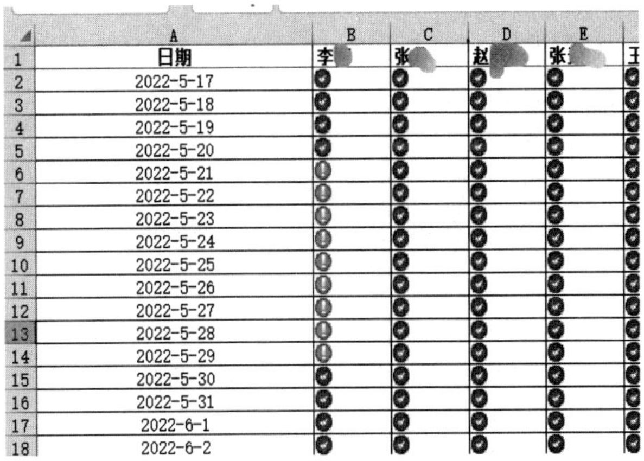

图 4-2-3-8 结果样式

```
#获取当前的日期
tCurrDate =  datetime.datetime.strptime(datetime.datetime.now().isoformat()[0:10], "%Y-%m-%d")
```

（3）主程序：上面 2 个步骤的程序均是用于初始化，真正的处理逻辑包含在 main 方法中，它的定义方法如下所示，通过“__name__”获取当前运行的程序模块程序名称，如果是“__main__”说明需要运行主程序了。

```
def main():
  #程序逻辑 1
  #程序逻辑 2
  #程序逻辑 3

if __name__=="__main__":
    main()
```

（4）启动 Excel 并做好初始化：这部分程序通过创建 Excel.Application 实例来启动 Excel 程序，然后打开台账模型文件，并获得“明细”表的引用。其中 "{0}\\ 健康信息台账 .xlsx".format（os.path.abspath（"."））语句是将字符串中的占位符“{0}”替换成当前文件夹的路径。os.path.abspath（"."）语句是通过 os 库获得当前文件夹的路径信息。

```
#启动 Excel
objExcel = Dispatch("Excel.Application")
objExcel.Visible = True
objBook = objExcel.Workbooks.Open("{0}\\ 健康信息台账 .xlsx".format(os.path.abspath("."))))
#设置为手动计算，在更新台账时无需进行计算，更新完再恢复计算即可
objExcel.Calculation  = -4135
objSheet = objBook.Worksheets(" 设置 ")
objSheet.Cells(1, 2).Value = os.path.abspath(".")
objSheet = objBook.Worksheets(" 明细 ")
```

（5）从上至下扫描整个明细表，确定最后数据日期：这个模型是从 2022 年 5 月 17 日开始记录健康信息的，因此将该日期与每一行的报告日期（第 3 列）进行比较，如果报告中的日期大于记录的日期，则用报告中的日期替换当前记录的日期。此外，程序记录每份健康报告的 ID，据此可以确定哪些报告尚未下载登记，届时只需要下载这些尚未保存到模型的数据即可，可以减少数据更新量，提升程序运行速度。

```
#获得台账记录的最后一天日期
tMinDate = datetime.datetime.strptime("2022-05-17", "%Y-%m-%d")
intStartRow = objSheet.UsedRange.Rows.Count + 1
for i in range(4, objSheet.UsedRange.Rows.Count + 1):
    tReportID = objSheet.Cells(i, 1).Value
```

```
        tDate = objSheet.Cells ( i, 3 ) .Value
        tName = objSheet.Cells ( i, 4 ) .Value
        if ( tDate == None ):
            intStartRow = i
            break
        tDate = datetime.datetime.fromordinal ( tDate.toordinal ( ))
        if ( tDate > tMinDate ):
            tMinDate = tDate
        dicReport[tReportID] = ""# 记录每个上报信息的 ID
```

（6）日期的循环处理：这里利用前面获得的最后更新日期，每次加 1，直到程序运行的那天为止。在这些天中遍历时，可以逐天进行操作，下载每天的健康上报信息。这部分功能实现是依靠循环语句完成，如下面代码所示，在循环判断条件中将遍历到的那一天与当前日期进行比较，如果小于当前日期就说明尚未更新完毕需要继续执行语句块中的内容。

```
# 从最后一天后面一天开始更新台账
    tDate = tMinDate
    while tDate < = tCurrDate:
        每天数据的处理逻辑
        tDate = tDate + datetime.timedelta ( days=1 ) # 日期加 1，到下一天
```

（7）健康上报数据的处理

① WebService 调用：每日健康上报数据的处理需要从服务器上下载，这里数据是通过 WebService 调用获得的，此时就用到了 suds 库，初始化其中 suds.client 中 Client 类的实例调用 WebService。这里“objClient.service”代表 WebService 本身，“GetDPHealthCodeByDateNew”代表 WebService 其中的一个方法，就如同 VBA 中调用一个对象的方法一样，输入参数并获得返回值。

```
url = "http: //136.111.198.154: 8088/HealthCodeWS.asmx?WSDL"
objClient = Client ( url)
result = objClient.service.GetDPHealthCodeByDateNew (
            _token, "38",
            "{0} 0: 00: 00".format ( tDate.isoformat ( ) [0: 10]),
            "{0} 23: 59: 59".format ( tDate.isoformat ( ) [0: 10]),
            " " )
```

② JSON 数据处理：GetDPHealthCodeByDateNew 方法的返回值是一个 JSON 数据类型，JSON 类型数据其实是一个字符串，包含了需要的各种所需的信息，但是不能直接使用，可以通过 json.loads 方法转换成一个对象，然后通过其中的属性获得各种信息。本案例中由于一天可以有许多人员的健康上报信息，所以语句 arryResult = json.loads（objResult['Msg']）执行完毕后，arryResult 会得到一个 List，包含了一组健康上报信息。

```
# 通过 JSON 解析类库解析反馈结果（该类库 Python 内置，无需单独安装）
```

```
objResult = json.loads ( result )
arryResult = json.loads ( objResult['Msg' ])
```

③明细表中台账信息的填报：就如同在 Excel VBA 中操作单元格一样，Python 中也使用相同的方法填写单元格中的内容。如 objSheet.Cells（intStartRow，i）.Value = objItm [tFieldName]。这里，通过对一个 JSON 转化后的对象通过“对象 [属性名]”的形式获取具体值，属性名在模型表格第一行已经列出，这样方便 Json 转化后对象与 Excel 列的一一对应。

```
        for objItm in arryResult:
            # 根据字段对应关系，将台账表中各字段填好
            if dicReport.__contains__ ( objItm['sp_no' ]):
                continue
            for i in range ( 1, objSheet.UsedRange.Columns.Count + 1 ):
                tFieldName = objSheet.Cells ( 2, i ) .Value
                if ( tFieldName == "" ) or ( tFieldName == None ):
                    continue
                if objItm.__contains__ ( tFieldName ):
                    objSheet.Cells ( intStartRow, i ) .Value = objItm[tFieldName]
            objSheet.Cells ( intStartRow, 3 ) .Value = objItm["apply_time"][0: 10]
```

(8) 每天创建对应的文件夹存放健康信息二维码截图：在日期处理循环中，为了确保每天的下载截图文件不会相互覆盖，每一天都需要建立一个新的文件夹单独存放。可以通过 os 模块提供的 makedirs 方法创建文件夹，当然为了避免重复建立相同名称文件夹引发的程序错误，需要用 os.path.isdir 方法测试需要建立的文件夹是否已经建立，如果已经建立则不再重复建立。代码如下所示：

```
# 创建健康信息截图存放文件夹
tImagePath = "./ 健康信息截图 /{0}".format ( tDate.strftime ( "%Y%m%d" ))
if ( os.path.isdir ( tImagePath ) == False ):
    os.makedirs ( tImagePath )
```

(9) 下载并保存健康信息二维码截图

①需要拼接出健康信息二维码截图文件的文件名，该名称用于将下载的图像文件保存到本地文件，这里文件名是以“职工姓名 .jpg”命名。

②读写文件：with open（tImagePath + "/" + objItm["user_name"] + ".jpg"，'wb'）as objFile 用于新建一个空文件，第一个参数是文件名，也是前面步骤生成的文件名，第二个参数是文件访问方式，这里是二进制写入模式，因为图像是二进制数据因此采用这个模式。用 with 语句打开文件后，后面缩进的语句可以使用 objFile 变量写入文件，然后将其关闭。到了 with 语句块外面，就不能再使用 objFile 变量了。

```
with open ( tImagePath + "/ " + objItm[ "user_name"] + ".jpg", 'wb' ) as objFile:
# 获取健康信息二维码截图数据，存入 tbin 变量
objFile.write ( tbin ) # 将健康信息二维码图片数据写入文件
```

```
objFile.close ( ) # 关闭文件
```

③下载数据：header= ... 语句，是为了模拟浏览器下载数据，部分网站采取了防盗链技术，如果直接用 Python 下载数据会被网站拒绝访问，因此需要在请求的 header 中增加浏览器的各种标识，将 python 程序伪装成浏览器然后下载数据。

语句 tbin = requests.get（strURL，headers =header）.content 用来下载健康信息二维码截图的数据，注意此时 tbin 中的是二进制数据，必须将其保存到本地文件才能成为日常所见的 .jpg 图像文件。其中的 strURL 是下载的图像文件在服务器上的位置，可以通过 JSON 转换后对象的 code_pic 属性获取。

```
header ={
        'Connection': 'keep-alive',
        'Cookie': 'xxxx', # 替换为真实的 Cookie
        'Host': 'repair.bfh.com.cn',
       'User-Agent': 'Mozilla/5.0 (Windows NT 10.0; Win64; x64) AppleWebKit/537.36 (KHTML, like Gecko) Chrome/103.0.5060.134 Safari/537.36 Edg/103.0.1264.77'
    } # 设置 HTTP 请求的头部，用来模拟浏览器发送数据，部分服务器会校验这个头部信息，所以不可省略
       strURL = "https: // "+ objItm["code_pic"] # 拼接 HTTP 请求的路径，即服务器上健康信息二维码图片的链接地址
       tbin = requests.get (strURL, headers =header).content  # 下载健康信息二维码图片文件二进制数据
```

④写入并保存文件：objFile.write（tbin）语句将下载的二进制数据写入文件，此时还需要调用 objFile.close（）方法将数据真正从操作系统的文件缓冲区写入存储介质（如硬盘、U 盘）。如果不调用 objFile.close（），则有可能导致写入内容的丢失，所以一定不要忘记关闭数据保存完毕的文件。

```
objFile.write (tbin) # 将健康信息二维码图片数据写入文件
objFile.close ( ) # 关闭文件
```

注：本单元完整程序代码详见数字资源。

（李　阳）

第四单元 加工医嘱数据核算工作量

在绩效核算工作中，如何快速核算出科室的工作量是一件很麻烦的工作，尤其当面对信息中心提供的数个 GB 的医嘱数据明细时，Excel、Access 这些 Office 工具面对如此大的数据量均已束手无策，难道真的要工作人员一个一个打开这些数据文件，然后统计所需要的数据吗？显然是不需要的，Python 在大数据处理方面展现出来的强大能力为我们指明了方向。本单元将介绍如何使用 Python 应对较大数据量的医嘱数据，然后再利用 Excel 进行分析。

一、基础知识

1．大数据量处理的尴尬 在面对的数据量越来越大时，最明显的问题就是数据量超出了当前计算机软硬件的处理能力，以下面 3 个问题最为棘手。

（1）数据量大，超出了日常软件的处理能力：当然这仅仅是个表面的问题，当数据量足够大时就会发现现有的处理工具没法满足需求，比如 Office 2003 以前版本的 Excel 一个工作表最多只能有 65 535 行、Access 数据库最大只有 200 MB，在 Excel 2007 以后的版本中每个工作表行数扩大到了 1 048 576 行，Access 数据库最大可以到 2 GB，可面临一个月数个 GB 的数据量有时也变得捉襟见肘。此时，将数据划分为多个文件的方法走入管理人员的视线，例如把数据根据时间段或科室等条件进行分割可以有效减少每个文件的大小，代价却是需要处理的文件越来越多，统计一个指标项目需要依次打开数个文件，数据处理耗时和出错机会直线上升。

（2）数据文件尺寸巨大，系统报告资源不足：在处理尺寸巨大的文件时，会造成程序的卡顿、报告系统资源不足等问题。出现上述问题后，系统将拒绝继续读取这类文件，使得后续数据分析工作无法开展。

（3）多个文件，难以进行首尾相接：在拿到信息中心提供的数据时，因为数据量的原因已经被分为多个文件，在真正进行数据处理时不得不考虑如何将这些文件中的数据拼接起来，或者需要逐个文件进行统计然后将结果进行汇总再加工。无疑，上面两种办法都需要有比较专业的工具辅助，否则数据处理将变成耗时费力的“苦活”。

面对这两个问题，通常的处理办法是建立数据库，将数据文件分别导入进行分析，但是学习和使用专业的数据库软件对普通的医院管理人员来说是一个挑战，且数据库系统本身也需要维护，如果出现问题让管理人员进行问题排查和数据恢复将成为不可能的任务。

2．大数据量处理的思路 在应对大数据量时，往往忽略了一个问题，就是我们真的需要如此细致颗粒度的数据吗？答案是否定的，数据根据数据分析的意图可以划分为不同的主题，针对不同的主题需要的数据颗粒度也是不同的，例如绩效核算只需要统计某个时段内医嘱执行数量就可以了，而分析临床路径的执行情况则可能需要细致到每一条医嘱。因此，在处理数据时首先需要明确数据处理目标，继而确定数据提取口径、颗粒度。如果接收到的数据颗粒度过细，则会出现之前提到的数据量过大情况，此时需要使用工具将数据根据分析的主题进行“瘦身”，保证数据量能够适应 Excel 等办公软件的要求。

3．通过 Python 加工处理数据

（1）安装所需的类库：Python 基本的安装包括的功能是非常有限的，需要利用 pip 工具安装这些类库，本单元介绍的方法需要安装如下类库，可以在 Windows 控制台中输入下面命令。

```
pip install pandas openpyxl
```

如果遇到问题，可以尝试升级 pip 工具。

```
pip install -- upgrade pip
```

（2）使用 Pandas：Pandas 是使用 Python 语言开发的用于数据处理和数据分析的第三方库，其提供了日常应用中的众多数据分析方法，擅长处理数字型数据和时间序列数据，当然文本型的数据也能轻松处理，它封装了一些复杂的代码实现过程，只要调用它的方法就能实现需求。

Python 与 Pandas 在广泛的学术和商业领域中应用，包括金融、神经科学、经济学、统计学、广告、网络分析，等等。

①引入 Pandas 库，在真正能够使用前需要引用 Pandas 库，为了方便后面使用别名为 pd。

```
import pandas as pd
```

②读取数据，了解了数据集的意义后，将数据读取到 Pandas 里，变量名用 df（DataFrame 的缩写），它是 Pandas 二维数据的基础结构。

```
# 以下两种效果一样，如果是网址，它会自动将数据下载到内存
df = pd.read_excel('https: //www.baidu.com/test.xlsx')
df = pd.read_excel('./team.xlsx') # 与 python 文件同一目录下
# 如果是 CSV，使用 pd.read_csv( )，还支持很多类型的数据读取
```

下面是常用的 DataFrame 读取数据的方法

方法名称	支持的文件类型
read_table（filepath_or_buffer，*[，sep，...]）	带有分隔符的文本文件
read_csv（filepath_or_buffer，*[，sep，...]）	逗号分割符文件（.csv）
read_excel（io[，sheet_name，header，names，...]）	Excel 文件
read_json（path_or_buf，*[，orient，typ，...]）	JSON 数据
read_html（io，*[，match，flavor，header，...]）	HTML 数据中的 TABLE 标签
read_xml（path_or_buffer，*[，xpath，...]）	XML 文件
read_sas（filepath_or_buffer，*[，format，...]）	SAS 文件
read_spss（path[，usecols，...]）	SPSS 文件
read_sql_query（sql，con[，index_col，...]）	数据库链接

③查看数据，在读取完数据后，需要先查看数据的基本情况确定数据本身是没有问题的。Pandas 提供了下面一些方法，可以查询读入数据的摘要信息，方便核对（图 4-2-4-1）。

```
print("=== 数据信息 ===")
print(df.info( )) # 获取数据摘要信息
print("=== 数据描述 ===")
print(df.describe( )) # 数据描述
print("=== 数据行/列数 ===")
print(df.shape) # 查看行数和列数
print("=== 前 5 条数据 ===")
```

```
print(df.head()) # 查看前5条，括号里可以写明你想看的条数
print("=== 最后5条数据 ===")
print(df.tail()) # 查看尾部5条
print("=== 随机5条数据 ===")
print(df.sample(5)) # 随机查看5条
```

下面是上述语句运行结果：

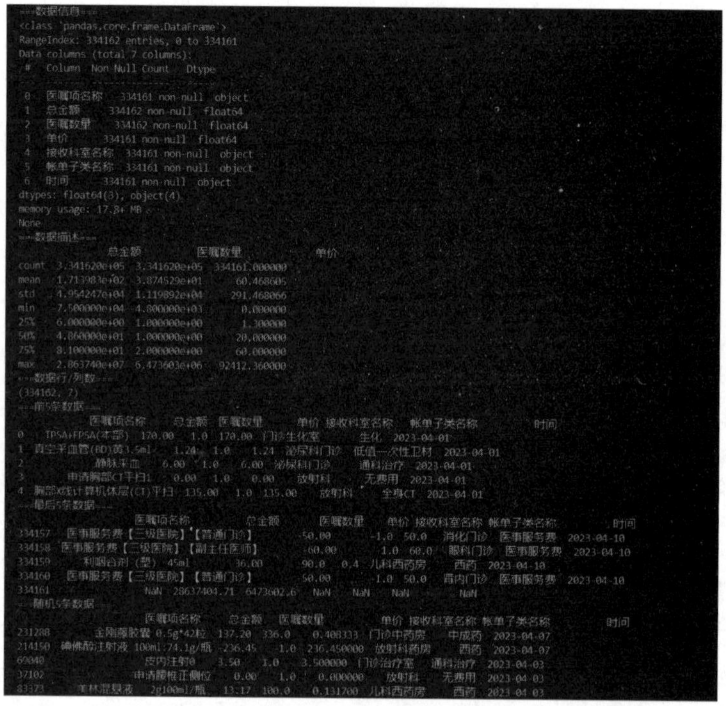

```
===数据信息===
<class 'pandas.core.frame.DataFrame'>
RangeIndex: 334162 entries, 0 to 334161
Data columns (total 7 columns):
 #   Column   Non-Null Count   Dtype
---  ------   --------------   -----
 0   医嘱项名称   334161 non-null  object
 1   总金额      334162 non-null  float64
 2   医嘱数量    334162 non-null  float64
 3   单价       334161 non-null  float64
 4   接收科室名称  334161 non-null  object
 5   帐单子类名称  334161 non-null  object
 6   时间       334161 non-null  object
dtypes: float64(3), object(4)
memory usage: 17.8+ MB
None
===数据描述===
              总金额          医嘱数量            单价
count  3.341620e+05  3.341620e+05  334161.000000
mean   1.713983e+02  3.874529e+01      60.468605
std    4.954247e+04  1.119892e+04     291.468066
min   -7.500000e+04 -4.800000e+03       0.000000
25%    6.000000e+00  1.000000e+00       1.300000
50%    4.860000e+01  1.000000e+00      20.000000
75%    8.100000e+01  2.000000e+00      60.000000
max    2.863740e+07  6.473603e+06   92412.360000
===数据行/列数===
(334162, 7)
===前5条数据===
          医嘱项名称      总金额  医嘱数量      单价  接收科室名称     帐单子类名称          时间
0    TPSA+FPSA(本部)  170.00   1.0  170.00  门诊生化室         生化  2023-04-01
1  真空采血管(BD)黄3.5ml    1.24   1.0    1.24  泌尿科门诊   低值一次性卫材  2023-04-01
2            静脉采血    6.00   1.0    6.00  泌尿科门诊       通科治疗  2023-04-01
3        申请胸部CT平扫1    0.00   1.0    0.00    放射科       无费用  2023-04-01
4  胸部X线计算机体层(CT)平扫  135.00   1.0  135.00    放射科       全身CT  2023-04-01
===最后5条数据===
                   医嘱项名称          总金额        医嘱数量   单价  接收科室名称 帐单子类名称          时间
334157  医事服务费【二级医院】【普通门诊】       -50.00        -1.0  50.0   消化门诊  医事服务费  2023-04-10
334158  医事服务费【二级医院】【副主任医师】      -60.00         1.0  60.0   眼科门诊  医事服务费  2023-04-10
334159       利胆合剂（塑） 45ml        36.00        90.0   0.4  儿科西药房      西药  2023-04-10
334160  医事服务费【二级医院】【普通门诊】        50.00        -1.0  50.0   肾内门诊  医事服务费  2023-04-10
334161                   NaN  28637404.71   6473602.6   NaN     NaN     NaN         NaN
===随机5条数据===
                   医嘱项名称     总金额   医嘱数量          单价  接收科室名称 帐单子类名称          时间
231288     金刚藤胶囊 0.5g*42粒  137.20  336.0    0.408333   门诊中药房    中成药  2023-04-07
214150  碘佛醇注射液 100ml:74.1g/瓶 -236.45    1.0  236.450000   放射科药房     西药  2023-04-07
69040               皮内注射0    3.50    1.0    3.500000   门诊治疗室   通科治疗  2023-04-03
37102            申请腰椎正侧位    0.00    1.0    0.000000     放射科     无费用  2023-04-03
83373       美林混悬液  2g100ml/瓶   13.17  100.0    0.131700   儿科西药房     西药  2023-04-03
```

图 4-2-4-1　查看数据截图

④数据选择

选择列

选择列的方法如下：

```
# 查看指定列
df['医嘱项目名称']
```

显示如下内容：

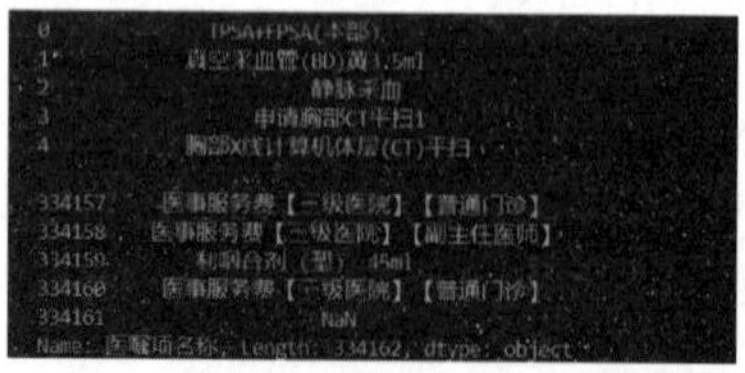

```
0                 TPSA+FPSA(本部)
1              真空采血管(BD)黄3.5ml
2                        静脉采血
3                    申请胸部CT平扫1
4              胸部X线计算机体层(CT)平扫
                    ...
334157    医事服务费【二级医院】【普通门诊】
334158    医事服务费【二级医院】【副主任医师】
334159          利胆合剂（塑） 45ml
334160    医事服务费【二级医院】【普通门诊】
334161                        NaN
Name: 医嘱项名称, Length: 334162, dtype: object
```

图 4-2-4-2　查看“医嘱项目名称”列数据

这里返回的是一个 Series 类型数据，可以理解为数列，它也是带索引的。之前建立的

索引在这里发挥了作用，否则先前建立的索引仅仅是一个数字，无法知道与之对应的是谁的数据。

选择多列可以用以下方法：

```
# 选择多列
df[['医嘱项名称','接收科室名称']] # 只看这两列，注意括号
```

选择行

```
# 用自然索引选择，类似列表的切片
df[0：3] # 取前三行
df[0：10：2] # 在前10个中每两个取一个
# 单一条件
df[df.医嘱项名称 =='十二通道常规心电图检查']# 医嘱项名称的值是“十二通道常规心电图检查”
# 组合条件
print(df[(df.医嘱项名称 =='十二通道常规心电图检查')&(df.医嘱数量 < 1)])
# and关系，多重筛选
```

排序

Pandas 的排序非常方便，示例如下：

df.sort_values（by=' 医嘱项名称 '）# 按 Q1 列数据升序排列

```
df.sort_values(by='医嘱项名称', ascending=False)# 降序
df.sort_values(['医嘱项名称', '医嘱数量'], ascending=[True, False])# 医嘱项名称升序，医嘱数量降序
```

统计分析

根据数据分析目标，可以用下列函数对数据集中的数据进行计算。

```
df.mean()# 返回所有列的均值
df.mean(1)# 返回所有行的均值，下同
df.corr()# 返回列与列之间的相关系数
df.count()# 返回每一列中的非空值的个数
df.max()# 返回每一列的最大值
df.min()# 返回每一列的最小值
df.median()# 返回每一列的中位数
df.std()# 返回每一列的标准差
df.var()# 方差
s.mode()# 众数
```

分组聚合统计

可以根据某个或某些字段进行分类汇总，类似 Excel 中数据透视功能

```
df.groupby('医嘱项名称').sum() # 按医嘱项名称分组对应列相加
df.groupby('医嘱项名称').mean() # 按医嘱项分组对应列求平均
# 不同列不同的计算方法
df.groupby('医嘱项名称').agg({'Q1': sum, # 总和
                        'Q2': 'count', # 总数
                        'Q3': 'mean', # 平均
                        'Q4': max}) # 最大值
```

导出

通过下面的方法，可以将数据集导出 Excel 和 CSV 文件。

```
df.to_excel('医嘱.xlsx') # 导出 Excel 文件
df.to_csv('医嘱.csv') # 导出 CSV 文件
```

二、案例场景

1. 问题简介 绩效办每个月需要通过医嘱数据核算工作量。相对首页数据的数据量，医嘱数据由于数据量过大无法存储到单一的 Excel、CSV 文件中，因此绩效办不得不面对多个数百兆的文本文件。在缺少专门工具支持的条件下，通过单纯手工作业的方式处理这些文件是非常棘手的。为了统计某项工作量，工作人员不得不将所有文件转换为 Excel 格式，然后逐个打开过滤筛选，耗时费力。文件样式如图 4-2-4-3 所示：

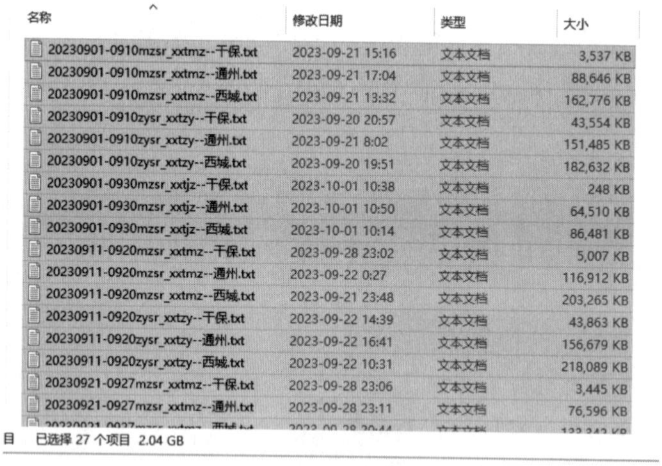

图 4-2-4-3 待处理数据文件样式

数据是以纯文本形式保存，以分隔符“^”拆分各个字段信息，如图 4-2-4-4 所示：

经过分析，工作人员主要面临两方面问题：

(1) 整体数据量过大，超过了 Excel、Access 工具的处理能力。

(2) 需要同时处理多个文件，在多个文件间来回切换统计。

2. 操作步骤

(1) 安装 Python 库：本案例中需要引入 pandas、numpy、os 三个库，如果尚未安装，可以在命令行提示符下输入下列命令完成安装：

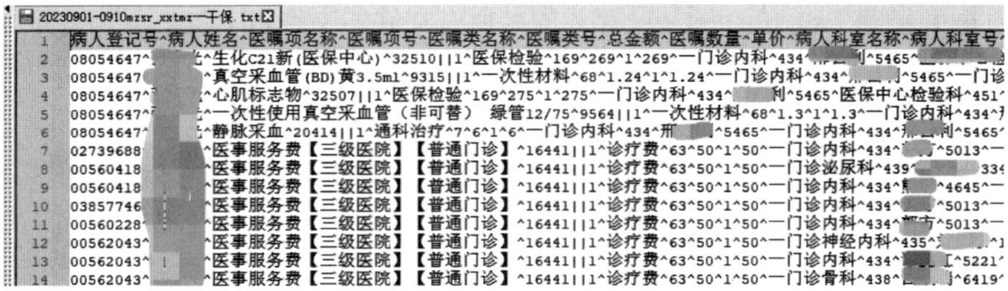

图 4-2-4-4　待处理数据展示

```
pip install pandas numpy
```

注意：“os”类库是随 Python 一起安装的，无需单独安装。

（2）创建新 Python 文件：在 Visual Studio Code 中的资源管理器中，点击新建文件图标 ，然后输入文件名“OrderSta.py”，如图 4-2-4-5 所示：

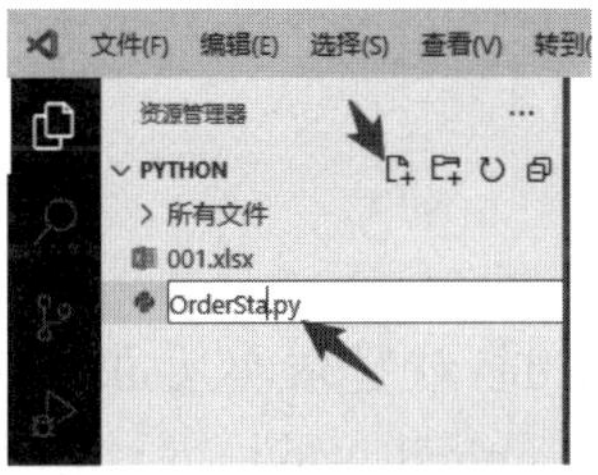

图 4-2-4-5　在 Visual Studio Code 中新建 Python 文件

（3）引入 Python 库：刚刚下载的类库在使用前必须加以引用，使其在程序中“可见”，在代码中添加下列语句即可引用前面下载的类库。

```
import pandas
import numpy as np
import os
```

（4）创建空的数据总集：数据总集是一个空变量，放在读取文件夹下所有数据文件的循环语句外面。声明该空变量的写法如下：

```
objData = None
```

其中“objData”是空数据总集的变量名称，后续程序中将向其中填充数据。“None”代表内存的值是空，即不存在任何数据。

（5）列出文件夹中的每个文件：列出文件夹中所有文件的功能是操作系统提供的，因此需要引用“os”库，其中的“listdir”方法可以列出一个文件夹下面的所有文件，将所有文件导出到一个列表中。例如下面的语句，将当前程序代码文件所在文件夹下的“医嘱文件”文件夹中所有文件的文件名存入“all_file_list”变量中。

```
all_file_list=os.listdir("./医嘱文件")
```

注意：这里变量“all_file_list”中存放的是所有文件的文件名本身，不包括其所在文件夹信息。

此时，需要将文件名和其所在的文件夹信息进行拼接，才能构成完整的文件路径名称，以供 Pandas 读取。可以使用下面的语句将文件存放文件夹和文件名两部分进行拼接：

```
strPath = "./医嘱文件"
strFileName = all_file_list[0]
strFullName = os.path.join（strPath, strFileName）
```

上面程序中，变量 strPath 存放着文件夹信息，变量 strFileName 中存放着前面程序中获取的文件列表 all_file_list 中第 1 个文件（all_file_list[0] 中的 [0] 指的是第 1 个文件名，该列表是以 0 开始计数的）。os.path.join（）方法将文件夹与文件名进行拼接，形成完整的文件路径名称，存放在 strFullName 变量中。

all_file_list 中存放的是“医嘱文件”文件夹下所有的文件名称，如何逐个将文件名取出进行操作呢？可以利用 for 循环来完成，具体形式为：

```
for tmpFileName in all_file_list:
print（tmpFileName）
```

其中 for tmpFileName in all_file_list 就是依次从 all_file_list 中取得一个文件名，存放在 tmpFileName 变量中，后面的 print（tmpFileName）语句是将 tmpFileName 存放的文件名输出到屏幕上。这段程序会将 all_file_list 列表中所有的文件名打印到屏幕上。

（6）依次将每个文件读入数据集：pandas 的 read_table 方法可用于读取文本文件的方法，在真正书写代码前需要对文本文件内容进行分析确定各个参数如何确定。

如前面截图所示，每个字段之间是通过“^”进行分割的，因此“^”可以作为分隔符；数据中包含了需要分析的字段：时间、接收科室名称、账单子类名称、医嘱项名称、单价、医嘱数量、总金额，可以从众多字段中仅选出这些字段以节省系统资源。在获得所需的参数信息后，可以编写读取数据到数据集的程序代码，如下所示：

```
objTable = pandas.read_table（strFullName, sep='^', encoding="gbk", encoding_
errors='ignore', memory_map=True, usecols=['时间', '接收科室名称', '帐单子类名称',
'医嘱项名称', '单价', '医嘱数量', '总金额']）
```

参数如下：

strFullName：需要读取的完整文件路径，在前面的程序中已经通过 os.path.join（）方法生成。

Sep：文件中各个字段的分隔符，Pandas 通过这个分隔符将一行行数据拆分成数据列。

encoding：文本文件的字符集，字符集需要和数据提供部门进行沟通，一般中文的字符编码是“gbk”或“utf-8”。

encoding_errors：在文本文件中，可能会有个别字符不符合字符集，Pandas 在处理这些数据时会报错，此参数可以指定如果发现这类问题如何处理，在此可以指派“ignore”值来忽略错误。

memory_map：如果设置为 True，将会尝试使用内存映射文件来加速文件的读取。内存映射是一种将文件映射到内存的技术，可以直接在内存中访问文件的内容，从而节省读盘时间。

usecols：指定需要的字段列表，当处理的数据包含许多字段时可以指定需要处理字段。不仅可以节省内存空间，也可以提高数据处理速度。

（7）将新读入的数据集合并入数据总集：分为两种情况进行处理，第一种情况是当读取第一个文本文件时，需要将这个数据集作为数据总集；第二种情况是读取其余文件时，需要将新读取文件得到的数据集归集到数据总集中。可以通过 if 语句判断实现：

```
if objData is None:
    objData = objTable
else:
    objData = pandas.concat ( [objData, objTable], ignore_index = True )
```

上面的程序代码中，“if objData is None:”用来判断数据总集是否为空，在第一个文件读取前 objData 数据总集的变量就是一开始变量初始值——“空”，此时将第一个表的数据集 objTable 变量作为数据总集；在处理其余文件时，通过 Pandas 的 concat 方法将新老数据整合，并将新生成的数据集赋予到 objData 变量中。

（8）对数据总集添加计算列：本案例中需要按照年份、月份将数据进行分组处理，但是原始的数据中并没有这些数据，因此需要通过添加“计算列”的方法增加一些虚拟列，让虚拟列自动计算出每行数据对应的年份和月份。方法如下：

```
objData['年份'] = objData['时间'].str[0: 4]
objData['月份'] = objData['时间'].str[5: 7]
```

如代码所示，将数据集中的“时间”列，取第 1 ~ 4 位作为年份，6 ~ 7 位作为月份。

（9）对数据总集进行统计计算：通过调用数据集的 groupby 方法将数据进行分组，数据分组类似于 Excel 的数据透视表，将数据按照某一组数据列的值分组，然后可以用 agg 方法对其他列进行汇总计算。代码如下：

```
objData = objData.groupby ( by=['年份', '月份', '接收科室名称', '账单子类名称', '医嘱项名称', '单价' ] ) .agg ( {'医嘱数量': [np.sum], '总金额': [np.sum]} )
```

如上面代码所示，groupby 方法传入一个参数——分组字段列表，可以通过列表类型变量将需要分组的字段传入；agg 方法是用来对已经分组的数据集进行汇总计算，这里对“医嘱数量”“总金额”两个字段进行求和汇总，需要将其用字典形式传入。

（10）将计算结果保存成 Excel 文件：使用数据集的 to_excel 方法，可以将数据集中存储的内容保存成 Excel 文件，代码如下：

```
objData.to_excel ( './001.xlsx', 'result', merge_cells=False )
```

该方法包含 3 个参数，第 1 个参数 './001.xlsx' 指需要将文件存储到程序文件所在文件夹中的“001.xlsx”文件中；第 2 个参数“result”指的是 Excel 中存放数据的工作表名称是“result”；第 3 个参数 merge_cells 指是否合并单元格，将相同的值进行合并，由于数据需要后续进行分析，这里传入 False 作为参数。

所有程序执行完毕后，Pandas 自动将各个文本文件中的数据读出、分组、汇总，并将最终结果保存成 Excel 文件，其内容如下图 4-2-4-6 所示：

	A	B	C	D	E	F	G	H
1	年份	月份	接收科室名称	帐单子类名称	医嘱项名称	单价	医嘱数量.sum	总金额.sum
2	2023	09	CCU三部	低值一次性卫	PTCA球囊导管2.0*15mm49200150	423	8	3384
3	2023	09	CCU三部	低值一次性卫	PTCA球囊导管2.5*15mm49250150	423	5	2115
4	2023	09	CCU三部	低值一次性卫	PTFE涂层造影导丝7042	126	67	8442
5	2023	09	CCU三部	低值一次性卫	PTFE涂层造影导丝8631	126	2	252
6	2023	09	CCU三部	低值一次性卫	YB系列一次性使用留置引流导管YB-A-Ⅱ2.3/235	450	1	450
7	2023	09	CCU三部	低值一次性卫	Y型接头YOKOA	340	48	16320
8	2023	09	CCU三部	低值一次性卫	一次性使用动脉微栓过滤器成人	120	0	0
9	2023	09	CCU三部	低值一次性卫	一次性使用吸氧管（成人）130ml0T-MI	30	40	1200
10	2023	09	CCU三部	低值一次性卫	一次性使用无菌导尿包（安燃）16#	18.3	1	18.3
11	2023	09	CCU三部	低值一次性卫	一次性使用无菌导尿包（安燃）16#含PVC夹子	18.3	4	73.2
12	2023	09	CCU三部	低值一次性卫	一次性使用流量设定微调式输液器及管路（易确普）4061306/54cm	35	9	315
13	2023	09	CCU三部	低值一次性卫	一次性使用真空采血管3.8%柠檬酸钠黑色	1	46	46
14	2023	09	CCU三部	低值一次性卫	一次性使用真空采血管（非可管） 绿管12/75	1.3	355	461.5
15	2023	09	CCU三部	低值一次性卫	一次性使用精密过滤输液器4063005CNL	17	1	17
16	2023	09	CCU三部	低值一次性卫	一次性使用输液器带针，0.7#	1.25	66	82.5

图 4-2-4-6　处理后文件展示

注：本单元完整程序代码详见数字资源。

（李　阳）

第三节　R 处置 EXCEL 数据源

第五单元　R 的数据处理基础

一、R 语言简介

R 是一种为统计分析和绘图而生的语言和环境，它是一套开源的数据分析解决方案，由一个庞大且活跃的全球性研究型社区维护，具有自由、免费、源代码开放等特点。R 提供了多样的数据分析技术，且拥有强大的制图功能，可完成各类复杂数据的处理及可视化，在医学研究、市场营销、财务分析等领域具有广泛应用。

R 作为编程语言，对医学专业人员来说，学习和使用都相对困难。但 R 具有以下几点优势值得医学统计人员去探索：第一，R 是免费开源软件，功能强大灵活。在互联网上有广大专业人员分享的 R 统计分析包来辅助完成各种统计分析设想、数据建模，甚至是最前沿的统计分析方法。第二，R 具有强大的绘图制表功能，覆盖图表种类多样、色彩丰富，支持自动产出科研论文标准统计表。第三，R 统计分析过程的程序代码，可复用，可叠加，可嵌入，尤其在医疗运营管理中，这一功能可大大提高周期性统计分析工作的工作效率。

二、R 和 R studio 的安装

很多初学者接触 R，会迷惑于 R 和 R Studio 两个软件的关系。R 软件界面以编程窗口为主，布局简洁，但对无编程专业背景的用户不够友好，难以上手。而 R Studio 在一定程度上弥补了 R 软件的这一缺陷，也被称为 R 的皮肤，方便初学者使用。一般安装 R 和 R Studio 后，用户可通过 R Studio 直接调用 R，无需再打开 R 软件。

R 和 R Studio 均可通过官网免费下载。应先安装 R，再安装 R Studio。

R 官网：https：//www.r-project.org/

R Studio 官网：https：//www.rstudio.com/R studio

三、R Studio 的基本界面

R Studio 的通用界面包括了 4 个工作区域，即：R Script、Console、Environment and History、其他工具（包括 R 包与帮助等）。R Script 主要用于程序的编写，Console 界面会显示运行的程序与结果，Environment and History 用于记录 R 运行所形成的变量和数据。R 包和帮助界面用于查询、安装网络资源中的各类 R 分析包（Packages）及其帮助说明，如图 4-3-5-1 所示。

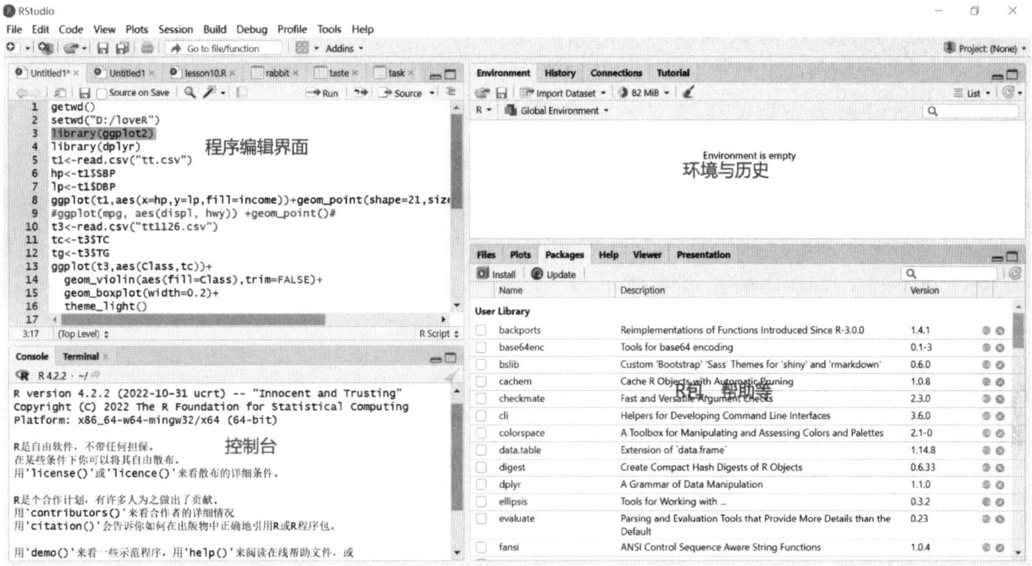

图 4-3-5-1 R Studio 的通用界面

Packages 为网络社区中学者分享的各类数据分析包，可以通过在编程界面使用 install. packages（""）命令安装各类 R 分析包，并通过 library（）函数调用某个分析包，还可以通过 help 界面，搜索某个 R 分析包的语法说明。

```
install.packages('ggplot2') # 安装 ggplot2 类库
```

R 分析包并非安装后即可默认调用，必须使用 library（）函数调用这个分析包，后续才能在本次分析中使用此数据分析包中的特定函数。

```
library(ggplot2) # 导入 ggplot2 类库，后续可以从程序中调用
```

四、R 编程基础内容

R 语句由函数和赋值构成，赋值符号使用< -，其作用类似等号。R 常用数据类型与卫生统计工作中的其他软件类似，包括数值型、字符型、日期型、逻辑型等。R 作为编程语言，其引用数据必须以一定的程序语句实现，而无法采用类似 Excel、SPSS 中的表格和菜单进行操作。R 常见的数据结构包括：向量、矩阵、数据框、列表和数组，其中最为常用的是向量和数据框，下面分别予以介绍。

1. 向量 向量是 R 中最基本的数据结构，为一维数组，类似卫生统计中的变量。向量有向量名和向量值。例如某个向量名为 height，其值为 10 名体检对象的身高，可以使用函

数 c（）直接在 R 中创建它，代码如下：

```
height < -c（160，150，155，151，162，153，152，161，160，150）# 创建一串一维数组，赋值给向量 height
```

除 c（）函数外，还可使用 seq（）、rep（）等函数直接创建一个向量并赋值。但在实际数据分析工作中，更常用的方法是直接从外部读入某个数据表，创建数据框，并从中调取某个向量。此部分内容将在下文数据框部分进行介绍。

在数据分析过程中，经常会需要对向量值进行排序、计算、增删、变更数据类型、提取其中某个值进行计算、分组等，其中每一步操作都需采用基础编程语句或调用某个函数来实现。加减乘除符号为常用的 + - * / 符号，余数、整除为 %% %/%，幂、指数为 ^，判断符号为 ==、>、<、!=、< =、> = 等。下面列举一些常用语句，而专业数据分析人员则常用数据整理包 dplyr 进行更为便捷的数据处理操作。

```
height[1]# 提取向量 height 的第一个值
height[-1] # 删除向量 height 的第一个值
sort（height，decreasing=T）# 将向量 height 降序排列
as.numeric（height）# 转换向量 height 数据类型为数值型
sd（height）# 计算向量 height 的标准差
```

2．数据框 数据框是 R 中的二维表格结构，类似 Excel 中的数据表。数据框的一列代表一个变量及其所有取值，每一行代表一条样本数据。一个数据框可包含多个向量，它们的数据类型可以不同，但行数相同。提取数据框中的一个向量，即数据表中的一列，常用表达方式为“数据框名 $ 向量名”。下面列举一些数据框的常用编辑语句：

```
test$height# 提取数据框 test 中的向量 height
median（test$height）# 计算数据框 test 中的向量 height 的中位数
test[，-1] # 删除数据框 test 的第一列
test$BMI < - test$weight/（test$height*test$height）# 在数据框 test 中生成一个新变量 BMI，使它的值等于体重除以身高的平方。
```

五、数据表的导入

使用 R 开展数据分析或作图前，数据的预处理必不可少。相对于操作便捷的 Excel，R 中每一步数据的变化都需要程序语言完成，因此对初学者来说，可以先在 Excel 中完成数据的预处理，再将数据表导入 R 来开展后续分析工作。但对于熟练掌握 R 的研究者，R 在处理大数据的拼接、拆分、提取方面，反而比 Excel 更加快捷，并避免卡顿，例如最基础的 rbind（）、cbind（）、merge（）语句即可实现数据集的拼接。

借助不同的 R 包，可以导入不同格式的数据，包括 CSV、TXT、XLS、SAV、SQL、HTML 等。同时，R 也可以导出为不同格式的数据表。

R 导入文件的命令为 read.csv、read.xls、read.spss 等，使用每种命令前需安装、调用相应的 R 包。R 导出数据集常用的方式为 write.csv 命令。

此处值得一提的是，日常办公中最常见的数据表为 Excel，但由于 Excel 格式文件往往存

在不可见的注释或格式，无编程专业背景的用户常在使用 read.xlsx（）命令读取数据后出现乱码或程序报错。为了简化操作，尽量避免在 R 中直接对 Excel 文件中各工作表的数据组织形式、格式等内容进行调整，可先使用 Excel 将这些文件加工成为 R 可以直接读取的形式再导入 R 中分析，另外还可以将数据量较大的表格通过 Excel 转换为 CSV 格式文件后再读入 R，如此可大大提高数据分析工作的效率。

注：本单元完整程序代码详见数字资源。

（刘婉如）

第六单元　R 绘图初步应用

一、R 绘图 ggpolt2 包简介

1．ggplot2 包的语法结构及特点　ggplot2 包是一个功能强大的作图包，由 Hadley Wickham 编写。ggplot2 使用图形语法来绘图，它将一个作图任务拆解为若干子任务。首先，ggplot2 基本的绘图函数包括：数据的读入 ggplot（）、调用不同的图形函数 geom_xxx（）、控制变量值表现方式，包括坐标系转换 coord_xxx（）、度量调整 scale_xxx（）等。其次，ggplot2 有丰富的拓展包供研究者调整图例、添加数据标签、标题、调整颜色、字体、主题等，可直接作出印刷效果的统计图。再次，ggplot2 采用了图层的设计理念，它很容易将不同图形组合在一起，设计出个性化的图表。这种叠加是通过“+”来实现的，后面的图层叠加在前面图层之上。

2．ggplot2 包的作图范围　ggplot2 包的作图应用非常广泛，既包括了表达类别比较的柱状图、条形图、数值关系的散点图、时间序列的折线图、数据构成的饼图等，也包含了科研中常见的直方图、箱式图、树形图、网络关系图、地理空间图等。此外，ggplot2 包最为吸引用户的特点在于它对上述基础图形的升级与叠加功能，例如添加扇形预测、置信区间、复合抖动散点，进行三维变换等，实现了大量色彩丰富、重点突出的数据可视化方案，令人眼前一亮。

二、应用 ggplot2 分析包作图案例

1．医院管理场景：床位使用率分析比较　在医院管理中，管理者往往希望动态看到全院时间序列的、各病区的床位使用率数据，这种需求应用 R 绘图会获得比常规柱状图、条形图更美观的可视化效果。以南丁格尔玫瑰图来展示时间序列的变化，或以克利夫兰点图来展示不同病区间的横向比较。

以全年 12 个月床位使用率为例，做一幅基础的单数据系列的南丁格尔玫瑰图。首先，已整理好医院全年 1 ～ 12 月床位使用率数据，通过 Excel 将数据表另存为 csv 格式，然后用 read.csv 命令将文件导入 R，新导入的数据赋值给数据框 rate，提取 rate 中的月份、床位使用率两个变量，分别赋值给两个向量 month 和 bed。后续以 month 为 x 轴，bed 为 y 轴进行作图，其实现代码如下：

```
library（dplyr）# 调用 dplyr 数据分析包
rate < -read.csv（" 分月床位使用率 .csv"）# 将源数据表读入 R，赋值给数据框 rate
month < - rate$ 月份 # 调取原数据表中的变量月份，赋值给 month
bed < - rate$ 床位使用率 # 调取原数据表中的变量床位使用率，赋值给 bed
as.character.Date（month）# 将 month 向量转换为日期型
as.numeric（bed）# 将 bed 向量转换为数值型
```

```
month# 显示 month
bed# 显示 bed
```

然后，在 R 中可看到新建的两个向量 month 和 bed，已使用 as 函数将它们分别指定为日期型变量和数值型变量，如下：

```
month
```

"1 月 " "2 月 " "3 月 " "4 月 " "5 月 " "6 月 " "7 月 " "8 月 " "9 月 " "10 月 " "11 月 " "12 月 "

```
bed
```

59.3 78.0 79.9 74.9 73.2 76.3 75.8 73.5 68.8 67.9 79.9 85.3

之后，调用 ggplot2 函数，依次指定 *x* 轴取 month，*y* 轴取 bed，定义图表各类参数、颜色，即可获得一幅基础的南丁格尔玫瑰图，如图 4-3-6-1 所示。其实现代码如下。其中，ggplot2 分析包的安装方法如前述，仍是在编程界面使用 install.packages（" "）命令安装，并通过 library（）函数调用。此外，还可以通过 help 界面，搜索其中某个命令的语法说明。

```
library（ggplot2）# 调用 ggplot2 数据分析包
ggplot（rate，aes（x=month，y=bed），fill=factor（bed））+  geom_bar（width=1，stat="identity"，colour="lightgrey"，fill="#E7298A"）+
  geom_text（aes（y=bed+12，label=bed，color="white"），size=3.2）+
  coord_polar（theta="x"，start=0）+
  ylim（c（0，100））+
  theme_light（）+
  theme（axis.text.x=element_text（size=8，colour = "black"））+
theme（axis.text.y.left = element_text（size=8，colour = "black"））# 使用 ggplot 数据分析包，调用 rate 数据框中的变量 month，bed 做柱状图，使用 coord_polar（）函数转换为极坐标系。使用 geom_text（）、theme（）函数指定图表的配色、数据标签、字号等。
```

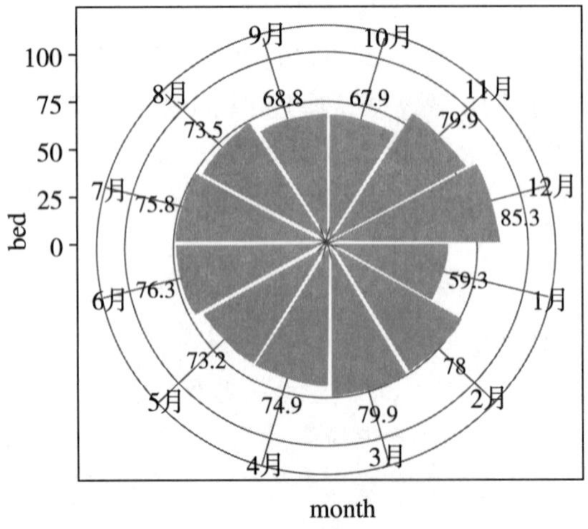

图 4-3-6-1 全年分月床位使用率变化图

如果将上述案例中的月份改为26个病区变量，命名为ward，将床位使用率变量命名为ur，也可以使用ggplot2做出一张克利夫兰点图（又名：棒棒糖图），其实现代码如下：

```
library（ggplot2）
library（dplyr）
md < -read.csv（" 病区实占床位数 .csv" ）# 将源数据表读入 R，赋值给数据框 md
ward < -md$ward# 定义向量病区
ur < -md$UR# 定义床位使用率向量 ur
as.character（ward）
as.numeric（ur）
ward2 < -factor（ward，levels=c（"Z"，"Y"，"X"，"W"，"V"，"U"，"T"，"S"，"R"，
"Q"，"P"，"O"，"N"，"M"，"L"，"K"，"J"，"I"，"H"，"G"，"F"，"E"，"D"，"C"，"B"，"A"））
# 定义病区排序，并赋值给新变量 ward2
ggplot（md，aes（ur，ward2））+geom_segment（aes（x=0，xend=ur，y=ward2，
yend=ward2），color="plum3"，size=1）+geom_point（shape=21，size=4，color=
"violetred"，fill="violetred"）+geom_text（aes（x=ur+12，label=ur），size=3，color=
"maroon4"）# 使用 ggplot 数据分析包，调用 md 数据框中的变量 ward，ur 做点图，使用
geom_point（）函数指定图表的配色、字号等。
```

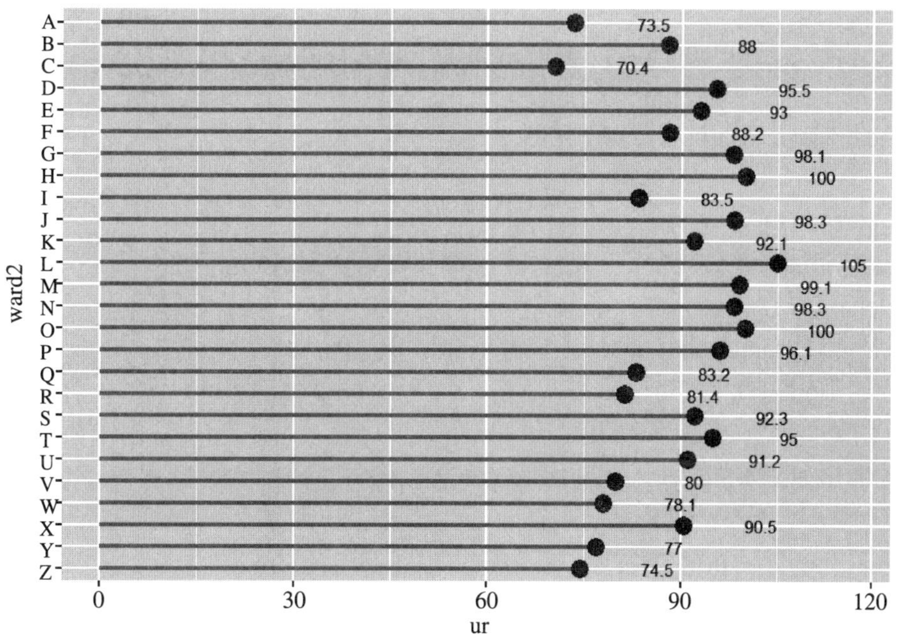

图 4-3-6-2　26个病区床位使用率比较图

2．医学研究场景：应用箱式图展示各组数据分布　在医学研究中，获取数据后的第一步往往需要做直方图、箱式图等来观察数据的分布。下面将选取某研究中4组观察对象的血清总胆固醇检测结果，分别绘制箱式图和小提琴图。

首先，整理好分为4组的若干观察对象的血清总胆固醇检测结果，表格中有两个重要变量：分组（class）和血清总胆固醇检测结果（TC）。导入数据，分别读取class和TC两个变量，然后先后调取ggplot2中的geom_boxplot、geom_violin函数做图，实现代码如下：

```
library(dplyr)
t3 <-read.csv("research1126.csv")#读取源文件数据表，赋值给数据框t3
tc <-t3$TC#定义血清总胆固醇向量tc
class <-t3$Class#定义分组向量class
library(RColorBrewer)
library(ggplot2)
ggplot(t3, aes(Class, tc)) +
geom_boxplot(aes(fill=Class), notch = FALSE)
```

此时，R 可绘制出箱式图如图 4-3-6-3 所示：

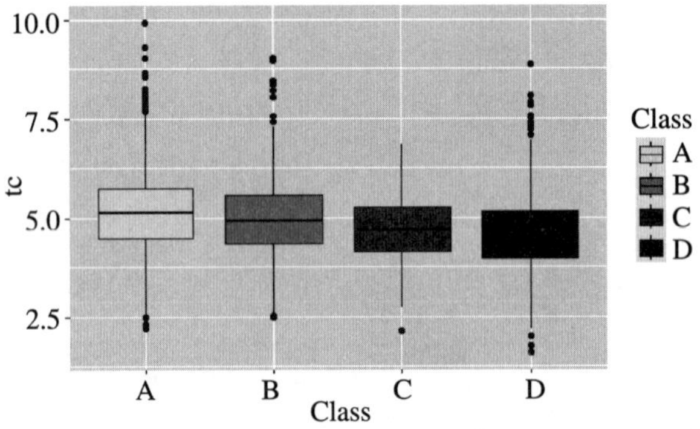

图 4-3-6-3　各组血清总胆固醇数据分布（箱式图）

如果在此基础上增加抖动散点图函数

```
geom_jitter():
  +geom_jitter(aes(fill=Class), position=position_jitter(0.2), shape=21,
size=2, alpha=0.9) +
   scale_fill_manual(values=c(brewer.pal(8, "Pastel2")[c(3, 4, 5, 6)])) +
   theme_light()
```

则可绘制出如图 4-3-6-4 所示带抖动散点的箱式图：

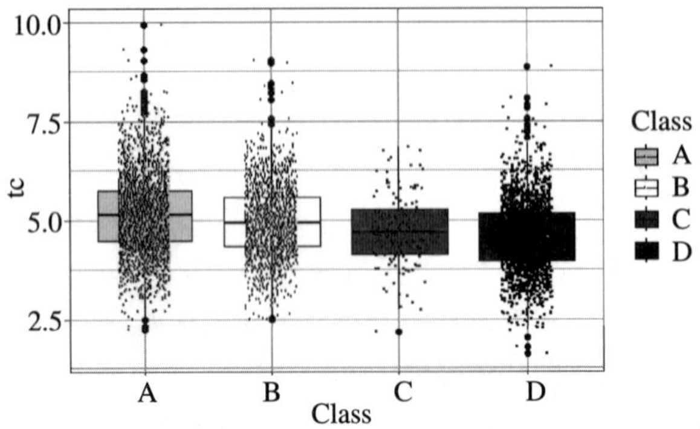

图 4-3-6-4　各组血清总胆固醇数据分布（含抖动散点的箱式图）

从图 4-3-6-4 可以看出，本研究数据在四分位数之外分散，此时，可采用 geom_violin 函数，对数据进一步分析，具体实现代码如下：

```
ggplot ( t3, aes ( Class, tc )) +
  geom_violin ( aes ( fill=Class ), trim=FALSE ) +
  geom_boxplot ( width=0.2 ) +
  scale_fill_manual ( values=c ( brewer.pal ( 8, "Pastel2" ) [c ( 3, 4, 5, 6 ) ])) +
  theme_light ( )
```

此时，可绘制出小提琴图如图 4-3-6-5 所示：

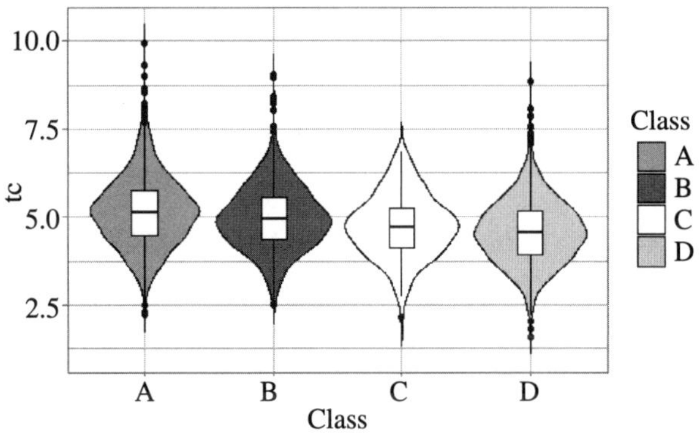

图 4-3-6-5　各组血清总胆固醇数据分布

总之，R 在 Excel、SPSS 等传统软件基础上，为数据可视化提供了无限广阔的想象空间，除了各类制图函数外，R 中还有大量色彩搭配的颜色主题方案供研究者引用，使得 R 绘图可同时实现不同专业领域多方面的需求。

注：本单元完整程序代码详见数字资源。

（刘婉如）

第五章

医院管理模型

第一节 死亡指标的监控分析

一、业务梳理

医院是医疗健康事业的核心主体，承担了大多数医疗服务的供给。医疗服务质量和医疗安全是医院生存和发展的基础核心，直接关系到患者的身体健康和生命安全。医院内患者死亡是临床治疗的结局之一，患者在医疗机构内发生死亡，有可能是疾病进展的自然过程，也有可能是诊疗过程中存在薄弱环节和安全隐患，因此死亡病例的管理是患者安全管理一项重要的组成部分。《医疗质量安全核心制度要点》（国卫医发〔2018〕8 号）死亡病例讨论制度要求医疗机构应当及时对全部死亡病例进行汇总分析，并提出持续改进意见。死亡病例讨论的核心要点即对患者在诊疗、护理、抢救等环节全面梳理，并进行总结和反思。作为死亡病例讨论制度下的具体实施路径的死亡病例评审是对死亡病例的诊疗过程及相关因素进行详细、周密的评论，仔细思考、反复分析，找出可以进一步提升的环节，给出判定的过程。目前多采用死亡评审的方式将死亡分为不可避免的死亡、可能可挽回的死亡和肯定可避免的死亡，作为死亡病例评审后的结论，可避免死亡的发生率也被考虑作为衡量医疗质量的指标之一。判定是否可避免死亡成为提升医疗服务质量的方式之一，也成为后面多种形式死亡病例评审的结论，包括对诊断、治疗及抢救整个医疗过程中存在的缺陷提出的改进建议及措施；对现有制度流程及可能存在的系统安全等问题进行的改进及优化；有针对性地开展医疗质量安全核心制度、专业技术、基本技能等学习培训等。

死亡病例讨论和死亡病例评审都存在较高的管理成本，同时单一形式的死亡病例评审方式都存在一定的缺陷，比如病历回顾中资料的不完整性、调查数据的主观性、讨论会的公开性等。

从客观来说导致病人死亡的原因大致可以分为两类：临床过程和疾病本身。在管理实践中，需要评估导致病人死亡是因为临床过程还是疾病本身造成的，如果是疾病本身导致死亡概率低的病例发生死亡，意味着死亡原因很可能不在疾病本身而在临床诊疗过程，也是需要重点管理的病例。

二、管理需求

1．管理目标

（1）通过数据建模，实现死亡病例的分类管理。

（2）全面梳理诊疗过程、总结和积累诊疗经验、不断提升诊疗服务水平。

2．管理要求

（1）《医疗质量安全核心制度要点》（国卫医发〔2018〕8 号）死亡病例讨论制度要求医疗机构应当及时对全部死亡病例进行汇总分析，并提出持续改进意见。死亡病例讨论原则上应该在患者死亡 1 周内完成，尸检病例在尸检报告出具后 1 周内必须再次讨论。死亡病例讨论情况应当按照本机构统一制定的模板进行专册记录，讨论结果记入病历。

(2)《三级医院评审标准（2020 年版）》涵盖患者住院总死亡率、新生儿患者住院死亡率、手术患者住院死亡率、ICD 低风险病种患者住院死亡率、DRG 低风险组患者住院死亡率。

(3)《国家卫生健康委办公厅关于印发患者安全专项行动方案（2023—2025 年）的通知》（国卫办医政发〔2023〕13 号）要求低风险病种住院患者死亡率进一步降低。《关于开展全面提升医疗质量行动（2023—2025 年）的通知》（国卫医政发〔2023〕12 号）、《国家卫生健康委办公厅关于印发手术质量安全提升行动方案（2023—2025 年）的通知》（国卫办医政发〔2023〕10 号）要求住院患者围手术期死亡发生率进一步下降。

(4) 重点专业质量控制指标

麻醉专业医疗质量控制指标：麻醉开始后 24 小时内死亡率。

重症医学专业医疗质量控制指标（2015 年版）：ICU 患者预计病死率、ICU 患者标化病死指数。

急诊专业医疗质量控制指标（2015 年版）：急诊抢救室患者死亡率、急诊手术患者死亡率。

呼吸内科专业医疗质量控制指标（2019 年版）：急性 PTE 患者住院死亡率、慢性阻塞性肺疾病急性加重患者住院死亡率、使用有创机械通气的慢性阻塞性肺疾病急性加重患者死亡率、社区获得性肺炎患者住院死亡率。

产科专业医疗质量控制指标（2019 年版）：孕产妇死亡活产比。

神经系统疾病医疗质量控制指标（2020 年版）：癫痫患者择期手术在院死亡率、惊厥性癫痫持续状态患者在院死亡率、惊厥性癫痫持续状态患者随访（出院 30 天内）死亡率、脑梗死患者住院死亡率、发病 24 小时内脑梗死患者行血管内治疗术后死亡率、颈动脉支架置入术患者卒中和死亡发生率、脑血管造影术死亡率。

重点医疗技术临床应用质量控制指标：为进一步加强医疗技术临床应用事中事后监管，做好限制类技术临床应用管理，保障医疗质量和医疗安全，根据《医疗技术临床应用管理办法》，结合限制类技术临床应用实际情况，国家卫健委 2022 年印发《国家限制类技术目录（2022 年版）》（国卫办医发〔2022〕6 号），包含 12 项国家级限制类医疗技术：G01 异基因造血干细胞移植技术、G02 同种胰岛移植技术、G03 同种异体运动系统结构性组织移植技术、G04 同种异体角膜移植技术、G05 性别重置技术、G06 质子和重离子加速器放射治疗技术、G07 放射性粒子植入治疗技术、G08 肿瘤消融治疗技术、G09 心室辅助技术、G10 人工智能辅助治疗技术、G11 体外膜肺氧合技术、G12 自体器官移植技术。

3．管理措施

(1) 过程控制：根据死亡明细，医务及质量控制部门及时监督核心制度的落实情况，包括三级查房制度、会诊制度、值班和交接班制度等，对于围手术期死亡病例，还需要关注术前讨论制度、四级手术术前的多学科讨论制度等的落实情况。

监测死亡病例中是否存在重点关注病例，包括特殊人群、特殊病种等，例如发生 5 岁以下儿童死亡，在按时填写“儿童死亡报告卡”的同时，还需要在妇幼信息系统儿童生命监测模块中的横转卡上报库中进行填报，并由医务处组织完成死亡评审。

(2) 结构调整：结合死亡指标监控分析结果，作为医师晋升及手术分级授权管理的参考，例如出现低风险死亡病例的年份不得进行专业技术职称的聘任申报。

三、数据建模

本数据模型的任务是用数据分类描述医院整体死亡病例的情况和管理措施落实的情况，分析出死亡病例管理的问题，围绕问题挖掘数据进一步分析原因，拟定可量化的解决方案。

用数据定义死亡病例的重点人群、重点病种、重点科室，实现每日监测医院死亡病例的分布特点，为医务管理部门提供质控线索。

“低风险死亡率”作为一种质量筛查工具，在一定程度上反映医疗安全和服务质量。在我国，低风险以住院死亡率低于总体均值负一倍标准差作为标准。

低风险死亡率计算公式：低风险死亡率 = 低风险死亡病例数 / 低风险病例数。

由于低风险病组的权重不同，在医院中收治规模不同，管理的方法也不同。对于三级医院，低权重病组不符合三级医院的功能定位，原则上可以不进行收治，如果医疗安全可以保证，可以暂时留在本院收治，如果还发生低风险死亡，可以考虑通过分级诊疗进行分流；对于收治规模极小的病组，如果是低权重，还有低风险死亡病例，可以考虑放弃。因此将低风险病组根据是否重点病组和是否低权重将低风险病组分为四类，同时把低风险死亡患者在各类中的分布进行统计。

第一类：低风险、重点、低权重病组。

第二类：低风险、非重点、低权重病组。

第三类：低风险、重点、高权重病组。

第四类：低风险、非重点、高权重病组。

四、信息技术

数据建模需要信息技术的支撑，从原始数据、逻辑运算和可视化产出 3 个方面阐述。

1．原始数据 本数据模型的原始数据需要采集 3 个数据源，即医院出院病例的病案首页数据、对应的 DRG 分组数据、根据相关管理需求制定的标准字典库。

2．逻辑运算 死亡率的标准化：死亡率指标能够帮助监测和评价医院的医疗质量，但是未经风险调整的粗死亡率指标效度不高，评价结果存在偏倚，不能充分发挥对医疗质量的促进作用。本模型中借鉴医院标准化死亡比指标的概念，基于 DRG 分组数据及死亡率数据，计算医院标准化死亡比。

3．可视化产出

（1）面向医院管理部门：每日死亡病例明细，实现每日质控死亡病例，并进行重点人群、重点病种及重点科室标记。月度质控，根据低风险死亡率筛查工具，结合是否重点病种及权重进行分类管理。

（2）面向临床科室：此数据页面展示科室死亡病例的基本情况，显示医院重点关注的病组。

五、卫生统计

1．死亡统计指标 死亡统计指标可反映地区或国家居民的死亡水平。死亡率可描述人群总死亡水平，婴儿死亡率、5 岁以下儿童死亡率和孕产妇死亡率是描述特殊人群死亡水平的主要指标，是联合国千年发展目标的重要指标。

死亡率（mortality rate）用于测量某年某地区居民总死亡水平，死亡率 = 某年某地区的死亡数 / 该地区年平均人口数 ×1000‰。死亡率又称粗死亡率，死亡率与年龄和性别有关，如老年人、婴幼儿和孕产妇的死亡率较高，男性和女性的死亡率不同。因此，在计算死亡率时按不同性别、年龄和死亡计算死亡率，成为死亡专率，如男性死亡率、女性死亡率、年龄别死亡率、男性肝癌死亡率等。

病死率（case fatality rate）指某人群或医疗机构一定时期患某病者因该病死亡的百分比。人群病死率反映该疾病的严重的程度；医疗机构的病死率在一定程度上反映一个医疗机构的医疗水平，但由于医疗机构收治的病人类型、病情轻重和患病年限不同，比较时需进行标准化。需要注意的是，根据医院资料只能计算病死率而不是死亡率。

死因构成比指某年某地区全部死亡者中，由于某死因死亡者所占的比例，说明各死因死亡的相对重要性。死因构成比按大小排序的位次即为死亡顺位。

2．率的标准化 比较不同时期或不同地区的指标例如死亡率时，因人口年龄、性别等构成可能不同而不能直接比较；比较两个医疗机构的治愈率时，因两个医疗机构收治的病人年龄、病情轻重可能不同，也不能直接比较。此时进行两组率的比较，需消除两组内某些因素构成不同的影响，即进行标准化再进行指标的比较。标准化法的思想是在共同的“标准”上比较两组或多组指标。在公共卫生领域，“标准”的选择最常用的是大样本的群体，如省、全国或世界的人口构成；还可以比较的一组作为共同标准或将比较的组合并作为共同标准。标准化使用的标准不同，其计算的标准化率也不同，但相互比较结果的相互关系一般不会改变。

3．医院标准化死亡比（hospital standardised mortality ratio，HSMR） 指标基于Lezzoni的“有效性代数”概念框架开发，即医疗保健的结果由3个主要因素的总和决定：患者因素、医疗服务的有效性（质量）和随机变化。如果通过适当的风险调整模型来调整患者变量，并通过适当的统计方法来调整随机变化，那么就可以将医疗结果等同于医疗服务质量。HSMR的计算依赖于风险模型的构建。风险调整模型因变量为患者死亡情况，自变量为年龄及性别等人口统计学变量、合并症等患病情况和其他与医疗服务无关的风险变量。通过风险调整模型，对每个患者的死亡风险进行预测，将同一医院内每个患者的预测死亡风险累加得到医院的预期死亡数，再与医院的观察死亡数进行比较，得到医院标准化死亡比。该指标通过风险调整模型，降低与医疗服务无关的风险变量的影响，使得指标计算结果能够更真实地反映医疗质量。

HSMR等于1，表明对入院患者的部分风险因素进行调整后，该医院实际死亡数与预期死亡数之间没有差异；HSMR大于或小于1，表明该院实际死亡数高于或低于预期死亡数。而医院间HSMR的一部分差异可以归因于可避免死亡，即反映了医院医疗服务质量的差异；但也有一部分可能是不可避免死亡，即意料之外发生的非预期死亡。

医院标准化死亡比 = 医院观察死亡数 / 医院预测死亡数。

基于DRG病组进行死亡率与入组数乘积后，与实际死亡例数进行比较，计算医院标准化死亡比。

4．低风险病种患者住院死亡率

低风险病种患者住院死亡率 =ICD 低风险病种患者住院死亡数 /ICD 低风险病种患者总数 ×100%

本指标是诊断为115种低风险疾病（编码详见《三级医院评审标准（2022年版）》）的患者中，死亡患者比例。

5．围手术期死亡率（perioperative mortality rate，POMR） 为世界卫生组织《全球100项核心健康指标》之一。WHO定义的POMR是指围手术期死亡人数与同期手术总例数（次）之比，而围手术期死亡是指在相关住院期间在手术室内接受1次或1次以上手术的患者在出院前因各种原因而导致的死亡。本研究中采用的围手术期死亡率是住院患者围手术期死亡率。

6．风险级别的定义 利用各DRG病组中病例的住院死亡率对不同DRG病组进行死亡风险分级。具体计算方法如下：①计算各DRG病组的住院死亡率（Mi）；②对Mi取对数［Ln（Mi）］；③计算Ln（Mi）的均值和标准差；④计算死亡风险评分。将住院死亡率分布按照负一倍标准差、均值、正一倍标准差分为4个区间，由低到高分别定义为低、中低、中高、高风险死亡病例组。

六、操作技能

1．数据的类型与转换 病案首页数据中的出院日期为日期格式（2019/1/1），对应的DRG分组数据中的出院日期为文本格式（2019-01-01），通过 =TEXT（A1，"yyyy-mm-dd"）函数将病案首页数据中的出院日期转化为文本格式。

2．数据的规范与格式化 对科室名称进行标准化处理。本模型中存在多个科室名称对应同一科室，比如消化内科、消化内科一病区、消化内科二病区均对应消化内科，需要对不符合标准化要求的科室名称进行统一的标准化处理，处理之前首先需要建立基础数据的字典（科室分类字典），确定标准映射关系。

3．根据关联字段在表间传递数据 在表间进行传递数据，关联字段很关键，需确保关联字段唯一，通常使用病案号进行关联，考虑患者存在多次入院的情况，采用病案号 - 出院日期作为关联字段。VLOOKUP 函数是 Excel 中的一个纵向查找函数，功能是按列查找，最终返回该列所需查询序列所对应的值。本模型中采用 VLOOKUP 函数，选择病案号 - 出院日期为关联字段进行数据的传递。

4．根据行列数值在表间传递数据 本模型中不涉及。

5．基于原始数据生成定性数据 根据实际需要基于 DRG 代码生成 DRG 新字段新增六列，分别为 MDC、ADRG、ADRG 名称、治疗类型、治疗大类、并发症。

6．基于原始数据生成数据字典 本模型中需要使用 3 个字典。

（1）科室分类字典：医院内部科室众多，需要建立学科分类字典达到学科分类管理的目的。首先通过数据出院科室字段生成现有的科室名称。利用数据透视表摘选管理对象的现有属性选项。在原始数据病案首页中找到字段“出院科别”，单击表头选中该列，在菜单栏选中插入→数据透视表→确定后，在透视表设计器中将出院科别字段拖到“行标签”字段中，所有临床科室将呈现。然后加入管理分类，形成字典。修改新工作表名称为“科室分类字典”将所有临床科室分为内科类、操作类和外科类，根据实际情况在学科分类字典也可以增加省级重点、市级重点以及专业定义。

（2）MDC 字典：为实现后续各 MDC 指标的统计和可视化，建立 MDC 字典，包含 MDC 英文代码及对应的 MDC 名称描述。

（3）DRG 标杆字典：DRG 标杆来源于区域大数据计算结果。根据区域范围的不同，分为国家级、省级、市级；根据医院等级不同，可分为三级综合、二级综合、一级及其他综合、三级专科、二级专科、一级及其他专科。本模型 DRG 标杆选取省级 - 三级综合的标杆字典，字典中字段有：DRG 代码、DRG 组名、分析病例数、死亡病历数、死亡率（%）、平均住院日、例均费用、权重、风险级别等。

7．数据透视的快速数据汇总 数据源引用合成数据，选择数据源，选择“插入→数据透视表”命令，本场景默认数据透视表对话框中选项。把“DRG 代码”“DRG 名称”拖拽至行标签处；依次将字段“权重”“低风险死亡”“病案号”拖拽至值区域，生成数据透视表。在值字段界面，“权重”选择平均值，“低风险死亡”选择求和，“病案号”选择计数。最终通过数据透视表实现了病组报表的基本部分。

8．数据透视表的附带计算 病组报表的基本部分完成后，需要利用数据透视表的附带计算实现重点病组的标记。单击“DRG 代码”单元格，点击右键，选择“其他排序选项”，在弹出的对话框中选择“降序排序”，下拉菜单选择出院人数（计数项：病案号）。点击“确定”。根据管理需要，在数据透视表右侧新建辅助列，增加占比、累计占比、低风险标记、重点病组标记、低权重标记。

自动标记医院重点 DRG 病组，包括 4 个步骤：①计算某 DRG 病组例数占比，分子是某 DRG 病组例数，分母使用 SUM 函数计算出全部 DRG 病组例数。②计算例数降序的累计例数占比，使用 SUMIFS 函数进行条件求和，条件为小于等于某 DRG 病组例数占比。③计算大于 80% 的最小累计例数占比，使用 MINIFS 函数计算超出 80% 的最小累计例数占比。④标记医院重点 DRG 病组：使用 IF 函数将步骤 2、步骤 3 得到的结果进行比对，即如某 DRG 病组累计例数占比≤超过 80% 的最小累计例数占比，则标记为医院重点 DRG 病组。

9．数据透视表的多表联动　本模型中不涉及。

10．固定行标题的数据汇总　建立统计表，A 列至 C 列行标题内容固定，分别是“是否低风险”“是否重点病组”“是否低权重”，使用 COUNTIFS 函数，用于统计满足多条件的病组数，使用 SUMIFS 函数，用于统计满足多条件的病例数，最终实现低风险病组四分类管理及数据统计，如表 2-3-18-1 所示。

11．多列数据的复杂汇总计算　本模型中不涉及。

12．菜单选项里的分析工具　本模型中不涉及。

13．突出显示数据表的重点　使用突出显示单元格规则中的大于命令，突出显示出现低风险死亡病例的病组。

14．图表适配逻辑分析类型　本模型中不涉及。

15．数据透视表与图表联动　本模型中不涉及。

16．四象限分析图表的绘制　本模型中不涉及。

17．逻辑分析突出重点管理　将低风险病组根据是否重点病组和是否低权重将低风险病组分为四类，对多个组合产生不同的统筹管理。由于低风险病组的权重不同，在医院中收治规模不同，管理的方法也不同。对于三级医院，低权重病组不符合三级医院的功能定位，原则上可以不进行收治，如果医疗安全可以保证，可以暂时留在本院收治，如果还发生低风险死亡，可以考虑通过分级诊疗进行分流；对于收治规模极小的病组，如果是低权重，还有低风险死亡病例，可以考虑放弃。

（李伟荣　王　娟）

第二节　科室综合目标管理监测模型

新一轮医药卫生体制改革实施以来，国家持续深化公立医院改革，加快现代医院管理制度建设，在坚持公立医院公益性的前提下，探索建立维护公益性、调动积极性、保障可持续性的运行新机制，通过综合目标管理不断推进公立医院良性、可持续发展。

一、业务梳理

综合目标管理监测，结合科室月度目标完成情况，在全面汇总各职能科室相应数据的基础上，医院综合目标管理办公室进行综合评估，按照公平、规范、科学的得分标准，最终得出可比较的量化成绩。

1．管理目标的确定　目标指标定得过高，容易令人望而却步，丧失自信心；目标指标定低了，又轻而易举使人没有动力，失去了目标管理的意义。只有把目标指标定在高低适度的位置，也就是所谓的“伸手不及，跃而可获”的“跳起来摘桃子”原则，具有一定挑战性，才能激发出人们为之拼搏的决心与信念。另外目标指标确定需具有灵活性，在评价中应结合不同单位的具体情况，采用不同的评价指标，使用不同的评价方法，使评价指标能真实地反映单位的成绩和贡献大小。目标指标的确立应充分体现国家、地区卫生健康事业发展的方向和政策导向，并结合医院的发展战略，以医院发展为导向，根据临床、医技、服务管理部门的工作任务和特点，分别从党建、行风、医疗、护理、医保、科研、教学、满意度、安全保卫、宣传、疾控、信息化、财务等多方面制定定量和定性考核指标，对科室进行医、教、研等全面考核。综合目标管理考核分为月度、季度和年度，月度考核重视科室管理，季度考核重视业务能力，年度考核重视学科发展，考核结果用于对月度、季度、年度绩效进行修正，更加客观地进行绩效分配。

2．管理目标实施 考核体系建立后，应分解贯彻，经上下级充分沟通协调后，逐层分解目标考核指标，形成管理目标网络，确定各单位和各部门应承担的目标责任分工，为落实管理目标提供组织保证。另外管理部门在实施过程中要加强对目标指标的跟踪分析，做到“常念紧箍咒”，通过咨询指导、反馈控制和调节平衡等监控目标运行动态，发现偏差及时进行调控纠偏，以保证目标管理的实现。目标指标一旦确定，应具有相对稳定性，但是考虑到目标管理实施环境的复杂性，必要时可以对目标指标评价内容进行调整。

3．管理目标考评 根据考评结果和奖惩条件，对各目标责任者进行奖罚，也就是给评选出的先进单位“赏银子”，给后进单位“打板子”。考核结果纳入科室月度绩效考核分配体系，同时与科室年终评先评优挂钩，是科室调整床位、增加人员的基础和依据。对于体现医院技术水平，符合三级功能定位的四级、微创等技术的开展以及重点专科建设等，给予专项资金支持及人才激励吸引。

二、管理需求

2019年1月，国务院办公厅正式发布了《关于加强三级公立医院绩效考核工作的意见》（国办发〔2019〕14号），预示着国家层面将以绩效考核为指挥棒，引导三级公立医院的运营方向和管理实践，标志着全国三级公立医院在一定范围内有了统一的考核标尺。其考核结果不仅关系到医院的荣誉和排名，还与各类评审评价、中心建设、经费拨付等密切相关。2020年12月，国家卫健委发布《关于加强公立医院运营管理的指导意见》（国卫财务发〔2020〕27号），提出“医院应当根据主管部门确定的绩效考核指标，建立内部综合绩效考核指标体系”。2021年5月，国务院办公厅印发《关于推动公立医院高质量发展的意见》（国办发〔2021〕18号），提出要“持续优化绩效考核指标体系，重点考核医疗质量、运营效率、持续发展、满意度评价等”。

随着医疗卫生体制改革不断向纵深发展，药品、耗材零差价增加了公立医院运营压力，“两个允许”政策的执行和落实会进一步增加医院人力成本，同时国家对医疗卫生单位的投入补贴范围下移，主要是对县级以下医院及社区服务加大投资力度，增加补贴力度，而对市级以上公立医院的投入相对不足，许多医疗单位由差额补贴改为定额补贴，而补贴额度不因职工的增加而增加，加之上级管理部门对公立医院收费标准的硬性控制，广大患者的支付能力还远远不能满足就医所发生的医疗费用，公立医院一方面要严格遵守有关部门制订的收费标准，这些收费标准远不能体现医务人员劳动所付出的价值；另一方面要承担国家和上级分配的各项公益活动和求助任务，受计划经济和市场调控的双重制约，因此，医院经营不善、效益偏差、入不敷出的现象严重。医院承担着国考以及区域内排名、重点监控指标结果横向与纵向对比的压力同时实行全成本核算，如何变被动为主动，科学构建院内的综合目标考核体系就显得尤为重要。

三、数据建模

1．有效控制绩效考核指标的数据质量 ①对于来自病案首页的指标，确保疾病分类和手术操作编码等基础信息的准确无误是根本，需建立完善的数据清理、必要的纳入排除规则以及分析框架。②对于各职能部门自行填报的数据，对各部门数据的质量进行逻辑校验和清洗；要分析不同指标的数据来源方式，提高自动抓取和生成指标的比例，减少自行填报指标比重。③对于来自财务年报表的指标数据，由于公立医院普遍存在政府财政补助不足、医疗服务价格补偿不足的情况，医院必须重视财务运行效率，建立和完善财务分析指标体系，从而提高财务数据质量，推进绩效考核工作更好地开展。

2．权重分配及方法学问题　确定指标权重的常用方法有主观评判法和客观赋权法。主观评判法是结合原有数据与相关领域专家的经验，确定指标权重；客观赋权法是利用数学模型以及公式计算确定指标权重。主观赋权法的弊端是过分依赖专家意见；客观赋权法主要依赖统计或数学等定量方法，但在一定程度上忽略了评价指标的主观定性分析。

针对定性、定量方法确定指标权重均存在不足的困境，较为科学的方法是将主观评判与客观赋权结合使用。在主观评价时要注意专家来源的代表性，例如在开展德尔菲专家咨询时，既要包括国家和地方卫生行政部门、医院、科研院校代表，也要纳入部分患者人群，从而使指标权重在确保科学客观的同时，能充分考虑各社会利益相关方的价值偏好。对于客观赋权法，可以尝试利用离散选择实验（discrete choice experiment，DCE）确定绩效考核指标的权重数值。作为陈述性偏好测量方法，DCE 能够客观定量化地综合考虑不同利益相关方的偏好。在国外，DCE 目前已被逐渐应用于卫生技术评估的评审阶段，通过定量分配各维度的权重大小，实现审慎决策的目的。

四、信息技术

1．原始数据　本模型需要收集多个部门提交的表格。

2．逻辑运算　每个部门提交的数据中科室名称都不尽相同，由于表格是人工填报所以统一科室名称的约束力较差，遂改为要求各部门内部科室名称固定，在模型中建立起科室对照表，确保能够将各科室报来数据中的不统一的名称统一对应到模型中。

3．可视化产出

（1）面对职能管理部门：数据的选择范围是医院的综合目标管理，页面一展示本职能部门负责的相关指标的考核结果，页面二展示本年度月度考核指标的汇总情况。

（2）面对临床科室：数据的选择范围是科室的综合目标管理，页面一展示科室本月度综合目标管理考核结果，页面二展示科室本年度月度考核指标的汇总情况。

五、卫生统计

1．目标管理　美国现代管理学大师彼得·德鲁克于 1954 年出版的《管理实践》中首先提出目标管理，其核心内容是以组织总目标为导向，以人为中心，以成果为标准，运用系统方法建立分层分级的目标体系，确定工作目标，使各级进行自我管理和控制，从而有效地完成组织任务的现代管理方法。

2．绩效考核常用的计分方法　包括区间分布法、升序（降序）十分法、指标达标法以及环比增减法等。当指标数值差别较大或较小时，运用诸如区间分步法、升序（降序）十分法来进行绩效考核，会降低结果的精确度。对于指标达标法，其数据考核结果往往只有“是”和“否”，即只有“满分”和“零分”，容易造成不同科室的指标考核结果差别过大，从而影响绩效结果的科学性与合理性。不同三级医院的工作内容和发展体量也存在一定的差异，若仅以环比增减法进行考核会有失公平。例如对高优指标“日间手术占比”，某科室 7 ～ 9 月的数据以 7.01%、9.21%、11.71% 的百分点逐月递增；另一个科室的数据分别为 40.58%、35.15%、35.70%，位居所有科室之首，但 8 月、9 月相比 7 月出现数据下滑现象。若仅以环比增加法进行考核，势必会影响绩效考核结果的科学性和公平性。此外，对于明确导向的指标，若仅以高优或低优导向来对医院进行排名，会损伤指标排名靠后的医疗机构的积极性。在进行绩效考核时，为克服横向比较固有的医院间属性差异，充分发挥绩效考核有效的激励作用，同时最大程度地避免纵向比较带来的激励减弱问题，可以考虑利用数据重构的方法，以纵向比较与横向比较有机结合的方式进行考核。例如，横向比较时，80% 的分值（满分 10 分）用于高优、低优的排序给分，并按照四分位法进行赋分，以高优指标为例，75 分位以上的至少可得 7 分，25 分位以下的至多可得 2 分，从而适当提高区分度；纵向比较时，将剩余 2 分用于科室自身增幅（降幅）的评分，以该指标全院平均增幅（降幅）为标杆，高于全院平均水平者得满分，低于全院平均水平者得 50% 的分数。

以高优指标“日间手术占比”为例，在横向比较时，（75 ～ 100 分位，换算为 7 分，余下 3 分按指标导向排名等距离赋分）×80%，（50 ～ 75 分位，换算为 5 分，余下 2 分按指标导向排名等距离赋分）×80%，（25 ~ 50 分位，换算为 2 分，剩余 3 分按指标导向排名等距离赋分）×80%，（低于 25 分位，换算为 0 分，余下 2 分按指标导向排名等距离赋分）×80%。在纵向比较时，较上一年度，若指标数值持平或降低，不加分；指标数值增加范围低于市平均增幅，+1 分；增加范围超过平均增幅，+2 分。以此达到更好地激励科室发展的目标。

六、操作技能

1．数据的规范与格式化 本模型中收集到的考核得分信息有的含单位“分”，有的不含单位“分”，我们对考核得分信息作为变量进行分析的过程中，也需要将其统一转化为数值格式，因此可以采用 SUBSTITUTE 函数用于将指定字符串即“分”替换为新的空字符串“ ”，在单元格输入 = SUBSTITUTE（B2，" 分 "，""），返回值为不含单位的考核得分。

2．根据关联字段在表间传递数据 根据各职能部门提供的考核结果，进行科室考核结果的汇总。各职能部门月度考核结果表格中行标题为科室名称，列内容为考核结果，包括目标值、完成值等内容，使用 VLOOKUP 函数，实现考核结果汇总。生成科室考核结果汇总，还需要进一步完成全院汇总 - 指标，全院汇总 - 科室两个反馈表格，其中全院汇总 - 科室中表格结构与科室考核结果汇总表不一致，需要使用 HLOOKUP 函数进行横向查找，最终返回指定行的同一列的数值。

3．根据行列数值在表间传递数据 为减少公式重复输入的工作量，我们可以使用 MATCH 函数和 INDIRECT 函数对 VLOOKUP 及 HLOOKUP 函数进行优化。首先在科室考核结果汇总的考核指标左侧增加列，使用 MATCH 函数和 INDIRECT 函数（=IFERROR（MATCH（G12，INDIRECT（"' "&H12&" ' !$2：$2"），0），"--"）），提取各职能部门提供的考核结果中各考核指标所在列。然后使用 VLOOKUP 函数在表间进行数据传递（=IFERROR（VLOOKUP（N$9，INDIRECT（"' "&$H11&" ' !A：CZ"），$F11+$J$8，0），"--"））。

4．自动拆分数据表 首先维护统一的科室反馈模板，通过 VBA 将汇总结果表中的数据按科室填入模板，形成完整的反馈数据，然后将这些数据按照预订的命名规则（科室代码 + 科室名称 + 年份 + 月份）保存到指定文件夹下。

（李伟荣 李 阳）

第六章

医学研究模型

第一节　基于 EXCEL 实现筛检试验

第一单元　筛检试验和金标准

一些疾病的早期，在体内细胞、组织和器官可能已发生生理学及病理学上的改变，但在临床上对应的症状和体征未被发现或检测，当体内病理变化及其对身体的损伤积累到一定程度时，疾病的一系列症状和体征表现出来，能够被发现或者检测。筛检的初衷就是在疾病的早期阶段及时筛选高危群体，以临床检验或病理检测早期诊断，及时治疗，在临床中提高检出率和治愈率，降低病死率或死亡率，在早期及时发现可能患病的人，降低疾病负担。从应用角度，筛检和已经患病人群到医院诊治是两个概念。

一、筛检试验应用场景

筛检是指利用快速、简便、经济的检测、检查和方法从“健康人群”中早期发现可能患病人群的过程。筛检可以理解是一种早期、初步检测，面向“健康人群”，而非面向患者群体的疾病诊断。筛检阳性意味着可能患病，需要进一步进行检查，便于准确诊断和接受对应的治疗，筛检试验的流程图见图 6-1-1。

经过筛检，将“健康人群”分成了两部分，筛检试验结果阴性认为是健康人群，此部分人群按照筛检试验的方案，可以定期再进行筛检。另一部分为筛检阳性，认为他们是某病的早期病例，他们经过各种诊断试验检查后，又分为两部分，一部分为确定现时未患某病，但以后也应按期参加筛检。另一部分则确诊已患某病，应尽早到医院接受治疗。

通过筛检试验能够实现以下研究目的：①筛选某些危险因素用于慢性病的管理。例如：应用某些便捷手段，快速筛检出具备高血脂、高血压等危险因素的人群，在后续健康教育过程中针对高血脂和高血压等危险因素提出相应控制措施，延缓冠心病、脑卒中等疾病的发生和进展。②发现早期病例，及时给予治疗，降低死亡率，延长预期寿命。我国自 2019 年将“两癌”（宫颈癌、乳腺癌）检查项目纳入基本公共卫生服务内容，同时，各地政府不断加大对妇女宫颈癌、乳腺癌筛查工作的投入力度，预计到 2025 年底我国实现适龄妇女宫颈癌和乳腺癌筛查率不断提高的具体目标，早发现早诊治，使更多的适龄妇女获益。③通过开展筛检试验能够了解疾病的自然史，开展流行病学监测。有研究报道，定期监测原发性肝癌高发家庭成员甲胎蛋白水平，开展筛检试验，筛出甲胎蛋白阳性人群，定期复查一段时间后出现肝癌的临床症状，为早期发现肝癌病例并尽早开始治疗提供了依据。与此同时，我们能够进一步了解原发性肝癌自然病史。

二、筛检试验中的金标准

金标准是指在医疗领域公认的针对某种疾病或健康状态最准确、最可靠的诊断方法，一般

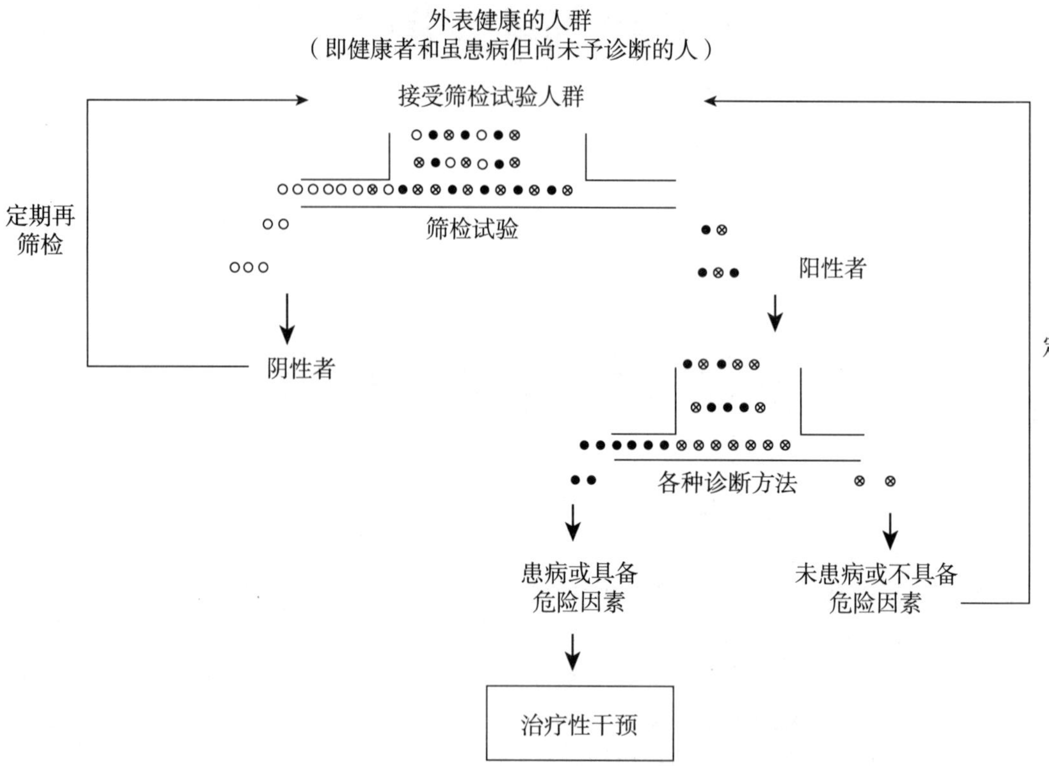

图 6-1-1-1　筛检试验流程图

作为临床上明确或排除某种疾病的唯一标准，金标准通常具有精确、复杂、费用较高和对患者有一定创伤等特点。临床上常利用诊断试验研究发掘一些更为简便、无创、痛苦少的试验方法进行疾病辅助诊断，通常将金标准作为待评估试验诊断效能的参照标准。

临床中常用的金标准的类型包括：

（1）病理诊断：病理诊断是根据器官的组织改变，结合镜下观察组织结构和细胞病变特征而做出的疾病诊断，诊断试验研究中通常使用病理活检。

在肿瘤研究中，病理检查诊断肿瘤性质的准确率可达 99%。因此，病理检查结果被视为最常用、最权威的诊断，被当作诊断的“金标准”。通过观察和分析组织、细胞的形态学特征和功能改变，为临床诊断提供了关于肿瘤类型、分级、分期和预后等重要指标的信息。

（2）影像学检查：影像学检查主要包括超声检查、X 线检查、CT 检查、MRI、数字减影血管造影等。对部分疾病来说，影像学检查也可作为疾病诊断的金标准。

（3）病原体分离、培养和鉴定：在某些感染性疾病研究中，病原体的分离、培养和鉴定常见于对疾病监测、疫苗研发及替代诊断方法的研究，多用于新发传染病研究。

（4）临床综合性诊断：目前，临床上一些疾病仍然没有可靠的生物标志物或影像学检查手段进行诊断，需要由经验丰富的临床专家根据患者的临床表现结合病史，综合判断并制定临床诊断标准，临床专家们公认后，可作为疾病诊断的金标准。

三、筛检试验能解决哪些问题

（1）用于筛检的疾病应是当前国家或地区关注的重大公共卫生问题。

（2）用于筛检的疾病经有效的治疗手段后能好转或恢复健康状态。如果经过筛检后无有效治疗方法或对病人获益有限，筛检失去实际意义。

（3）用于筛检的疾病具有可早期发现或者识别的客观指标。

（4）了解所筛检疾病的自然史或发展、转归。

(5) 筛检方法快速、简便、经济，易被群众接受，可推广。

(6) 筛检阳性后，有方法进一步检查，并以金标准确诊，确诊的病例建议尽早治疗，有标准的治疗方案。

(7) 筛检试验的方法考虑经济原则，一般筛检试验受众人群广泛，应控制筛检费用。筛检费用不仅仅应用于试验本身，还包括了对阳性人群后续检查、金标准确诊、治疗费用。

(8) 控制筛检试验的周期，间隔因所筛检的疾病而定，间隔太长，不利于早期发现病例，间隔太短则筛检次数多、总费用增加，造成医疗负担。

第二单元　筛检试验常用的评价指标和计算方法

1．研究目的　评价胃癌研究中无创检测指标与金标准比较的诊断效能，利用四格表计算灵敏度、特异度、阳性预测值和阴性预测值等，并绘制 ROC 曲线，计算曲线下面积。

2．研究案例　在胃癌研究中，内镜及其活检是目前诊断金标准，尤其是对平坦型和非溃疡型胃癌的检出率高于 X 线钡餐等方法。内镜检查依赖设备和内镜医师资源，且内镜检查费用相对较高，具有一定痛苦，患者接受程度较差。因此，采用非侵入性诊断方法筛选出胃癌高风险人群，继而进行有目的的内镜下精查是较为可行的策略。国内研究团队针对此问题，研发出一款体外诊断试剂盒，可以早期识别胃癌高危人群，经过与金标准（病理结果）比较之后，研究者对无创检测方法进行诊断效能的评价，通过绘制四格表，计算灵敏度、特异度、阳性预测值、阴性预测值和准确度。

3．纳入标准

①年龄≥ 18 岁，性别不限；②东部肿瘤协作组体能状态评分（Eastern Cooperative Oncology Group Performance Status，ECOG 评分）评分 0 或 1 分；③患者行常规内镜检查排除胃溃疡等良性病灶，考虑恶性可能，需进一步行放大内镜结合窄带成像技术检查；④既往无肿瘤相关病史；⑤签署知情同意后可以进行胃镜检查并能配合完善相关检查；⑥受试者和家属能够理解研究方案并愿意参与本研究，提供书面知情同意。

4．排除标准

①合并其他肿瘤疾病史，或合并其他遗传性疾病；②伴有严重的内科疾病患者，如缺血性心脏病（心肌梗死或者心绞痛）等心血管疾病，或者筛选前 6 个月有心肌梗死，控制不佳的糖尿病，控制不佳的高血压，超声心动图射血分数＜ 50%；③目前口服阿司匹林、氯吡格雷等有出血风险药物的患者；④贫血、凝血功能异常、D- 二聚体＞ 6 mg/L 的患者；⑤受试者或家属无法理解本研究相关内容。

金标准或参考标准（即可准确诊断某疾病的单项方法或多项联合方法，在本研究中用于诊断是否有该病的临床参考标准）：组织病理诊断结果。

5．研究设计类型　横断面研究（诊断试验）。

6．样本量计算　以胃癌诊断试验的灵敏度为主要指标进行样本量估计，根据既往研究，假定胃癌诊断试验的灵敏度最低为 80%，特异度为 85%，取容许误差 d 为 0.10，Ⅰ类错误 α 为 0.05，Ⅱ类错误 β 为 0.2，根据以下公式计算，可得胃癌患者 50 例，健康对照 150 例。

$$n=\left\{\frac{57.3Z_{\alpha/2}}{\sin^{-1}\left(\frac{\delta}{\sqrt{p(1-p)}}\right)}\right\}^2$$

经过样本量测算后本研究需要招募200名受试者，50人患胃癌，150人正常；体外试剂盒诊断结果显示，有160人正常，40人诊断为胃癌，而这40人当中实则仅有35人真正患癌。请根据数据判断该项诊断试验的灵敏度（sensitivity）、特异度（specificity）、准确度（accuracy）、阳性预测值（positive predictive value）以及阴性预测值（negative predictive value）。

利用金标准与诊断试剂盒的判断，可以出现以下4种结果：

（1）金标准诊断阳性，试剂盒判断为阳性，称为真阳性，记为 a；

（2）金标准诊断阴性，试剂盒判断为阳性，称为假阳性，记为 b；

（3）金标准诊断阳性，试剂盒判断为阴性，称为假阴性，记为 c；

（4）金标准诊断阴性，试剂盒判断为阴性，称为真阴性，记为 d。

利用以上结果绘制四格表如下：

		金标准		合计
		阳性	阴性	
试验结果	阳性	35（a，真阳性）	5（b，假阳性）	40
	阴性	15（c，假阴性）	145（d，真阴性）	160
	合计	50	150	200

7．计算过程

灵敏度（sensitivity，也称为真阳性率）是指实际为阳性的样本中，判断为阳性的比例（真正患病的人中，被判断为患病的比例），计算方式是真阳性数除以真阳性＋假阴性（实际为阳性，但判断为阴性）的比值（能将实际患病的病例正确地判断为患病的能力，即患者被判为阳性的概率），公式：灵敏度 $=a/(a+c)\times 100\%$。

特异度（specificity，也称为真阴性率）是指实际为阴性的样本中，判断为阴性的比例（真正未患病的人中，被判断为未患病的比例），计算方式是真阴性除以真阴性＋假阳性（实际为阴性，但判断为阳性）的比值（能正确判断实际未患病的病例的能力，即试验结果为阴性的比例），公式：特异度 $=d/(b+d)\times 100\%$。

阳性预测值是指真阳性人数占试验结果阳性人数的百分比，表示试验结果阳性者属于真病例的概率，公式：阳性预测值 $=a/(a+b)\times 100\%$。

阴性预测值是指真阴性人数占试验结果阴性人数的百分比，表示试验结果阴性者属于非病例的概率，公式：阴性预测值 $=d/(c+d)\times 100\%$。

准确度（accuracy）也称效率（efficiency），用真阳性与真阴性人数之和占受试人数的百分率表示，公式：准确度 $=(a+d)/n\times 100\%$。

图6-1-2-1～图6-1-2-5示例计算过程：

A	B	C	D	E
		金标准		
		阳性	阴性	合计
试验结果	阳性	35	5	40
	阴性	15	145	160
	合计	50	150	200
灵敏度	=C3/C5*100%			

图 6-1-2-1　灵敏度计算方法

A	B	C	D	E
		金标准		
		阳性	阴性	合计
试验结果	阳性	35	5	40
	阴性	15	145	160
	合计	50	150	200
灵敏度	70.0%			
特异度	=D4/D5*100%			

图 6-1-2-2　特异度计算方法

A	B	C	D	E
		金标准		
		阳性	阴性	合计
试验结果	阳性	35	5	40
	阴性	15	145	160
	合计	50	150	200
灵敏度	70.0%			
特异度	96.7%			
阳性预测值	=C3/E3*100%			

图 6-1-2-3　阳性预测值计算方法

A	B	C	D	E
		金标准		
		阳性	阴性	合计
试验结果	阳性	35	5	40
	阴性	15	145	160
	合计	50	150	200
灵敏度	70.0%			
特异度	96.7%			
阳性预测值	87.5%			
阴性预测值	=D4/E4*100%			

图 6-1-2-4　阴性预测值计算方法

A	B	C	D	E
		金标准		
		阳性	阴性	合计
试验结果	阳性	35	5	40
	阴性	15	145	160
	合计	50	150	200
灵敏度	70.0%			
特异度	96.7%			
阳性预测值	87.5%			
阴性预测值	90.6%			
准确度	=(C3+D4)/E5*100%			

图 6-1-2-5　准确度计算方法

（1）计算灵敏度：在 B7 空格内输入“=C3/C5*100%”，再按“Enter”后反馈结果。

（2）计算特异度：在 B8 空格内输入“=D4/D5*100%”，再按“Enter”后反馈结果。

（3）计算阳性预测值：在 B9 空格内输入“=C3/E3*100%”，再按“Enter”后反馈结果。

（4）计算阴性预测值：在 B10 空格内输入“=D4/E4*100%”，再按“Enter”后反馈结果

（5）计算准确度：在 B11 空格内输入“=（C3+D4）/E5*100%”，再按“Enter”后反馈结果。

8．研究结果　该诊断胃癌试剂盒的灵敏度为 70%，特异度为 96.7%，阳性预测值为 87.5%，阴性预测值为 90.6%，准确度为 90%。本研究的特异度较高，说明该诊断试剂盒能够排除实际未患病的人群能力较强，灵敏度相对较低，说明发现真正患病人群的能力较低。通过以上 4 个数据的分布，大家可以发现，灵敏度和特异度不能同时都高，二者是此消彼长的关系。应该如何平衡灵敏度和特异度在临床研究是非常重要的问题，如果诊断界值的数值不是一个明确的阳性或阴性，而是一个范围，那么灵敏度和特异度数值就特别重要。在哪里划定一个结果为阳性或阴性的分界线，作为诊断有病或者无病的标准，或者建议一个交叉区域，建议在区域内进行重新反复试验都是值得商榷的，这个问题比单纯计算灵敏度或者特异度更复杂。在临床中，如果将阳性结果的分界线放在一个非常低的水平，我们能发现所有的阳性患者群体，可以说试验非常灵敏，与此同时，也可能将未患病群体当成阳性患者纳入，导致试验结果的特异度较低。综上，找到一个合适的界值平衡试验的灵敏度和特异度是至关重要的。

（魏　巍　简伟研）

第二节　基于 EXCEL 与 R 实现回归分析

第三单元　回归分析和常用场景

一、回归分析的定义

回归分析是临床研究工作中一种最常用的统计方法。它是指用一个或多个自变量（也称解释变量）来预测因变量（也称响应变量），可用来描述二者之间的关系，也可通过自变量来预测因变量。

二、回归分析能解决哪些问题

临床研究中，我们常常希望探索某种或某几类风险因素与临床结局之间的相关性，或者已经了解某些风险因素的数值后，是否可以预测某些疾病的发生概率？这类临床研究的数据分析结果，可以帮助临床更好地管理患者。比如，我们可以通过回归分析探讨某地居民未来 5 年内患某种疾病的发生风险与人口学资料和临床体征之间的关系；也可以通过回归分析得到一个回归分析等式，预测一个人运动所能消耗的卡路里数。

通过回归分析我们可以解决以下问题：

男性和女性谁患某种疾病的风险更高？如果年龄是某种疾病的风险因素，那么每增加一岁患该疾病的风险是之前的几倍？其他人口统计学特征如学历与患该疾病之间是否有关？

规律锻炼是一种健康生活方式，尤其可以指导代谢性疾病患者的治疗和康复，但锻炼时间与消耗卡路里之间是什么关系？线性关系还是曲线关系？锻炼时间是否到一定程度后卡路里的消耗速度会变慢？

如果综合考虑其他相关因素的情况下，对于肥胖患者，我们可以得到一个锻炼时间与消耗卡路里的等式，那么该等式对不同人群是否同样适用？预测准确度可以达到多少？这些都可以通过回归分析进行分析探索。

三、回归分析中简单线性回归和多元线性回归的用法与区别

回归模型有很多种，模型中只包含一个因变量和自变量时，我们称之为简单线性回归；一个因变量多个自变量时称为多元线性回归。这些回归模型用于研究连续性因变量（是指数据一般为连续变化的变量，如年龄、红细胞计数等）与自变量之间的关系。

然而在我们实际临床研究工作中，因变量有可能不是连续性变量，而是分类变量或等级变量，如是否发病（0 表示未发病，1 表示发病），或预后程度（1 表示未愈，2 表示好转，3 表示显著好转，4 表示治愈）。对于这种变量，就不能简单使用线性回归模型来分析，而是使用 Logistic 回归模型或其他更合适的模型进行分析。

第四单元　通过 EXCEL 与 R 结合实现回归分析过程示例

一、案例摘要

1. 背景　目前已知多种因素与高血压的发生相关，例如肥胖、运动少、高血脂等，但国内尚缺少综合多种相关危险因素且简便易用的高血压风险预测模型。

2．目的　在基线无高血压的人群中，观察随访 1 年后高血压发生的临床常见危险因素，并建立风险预测模型，为后续类似研究提供基础。

3．方法　对 835 例无高血压的患者进行 1 年随访，基线收集人口统计学信息、基线血压、血糖、总胆固醇、运动时间、食盐摄入量等数据信息，随访 1 年，并收集 1 年后血压、血糖、总胆固醇、运动时间、食盐摄入量等数据信息。根据 1 年随访是否发生高血压，建立基于所观察因素的高血压风险预测模型。

4．结果　通过多因素回归模型分析发现基线收缩压、舒张压，血糖，总胆固醇与食盐摄入量与 1 年后的高血压发生相关。其中食盐摄入量虽然进入模型，但 P 值大于 0.05，未达到显著相关性，而基线收缩压、舒张压，血糖与总胆固醇这 4 个变量 P 值小于 0.05，说明与高血压发生风险显著相关。

AIC=28.35，使用 AIC 值对模型进行评价，该模型相较于其他模型拟合优度较好。

5．结论　在所研究人群中，基线收缩压、舒张压，血糖及总胆固醇与 1 年后高血压的发生风险显著相关。随着这些变量的升高，高血压的患病风险也随之升高。后续应扩大样本量，验证并优化模型。

二、数据处理过程

数据整理即在 Excel 中整理原始数据、数据类型与异常数据等。

表 6-2-4-1　研究纳入的数据类型及指标解释

变量	数据类型	指标解释
高血压风险	二分类变量	0 表示未患高血压，1 表示患高血压
血压	连续型变量	正常参考值
血糖	连续型变量	正常参考值
总胆固醇	连续型变量	正常参考值
运动时间	连续型变量	
食盐摄入量	连续型变量	
年龄	连续型变量	18 ~ 65 岁
性别	二分类变量	0 表示女性，1 表示男性

在研究工作中，原始数据往往分布于多个文件或表格中。本研究数据包括收缩压、舒张压、性别等多个变量，分别存储在血压、人口学数据、生活习惯和血糖及胆固醇 4 个表格中，4 个表格可相互关联的唯一变量为受试人群的 ID 编码。

为了后续的统计工作，首先会将 4 个表格中的数据汇总至 1 个表格。

由于各表格间用于识别信息的 ID 编码顺序不同，我们可以使用 VLOOKUP 函数进行关联匹配，如图 6-2-4-1 所示。

首先在想要匹配信息的单元格中输入 VLOOKUP 函数，此处，我们将引入收缩压变量，在 C2 单元格中输入 =vlookup（）；其次在函数值输入查找值，也就是可以用作两表间关联的变量 ID 编码；然后框选数据表，数据表则为原始数据中的关联变量“ID 编码”与被查找变量“收缩压”，接着输入被查找变量“收缩压”所在列；最后输入 FALSE，选择精准匹配。

舒张压、血糖、运动时间、高血压风险等数值均用此方法进行匹配录入。

当我们所需的多个变量均在一个表格内，除了使用 VLOOKUP 函数一列列进行匹配录入，也可使用 XLOOKUP 函数一次性录入。

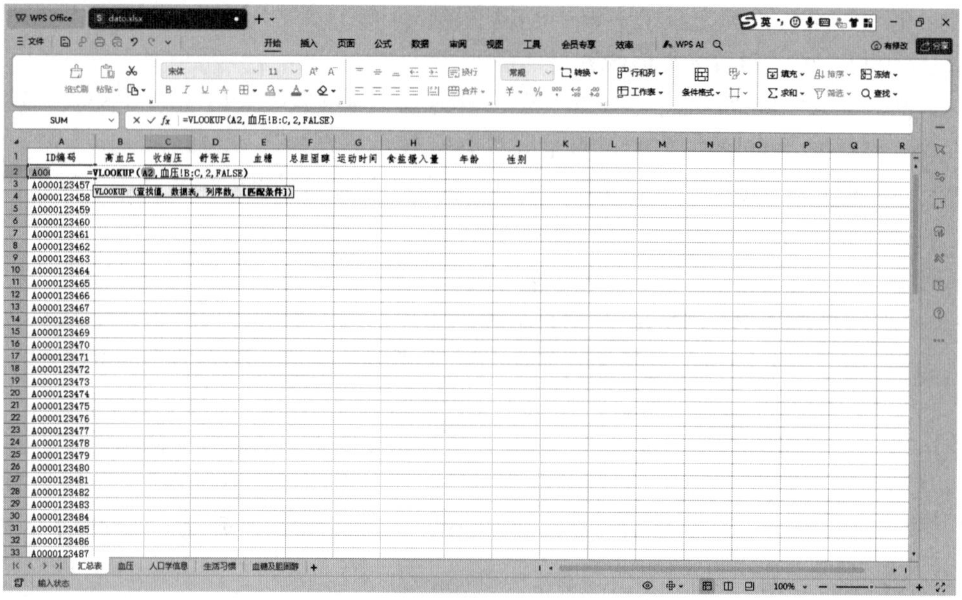

图 6-2-4-1 使用 VLOOKUP 函数通过 ID 编码将不同页的原始数据进行汇总

年龄与性别两个变量均在人口学信息一表中，我们就可以用 XLOOKUP 函数进行多列查找。

首先在想要匹配信息的单元格中输入 XLOOKUP 函数，此处，我们将引入年龄变量，在 I2 单元格中输入 =xlookup（）；其次在函数值输入查找值，也就是可以用作两表间关联的变量 ID 编码，由于信息需要拖拽填充，需要锁列不锁行，因此在输入查找值后（此处输入的查找值为 A2），在查找值前输入“$”，进行锁定；然后框选查找数组，查找数组则为原始数据中用于关联的变量“ID 编码”，并按 F4 进行锁定；第三个参数为返回数组，需要再次嵌套一个 XLOOKUP 函数。此处所嵌套的函数第一个参数为变量名称，也就是数据中的 I1 单元格，在这里，进行拖拽时需要锁行不锁列，因此需在选中 I1 单元格时，在 1 前输入“$”，进行锁定；继续输入嵌套函数中的第二个参数，查找数组，此时，查找数组为需要查找的各变量名称，也就是人口学信息一表中所有变量名称的单元格（A1：C1），并按 F4 进行锁定；最后框选整个原始数据单元格作为返回数组进行数据匹配。写好函数后拖拽单元格进行填充即可，如图 6-2-4-2 所示。

原始数据中往往会掺杂一些单位或其他不需要的变量，当有大批量此类数据时，可以使用查找替换将这些单位删除。

例如，在本研究数据中，运动时间的单位为小时（h），而录入的原始数据中运动时间一列中每个变量后都有时间单位，想要快捷地去掉，我们就可以使用查找替换这一功能。

首先选中包含单位的数据列；其次点击 {Ctrl} + {F}，打开查找替换，点击替换；然后在查找内容中输入想要去除的单位，在此，我们输入“h”；替换为此处不进行填写；最后点击全部替换；这样就可以方便快捷地批量删除原始数据中一些不需要的内容。

以上数据为本研究数据库中所有变量，其中高血压患病风险为因变量 Y，其余变量均为自变量 X。

```
> dato<-read_xlsx( '~/Desktop/dato.xlsx' )
```

首先，我们将数据进行导入，由于在 Excel 中数据保存为格式 xlsx，因此，在 R 软件中使

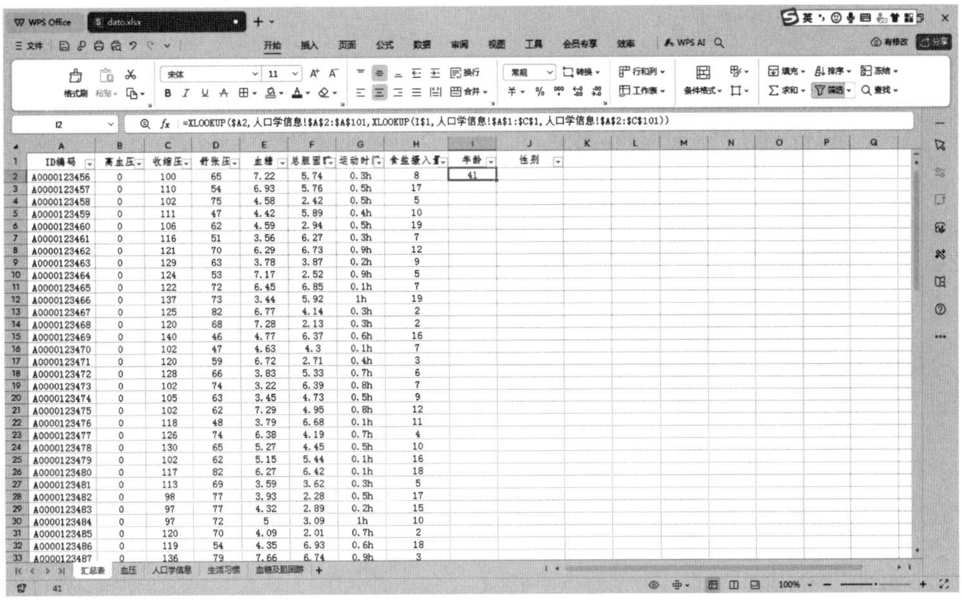

图 6-2-4-2 将原始数据中的年龄、性别填写入汇总数据中

用函数 read_xlsx（）将数据导入。

此处，我们将数据导入后为数据赋名为“dato”。

数据导入后，可以使用函数 summary（）查看数据的描述性统计信息，如：最大值、最小值、四分位数和数值型变量的均值等，如图 6-2-4-3 所示。

```
> summary(dato)
     高血压          收缩压           舒张压           血糖            总胆固醇
 Min.   :0.00   Min.   : 76.0   Min.   :46.00   Min.   : 3.200   Min.   : 2.010
 1st Qu.:0.00   1st Qu.:103.0   1st Qu.:59.00   1st Qu.: 4.560   1st Qu.: 3.725
 Median :0.00   Median :113.0   Median :69.00   Median : 6.710   Median : 5.340
 Mean   :0.27   Mean   :109.7   Mean   :67.39   Mean   : 7.384   Mean   : 6.091
 3rd Qu.:1.00   3rd Qu.:117.0   3rd Qu.:76.00   3rd Qu.: 8.775   3rd Qu.: 7.035
 Max.   :1.00   Max.   :120.0   Max.   :89.00   Max.   :15.500   Max.   :15.310
    运动时间        食盐摄入量          年龄            性别
 Min.   :0.000   Min.   : 2.00   Min.   :18.00   Min.   :0.00
 1st Qu.:0.200   1st Qu.: 7.00   1st Qu.:31.75   1st Qu.:0.00
 Median :0.400   Median :11.50   Median :42.50   Median :1.00
 Mean   :0.428   Mean   :10.74   Mean   :41.08   Mean   :0.54
 3rd Qu.:0.600   3rd Qu.:15.00   3rd Qu.:51.00   3rd Qu.:1.00
 Max.   :1.000   Max.   :20.00   Max.   :65.00   Max.   :1.00
```

图 6-2-4-3 描述性统计信息图

从这些统计信息可以看到，高血压与性别被识别为数值型变量，我们可以使用以下代码将变量转化为二值型因子。

```
> dato$性别 <-factor(dato$性别, levels=c(0,1), labels=c('male','female'))
> dato$高血压 <-factor(dato$高血压, levels=c(0,1), labels=c('no','yes'))
```

由于性别变量与高血压变量被识别为数值型变量，所以使用 factor（）函数将变量转换成因子，并对性别变量中 0 和 1 命名，0 为男性（male）、1 为女性（female）；高血压变量中 0 和 1 分别命名为无（no）和有（yes），意为未患高血压与患高血压。

此时，我们再次使用 summary 函数对数据进行查看，如图 6-2-4-4 所示，可以看出高血压与性别这两个变量已经转化为二分类变量。本数据中，有 46 位调查对象为男性，54 位为女

```
> summary(dato)
 高血压       收缩压          舒张压           血糖          总胆固醇
 no :73   Min.   : 76.0   Min.   :46.00   Min.   : 3.200   Min.   : 2.010
 yes:27   1st Qu.:103.0   1st Qu.:59.00   1st Qu.: 4.560   1st Qu.: 3.725
          Median :113.0   Median :69.00   Median : 6.710   Median : 5.340
          Mean   :109.7   Mean   :67.39   Mean   : 7.384   Mean   : 6.091
          3rd Qu.:117.0   3rd Qu.:76.00   3rd Qu.: 8.775   3rd Qu.: 7.035
          Max.   :120.0   Max.   :89.00   Max.   :15.500   Max.   :15.310
    运动时间        食盐摄入量          年龄           性别
 Min.   :0.000   Min.   : 2.00   Min.   :18.00   male  :46
 1st Qu.:0.200   1st Qu.: 7.00   1st Qu.:31.75   female:54
 Median :0.400   Median :11.50   Median :42.50
 Mean   :0.428   Mean   :10.74   Mean   :41.08
 3rd Qu.:0.600   3rd Qu.:15.00   3rd Qu.:51.00
 Max.   :1.000   Max.   :20.00   Max.   :65.00
```

图 6-2-4-4 描述性统计信息图——二值型因子

性，其中高血压患者为 27 人。从这些数据中也可以看出，收缩压的最大值为 120，最小值为 76，均值为 109.7；舒张压最大值为 89，最小值为 46，均值为 67.39。此外，该数据的年龄中位数为 42.5 岁。

现在，将开始对数据构建回归模型。在 R 中，拟合 Logistic 模型使用的函数为 glm（），格式为：

fit < - glm（formula，family=family（link=function），data=）

其中，formula 指的是要拟合的模型形式，一般形式为：Y ~ X1+X2+X3。~左边为响应变量（因变量），右边为各个预测变量（自变量），预测变量之间用 + 符号分隔。

family 指的是数据的概率分布，function 指的是对应的连接函数。对于 Logistic 回归模型，我们一般使用如下代码：

fit < - glm（Y ~ X1+X2+X3，family=binomial（link=logit），data=）

下面，将使用 glm（）函数对本数据进行拟合。

```
>fit1<-glm(dato$高血压 ~., data=dato, family=binomial(link=logit))
>summary(fit1)
```

如图 6-2-4-5 所示，其中，"Signif. codes" 变量的显著性标记，*** 为最重要，无 * 则表示

```
Call:
glm(formula = dato$高血压 ~ ., family = binomial(link = logit),
    data = dato)

Coefficients:
              Estimate Std. Error z value Pr(>|z|)
(Intercept) -40.12121   16.68556  -2.405   0.0162 *
收缩压         0.08119    0.05505   1.475   0.1402
舒张压         0.17588    0.08576   2.051   0.0403 *
血糖           0.61679    0.42623   1.447   0.1479
总胆固醇       0.52068    0.26586   1.958   0.0502 .
运动时间      -1.39280    3.72306  -0.374   0.7083
食盐摄入量     0.22775    0.21194   1.075   0.2825
年龄           0.10651    0.07876   1.352   0.1763
性别female    -1.81578    2.63201  -0.690   0.4903
---
Signif. codes:  0 '***' 0.001 '**' 0.01 '*' 0.05 '.' 0.1 ' ' 1

(Dispersion parameter for binomial family taken to be 1)

    Null deviance: 116.652  on 99  degrees of freedom
Residual deviance:  13.836  on 91  degrees of freedom
AIC: 31.836

Number of Fisher Scoring iterations: 9
```

图 6-2-4-5 拟合模型结果

变量不可用或不相关。

从回归系数 *P* 值（Pr（> |z|））可以看到，除截距项、收缩压、舒张压、总胆固醇和年龄外，其余变量对是否患高血压的贡献都不显著。

因此，可以试着除去这些不显著的变量重新拟合模型，看看新模型是否会拟合得更好。

```
>fit2<-glm(dato$高血压 ~dato$舒张压 +dato$总胆固醇，data=dato，family=binomial(link=logit))
>summary(fit2)
```

将模型 1 中不显著的变量去掉后再次进行拟合，如图 6-2-4-6 所示，可以发现，虽然两个变量 *P* 值小于 0.05，但模型 2 用于评价模型拟合度的指标——AIC（赤池信息准则）大于模型 1，通常我们优先选择 AIC 值较小的模型。

```
Call:
glm(formula = dato$高血压 ~ dato$舒张压 + dato$总胆固醇,
    family = binomial(link = logit), data = dato)

Coefficients:
               Estimate Std. Error z value Pr(>|z|)
(Intercept)   -18.97256    4.59403  -4.130 3.63e-05 ***
dato$舒张压     0.15867    0.04251   3.733 0.000189 ***
dato$总胆固醇   0.92554    0.25437   3.639 0.000274 ***
---
Signif. codes:  0 '***' 0.001 '**' 0.01 '*' 0.05 '.' 0.1 ' ' 1

(Dispersion parameter for binomial family taken to be 1)

    Null deviance: 116.652  on 99  degrees of freedom
Residual deviance:  35.178  on 97  degrees of freedom
AIC: 41.178

Number of Fisher Scoring iterations: 7
```

图 6-2-4-6　拟合模型结果——去除不显著变量后

除了观察比较 AIC 值，我们还可以使用 anova（）函数来比较两个嵌套模型的拟合优度。

```
>anova(fit2,fit1,test= 'Chisq' )
```

在本研究中，两模型嵌套，使用 anova（）函数后，如图 6-2-4-7 所示，结果显示卡方值显著（$P < 0.05$），表明只有两个变量的新预测模型与包含全部变量的模型拟合程度不同。因此，我们可以适当添加其他变量看看是否会提高模型的拟合优度。

```
Analysis of Deviance Table

Model 1: dato$高血压 ~ dato$舒张压 + dato$总胆固醇
Model 2: dato$高血压 ~ 收缩压 + 舒张压 + 血糖 + 总胆固醇 +
    运动时间 + 食盐摄入量 + 年龄 + 性别
  Resid. Df Resid. Dev Df Deviance Pr(>Chi)
1        97     35.178
2        91     13.836  6   21.343 0.001592 **
---
Signif. codes:  0 '***' 0.001 '**' 0.01 '*' 0.05 '.' 0.1 ' ' 1
```

图 6-2-4-7　模型的比较

由于有很多变量，我们并不能确定将哪个纳入模型后才能得到最好的结果，因此可以尝试使用“逐步回归法”进行筛选。逐步回归法时模型会一次添加或删除一个变量，直到达到某种判停标准后停止。此处我们将使用 steoAIC（）函数，AIC 值为判停的标准，将模型 1 纳入函数，此处我们使用的是向后回归。

如图 6-2-4-8 与图 6-2-4-9，可以看到，最初的模型包含全部变量，随后的每一个模型都删除了一个变量，直到继续删除变量会使 AIC 值升高时停止。

```
>library(MASS)
>stepAIC(fit1, direction= ‘backward’ )

Start:  AIC=31.84
dato$高血压 ~ 收缩压 + 舒张压 + 血糖 + 总胆固醇 +
    运动时间 + 食盐摄入量 + 年龄 + 性别

            Df Deviance    AIC
- 运动时间    1   13.977 29.977
- 性别        1   14.394 30.394
- 食盐摄入量  1   15.413 31.413
<none>            13.835 31.836
- 年龄        1   16.235 32.235
- 血糖        1   17.884 33.884
- 收缩压      1   19.385 35.385
- 总胆固醇    1   21.884 37.884
- 舒张压      1   29.578 45.578

Step:  AIC=29.98
dato$高血压 ~ 收缩压 + 舒张压 + 血糖 + 总胆固醇 +
    食盐摄入量 + 年龄 + 性别

            Df Deviance    AIC
- 性别        1   14.491 28.491
<none>            13.977 29.977
- 年龄        1   16.266 30.266
- 食盐摄入量  1   17.397 31.397
- 收缩压      1   19.392 33.392
- 总胆固醇    1   22.096 36.096
- 血糖        1   22.141 36.141
- 舒张压      1   29.651 43.651
```

图 6-2-4-8　选定模型——逐步回归法

```
Step:  AIC=28.49
dato$高血压 ~ 收缩压 + 舒张压 + 血糖 + 总胆固醇 +
    食盐摄入量 + 年龄

            Df Deviance    AIC
- 年龄        1   16.354 28.354
<none>            14.491 28.491
- 食盐摄入量  1   17.511 29.511
- 收缩压      1   20.048 32.048
- 总胆固醇    1   23.009 35.009
- 血糖        1   23.038 35.039
- 舒张压      1   29.745 41.745

Step:  AIC=28.35
dato$高血压 ~ 收缩压 + 舒张压 + 血糖 + 总胆固醇 +
    食盐摄入量

            Df Deviance    AIC
<none>            16.354 28.354
- 食盐摄入量  1   19.288 29.288
- 收缩压      1   23.916 33.917
- 总胆固醇    1   25.238 35.238
- 血糖        1   26.424 36.424
- 舒张压      1   31.239 41.240

Call:  glm(formula = dato$高血压 ~ 收缩压 + 舒张压 + 血糖 +
    总胆固醇 + 食盐摄入量, family = binomial(link = logit),
    data = dato)

Coefficients:
(Intercept)     收缩压      舒张压        血糖    总胆固醇  食盐摄入量
  -33.67956    0.06144     0.15757     0.71064     0.53765     0.24606

Degrees of Freedom: 99 Total (i.e. Null);  94 Residual
Null Deviance:      116.7
Residual Deviance: 16.35        AIC: 28.35
```

图 6-2-4-9　选定模型——逐步回归法（续）

使用逐步回归法后选出的最佳模型包含收缩压、舒张压、血糖、总胆固醇和食盐摄入量这 5 个自变量，可以使用 summary（）函数查看该模型详情。

如图 6-2-4-10 所示，可以看出，该模型的 AIC 值为 28.35，小于包含全部变量的模型的 AIC 值。此外除食盐摄入量这一变量不显著外，其他变量 *P* 值均小于 0.05，该模型可以较好地解释变量。

```
>fit3<-glm(dato$高血压 ~ 收缩压 + 舒张压 + 血糖 + 总胆固醇 + 食盐摄入量, family=binomial(link=logit), data=dato)
>summary(fit3)
```

```
Call:
glm(formula = dato$高血压 ~ 收缩压 + 舒张压 + 血糖 +
    总胆固醇 + 食盐摄入量, family = binomial(link = logit),
    data = dato)

Coefficients:
             Estimate Std. Error z value Pr(>|z|)
(Intercept) -33.67956   10.95046  -3.076   0.0021 **
收缩压         0.06144    0.03460   1.776   0.0758 .
舒张压         0.15757    0.07642   2.062   0.0392 *
血糖           0.71064    0.32173   2.209   0.0272 *
总胆固醇       0.53765    0.26281   2.046   0.0408 *
食盐摄入量     0.24606    0.17704   1.390   0.1646
---
Signif. codes:  0 '***' 0.001 '**' 0.01 '*' 0.05 '.' 0.1 ' ' 1

(Dispersion parameter for binomial family taken to be 1)

    Null deviance: 116.652  on 99  degrees of freedom
Residual deviance:  16.354  on 94  degrees of freedom
AIC: 28.354

Number of Fisher Scoring iterations: 9
```

图 6-2-4-10 最终模型结果

现在，我们可以看看 Logistic 回归模型中的这些系数。如图 6-2-4-11，常数项 β_0=–33.68，表示在其他自变量均为 0 时，患病与不患病优势的对数值，但由于在本数据中自变量不能等于 0，因此，截距项在此处无特定含义。回归系数含义为当其他自变量不变时，某一自变量的变化引起因变量对数优势比的变化。

```
>coef(fit3)
```

```
(Intercept)     收缩压     舒张压      血糖   总胆固醇  食盐摄入量
-33.6795609  0.0614379  0.1575666  0.7106445  0.5376537  0.2460589
```

图 6-2-4-11 模型系数

将回归系数指数化后，得到的结果如图 6-2-4-12 所示，它们可以更好地用来解释优势比。可以看到，收缩压每增加一个单位，高血压的优势比将乘以 1.06（其他变量保持不变的情况下）。也就是说，收缩压每升高 1 个单位，患高血压的可能性就增加 6%。因此，随着收缩压、舒张压、血糖和总胆固醇数值的增加，高血压的优势比将上升，患高血压的风险也随之升高。

```
>exp(coef(fit3))
```

```
 (Intercept)       收缩压       舒张压         血糖     总胆固醇   食盐摄入量
2.361308e-15 1.063364e+00 1.170659e+00 2.035303e+00 1.711985e+00 1.278975e+00
```

图 6-2-4-12 指数化后的模型系数

（樊文辉 范家然 简伟研）